河南中医药大学传承特色教材

中医理论基础

（供中医学、针灸推拿学、中西医临床医学、中药学等专业用）

主编　崔姗姗　车志英

全国百佳图书出版单位
中国中医药出版社
·北 京·

图书在版编目（CIP）数据

中医理论基础 / 崔姗姗，车志英主编 . —北京：
中国中医药出版社，2020.12（2023.8 重印）
河南中医药大学传承特色教材
ISBN 978-7-5132-6341-2

Ⅰ . ①中… Ⅱ . ①崔… ②车… Ⅲ . ①中医医学基础
—中医药院校—教材 Ⅳ . ① R22

中国版本图书馆 CIP 数据核字（2020）第 148044 号

中国中医药出版社出版

北京经济技术开发区科创十三街 31 号院二区 8 号楼
邮政编码 100176
传真 010-64405721
北京联兴盛业印刷股份有限公司印刷
各地新华书店经销

开本 787×1092 1/16 印张 18 彩插 0.25 字数 406 千字
2020 年 12 月第 1 版 2023 年 08 月第 2 次印刷
书号 ISBN 978-7-5132-6341-2

定价 75.00 元
网址 www.cptcm.com

服 务 热 线 010-64405510
购 书 热 线 010-89535836
维 权 打 假 010-64405753

微信服务号 zgzyycbs
微商城网址 https://kdt.im/LIdUGr
官 方 微 博 http://e.weibo.com/cptcm
天猫旗舰店网址 https://zgzyycbs.tmall.com

河南中医药大学传承特色教材

编审委员会

河南中医药大学传承特色教材

《中医理论基础》编委会

前 言

　　教育部和国家中医药管理局《关于医教协同深化中医药教育改革与发展的指导意见》（教高〔2017〕5号）中指出："改革中医药课程体系：推进中医药课程内容整合与优化，构建以中医药传统文化与经典课程为根基，以提升中医药健康服务能力为导向的课程体系。"2019年10月发布的《中共中央国务院关于促进中医药传承创新发展的意见》中指出，要改革中医药人才培养模式，强化中医思维培养，改革中医药院校教育。在此背景下，河南中医药大学总结近十年来仲景学术传承班和中药传承班的办学经验，进一步优化培养方案和课程体系，同时进行相关学术传承特色教材建设，组织编写传承特色系列创新教材。

　　本套教材共计16种，分别为《中医训诂学》《中医文化学》《国学经典导读》《仲景方药学》《仲景辨治学》《仲景经方案例导读》《仲景学术历代医家研究与传承》《本草名著选读》《中药理论专论》《经典中成药》《中药药剂学》《中药炮制学》《中药资源与栽培》《中药鉴定学》《中医方药学》《中医理论基础》。该系列教材主要配套仲景学术传承班和中药学术传承班教学使用，同时适合中医、中药类相关专业研究生及医学爱好者学习，也可作为中医药教学、医疗研究人员的参考用书。

　　在编写过程中，我们参考了其他高等中医药院校相关教材及资料。限于编者的能力与水平，本套教材难免有不足之处，还要在教学实践中不断总结与改进。敬请同行专家提出宝贵意见，以便再版时修订提高。

河南中医药大学传承特色教材编审委员会

2020年4月

编写说明

本教材为河南中医药大学教学改革教材，是根据国务院《中医药健康服务发展规划（2015—2020年）》的精神，为适应新时期我国中医药高等教育改革和培养高质量中医药传承人才的需要，由中国中医药出版社组织编写的河南中医药大学传承特色教材之一。

中医理论基础是中医学的专业基础课和入门课程，是学习和研究中医学其他各门课程的基础，是中医学的基本概念、基本知识、基本技能和基本规律的理论体系。本教材的主要内容有绪论、中医学的哲学基础、精气血津液神、藏象、经络、体质、病因、病机、诊法、辨证、养生与治则。

本教材立足于中医传承与创新相结合的改革思路，每章后附有"经文摘录"和"相关现代研究"。"经文摘录"选取与教材内容密切相关的经典原文，注重培养学生的中医原创思维和"厚基础，重经典"的意识；"相关现代研究"反映中医研究的相关思路与方法，拓展学生的视野，培养科研思维能力。每章正文前增加"导学"部分，介绍本章的主要特点及内容，指出学习要点。

在教材编写过程中，充分吸收同类各版教材的精华，结合教学实践与临床体会，本着简明、规范、实用的原则，力求达到科学性、系统性和实用性的编写要求，使学习者对中医学的基本理论和技能有较为全面的了解与掌握，为进一步学习打下扎实的基础。本教材适用于中医药院校各专业在校生及自学中医者。

本教材在编写过程中参考和引用了其他教材及近年来有关研究文献，在此谨向原作者表示崇高的敬意和衷心的感谢！

全体编委会教师以严谨负责的态度，对撰写内容认真思考、反复斟酌，但由于水平有限，如有不妥之处，敬请同道和使用本教材的师生提出宝贵意见，以便再版时修订提高。

《中医理论基础》编委会

2020 年 9 月

目 录

第一章 绪论 …………………… 1
  第一节 中医学理论体系的形成和
       发展 …………… 1
    一、中医学理论体系的形成 … 1
    二、中医学理论体系的发展 …… 3
  第二节 中医学理论体系的基本
       特点 ………… 5
    一、整体观念 ………… 5
    二、辨证论治 ………… 7
  第三节 中医学常用的思维方式 … 8
    一、象思维 ………… 9
    二、变易思维 ………… 10
    三、中和思维 ………… 10
  第四节 中医理论基础课程的
       主要内容 ………… 11

第二章 中医学的哲学基础 ……… 13
  第一节 气一元论 …………13
    一、气的哲学概念与气一元论 …13
    二、气一元论的基本内容 ………15
    三、气一元论在中医学中的应用…16
  第二节 阴阳学说 …………17
    一、阴阳的基本概念 …………17
    二、阴阳学说的基本内容 ………19
    三、阴阳学说在中医学中的应用…22
  第三节 五行学说 …………26
    一、五行的概念与归类 …………26
    二、五行学说的基本内容 …………28

    三、五行学说在中医学中的应用…30

第三章 精气血津液神 ………… 37
  第一节 精 …………37
    一、精的基本概念 …………37
    二、精的代谢 …………38
    三、精的功能 …………38
  第二节 气 …………39
    一、气的基本概念 …………39
    二、气的生成 …………39
    三、气的运动与变化 …………40
    四、气的功能 …………41
    五、气的分类 …………42
  第三节 血 …………45
    一、血的基本概念 …………45
    二、血的生成 …………45
    三、血的运行 …………45
    四、血的功能 …………46
  第四节 津液 …………46
    一、津液的基本概念 …………47
    二、津液的代谢 …………47
    三、津液的功能 …………48
  第五节 神 …………48
    一、神的基本概念 …………48
    二、神的生成 …………48
    三、神的功能 …………49
  第六节 精气血津液神之间的关系…49
    一、气与血的关系 …………49

二、气与津液的关系 ………50

三、精血津液之间的关系 ………51

四、精气神之间的关系 ………52

第四章　藏象 ………56

第一节　概述 ………56

一、藏象的基本概念 ………56

二、藏象学说的形成 ………57

三、脏腑分类及各自的生理
特点 ………58

四、藏象学说的特点 ………58

五、五脏精气阴阳的理论体系 ………59

第二节　五脏 ………60

一、心 ………60

二、肺 ………63

三、脾 ………66

四、肝 ………69

五、肾 ………73

第三节　六腑 ………78

一、胆 ………78

二、胃 ………78

三、小肠 ………79

四、大肠 ………80

五、膀胱 ………80

六、三焦 ………81

第四节　奇恒之腑 ………82

一、脑 ………82

二、女子胞 ………83

第五节　脏腑之间的关系 ………84

一、脏与脏之间的关系 ………84

二、腑与腑之间的关系 ………88

三、脏与腑之间的关系 ………89

第五章　经络 ………93

第一节　概述 ………93

一、经络的基本概念 ………93

二、经络系统的组成 ………93

第二节　十二经脉 ………95

一、十二经脉的名称 ………95

二、十二经脉的走向与交接规律 ………96

三、十二经脉的分布规律 ………96

四、十二经脉的表里关系 ………97

五、十二经脉的流注次序 ………97

【附】十二经脉的循行部位 ………98

第三节　奇经八脉 ………108

一、奇经八脉的基本概念 ………108

二、奇经八脉的分布和功能
特点 ………108

三、奇经八脉的循行和基本
功能 ………109

第四节　经别、经筋、皮部、
别络 ………113

一、十二经别 ………113

二、十二经筋 ………114

三、十二皮部 ………115

四、十五别络 ………115

第五节　经络的生理功能和应用 ………116

一、生理功能 ………116

二、临床应用 ………117

附　体质 ………121

一、体质的概念与特点 ………121

二、体质的构成要素 ………122

三、体质的分类 ………123

四、体质学说的应用 ………126

第六章　病因 ………128

第一节　外感病因 ………128

一、六淫 ………129

二、疠气 ………132

第二节　内伤病因 ………133

一、七情内伤 ………133

二、饮食失宜 ……………… 135
三、劳逸失度 ……………… 136
第三节 病理产物性病因 ……… 137
一、水湿痰饮 ……………… 137
二、瘀血 …………………… 138
三、结石 …………………… 140
第四节 其他病因 ……………… 141
一、外伤 …………………… 141
二、诸虫 …………………… 142
三、药邪 …………………… 142
四、医过 …………………… 143
五、先天病因 ……………… 143

第七章 病机 …………………… 147
第一节 发病 …………………… 148
一、发病的基本原理 ……… 148
二、发病类型 ……………… 149
第二节 基本病机 ……………… 150
一、邪正盛衰 ……………… 150
二、阴阳失调 ……………… 152
三、精气血失常 …………… 155
四、津液失常 ……………… 158
第三节 内生五邪 ……………… 160
一、内风 …………………… 160
二、内寒 …………………… 161
三、内湿 …………………… 161
四、内燥 …………………… 161
五、内火 …………………… 161
第四节 脏腑病机 ……………… 162
一、五脏病机 ……………… 162
二、六腑病机 ……………… 166
第五节 疾病的传变 …………… 167
一、疾病传变的形式 ……… 168
二、影响疾病传变的因素 …… 169

第八章 诊法 …………………… 173
第一节 望诊 …………………… 173
一、望全身情况 …………… 174
二、望局部情况 …………… 178
三、望舌 …………………… 181
四、望排出物 ……………… 184
五、望小儿指纹 …………… 185
第二节 闻诊 …………………… 186
一、听声音 ………………… 186
二、嗅气味 ………………… 189
第三节 问诊 …………………… 190
一、问诊的意义及方法 …… 190
二、问诊的内容 …………… 191
三、问现在症 ……………… 192
第四节 切诊 …………………… 204
一、脉诊 …………………… 204
二、按诊 …………………… 214

第九章 辨证 …………………… 218
第一节 八纲辨证 ……………… 218
一、八纲辨证的概念与源流 … 218
二、八纲辨证的基本证候 …… 219
三、八纲证候间的关系 …… 224
第二节 气血津液辨证 ………… 228
一、气病辨证 ……………… 228
二、血病辨证 ……………… 231
三、气血同病辨证 ………… 233
四、津液病辨证 …………… 235
第三节 脏腑病辨证 …………… 237
一、心病辨证 ……………… 237
二、肺病辨证 ……………… 240
三、脾病辨证 ……………… 242
四、肝病辨证 ……………… 244
五、肾病辨证 ……………… 247
六、腑病辨证 ……………… 249

七、脏腑兼病辨证 ………… 252

第四节 外感病辨证 ………… 253

一、六经辨证 ………… 253

二、卫气营血辨证 ………… 255

三、三焦辨证 ………… 256

第十章 养生与治则 ………… 259

第一节 养生 ………… 259

一、概念 ………… 259

二、基本原则 ………… 259

第二节 治未病 ………… 261

一、未病先防 ………… 261

二、既病防变 ………… 262

三、愈后防复 ………… 263

第三节 治则 ………… 263

一、治病求本 ………… 263

二、扶正祛邪 ………… 266

三、调整阴阳 ………… 267

四、调理气血 ………… 268

五、调和脏腑 ………… 268

六、三因制宜 ………… 269

主要参考书目 ………… 274

第一章　绪　论

【导学】

本章从中医学的概念及其学科属性、中医学理论体系的形成和发展、中医学理论体系的基本特点和中医学常用的思维方法四个方面，介绍中医学作为一门综合性医学科学，所具有的整体宏观的认识方法及辨证论治的诊疗体系等相关理论知识。

学习要点：中医学理论体系的形成标志；中医学的基本特点（整体观念、辨证论治）；中医学的概念及学科属性；中医学的思维方法。

中医学是以中医药理论与实践为主体，研究人类生命活动中健康与疾病转化规律及其预防、诊断、治疗、康复和保健的综合性科学。

中医学有着数千年的历史，是中华民族长期和疾病做斗争的丰富经验总结，是中华民族传统文化的重要组成部分，是中国古代科学的瑰宝。中医学独特的理论和丰富的防治方法，为中华民族的繁衍昌盛做出了巨大的贡献。中医学传播到世界各地，对全人类的健康保健和疾病防治，起到了积极的促进作用。

中医学的学科属性是以自然科学为主体，与人文社会科学等多学科知识相交融的综合性医学知识体系。

中医学以人－自然（环境）－社会（心理）为医学模式，强调"以人为本"，同时重视自然环境和社会环境对人的影响，主张顺应自然规律，主动适应社会环境，治疗上注重因时、因地、因人制宜。

第一节　中医学理论体系的形成和发展

中医学理论体系是以气一元论、阴阳学说和五行学说为哲学思辨模式，以整体观念为指导思想，以脏腑、经络和精气血津液神等理论为生理病理基础，以辨证论治为诊疗特点，包括理、法、方、药在内的医学理论体系。

一、中医学理论体系的形成

中医学理论体系形成于战国至两汉时期。中医学根植于中国文化的深厚土壤中，经过长期的临床实践，吸收多学科的研究成果及阴阳五行等哲学思想，逐步形成了系统、完整的理论体系。

（一）中医学理论体系形成的条件

1. 医疗实践的积累 中医学理论的形成，经历了漫长的医疗实践的积累过程。《史记》记载，黄帝时期医术已相当发达；殷商甲骨文即有耳鸣、下利、疾首、疾耳、疾目等疾病的记载；春秋时期，秦国医和提出"六气致病"理论；战国时期，扁鹊等专业医生出现，"四诊"方法已基本形成；《五十二病方》记载了103个病名、247个药名等。医药学知识的大量积累，为中医学理论的形成奠定了实践基础。

2. 社会文化的影响 春秋战国时期，"诸子蜂起，百家争鸣"，形成了道家、儒家、法家、阴阳家等众多的学术流派，为中医学理论的形成奠定了文化基础。如道家"道法自然"、儒家"执两用中"等思想，对于中医学术思想的形成产生了较大的影响。

3. 科学技术的交融 战国时期，天文、地理、气象、历法、农学、数学、植物学、矿物学、冶炼、酿造等诸多创新，为中医学理论体系的构建提供了科学技术基础。

4. 哲学思想的渗透 中医学理论体系的形成具有深远的哲学渊源，如气一元论思想、阴阳学说和五行学说的辩证法与系统论思想，对中医学理论系统的构建，提供了强有力的哲学基础。

（二）中医学理论体系形成的标志

中医学理论体系形成的标志，是《黄帝内经》《难经》《伤寒杂病论》《神农本草经》四部中医经典著作的问世。

1.《黄帝内经》 简称《内经》，包括《素问》和《灵枢》两部分，各81篇，合计162篇，约成书于战国至秦汉时期，为中医学现存最早的经典著作。本书运用气一元论、阴阳和五行学说等哲学思想，探讨天人关系、形神关系，建立天地人三才一体的整体医学模式。《黄帝内经》系统地阐述了人体结构、生理、病理、疾病的诊断、防治和康复等内容，建立了中医学独特的理论体系，成为中医学发展的基础和理论源泉。

2.《难经》 又称《八十一难经》，约成书于汉代，传说为秦越人所作。全书以问答解释疑难的形式，阐述了81个基本问题，重点论述了脏腑、经络、脉学、针法等基础理论。其对经络、命门、三焦的论述，在《黄帝内经》的基础上有所发挥。

3.《伤寒杂病论》 为东汉张仲景所著，是中医学第一部辨证论治专著，经晋代王叔和整理分为《伤寒论》与《金匮要略》。《伤寒论》提出了外感疾病的六经辨证体系，载方113首。《金匮要略》以脏腑辨证论治杂病，书中以病分篇，记载病证40多种，载方262首。《伤寒杂病论》所载之方剂药精效宏，被后世医家尊之为"医方之祖"，为临床医学的发展奠定了坚实的基础。由于张仲景对中医学的杰出贡献，被后世尊称为"医圣"。

4.《神农本草经》 成书于东汉时期，是现存最早的中药学专著。全书载药365种，植物药252种，动物药67种，矿物药46种。根据药物性能功效不同，分为上、中、下三品，并将药物分为寒、热、温、凉四性和酸、苦、甘、辛、咸五味，提出了"七情和合"的药物配伍理论，系统地论述了药物的主治与功效，奠定了中药学理论基础。

综上所述，从秦汉时期问世的《黄帝内经》《难经》《伤寒杂病论》《神农本草经》等医学典籍所载的内容来看，当时的医家们不但已构筑起中医学的理论框架，而且能够有效地运用药物、针灸等治病技术，善于理论联系实践，在实践中不断修正和完善理论体系，形成了中医学的理、法、方、药（针）为一体的独特医学理论体系。

二、中医学理论体系的发展

中医学基本理论体系的建立，是后世医学发展的基础与源泉。中医学在汉代以后进入了全面发展时期。

1. 魏晋隋唐时期（220—960 年） 魏晋隋唐时期，是中医学理论承前启后、分化发展的时期，出现了众多名医名著。晋代王叔和著《脉经》，是我国现存最早的脉学专著，系统地论述了脉诊理论与方法，记载了 24 种脉象的形态及所主病证。晋代皇甫谧著《针灸甲乙经》，为我国现存最早的针灸学专著，系统阐述了针灸理论与临床运用，对针灸禁忌及操作方法等进行了详尽的论述。隋代巢元方著《诸病源候论》，为我国现存最早的病因病机证候学专著，全书以 1729 论，分述内、外、妇、儿、五官、皮肤等诸科病证的病因、病机和症状。唐代孙思邈著《备急千金要方》与《千金翼方》，详述了唐以前的医学理论、方剂、诊法、治法、食养等，代表了盛唐的医学发展水平。孙思邈提出"大医精诚"为医学道德准则，开创了中国医学伦理学之先河。

2. 宋金元时期（960—1368 年） 宋金元时期，是中国医学发展迅速、流派纷呈、建树颇多的时期，对后世医学发展影响很大。

北宋钱乙著《小儿药证直诀》，成为中医儿科的奠基著作。该书详细论述了小儿生理、病理特点，倡导脏腑辨证与脏腑用药，创制六味地黄丸等名方。宋代陈言著《三因极一病证方论》，提出病因学的"三因学说"，是对宋代以前病因理论的总结，对后世病因学的发展影响深远。

金元时期的刘完素、张从正、李杲、朱震亨，对中医学理论的发展做出了重要贡献，被后人尊称为"金元四大家"。

刘完素（字守真，亦称"刘河间"）倡导火热论，提出"六气皆从火化""五志过极皆能化火"为外感和内伤疾病的主要病机，故在治疗中多用寒凉药，后人称其为"寒凉派"，代表著作有《素问玄机原病式》（1182 年）。

张从正（字子和，号戴人）力倡攻邪论，认为"病由邪生""邪去则正安"，在治疗中多用汗、吐、下三法攻邪以祛病，后人称其为"攻邪派"，代表著作为《儒门事亲》（1228 年）。

李杲（字明之，号东垣）创立脾胃学说，提出"内伤脾胃，百病由生"的观点，善用温补脾胃之法，后人称其为"补土派"，代表著作为《脾胃论》（1249 年）。

朱震亨（字彦修，号丹溪）力倡相火论，提出"阳常有余，阴常不足"的观点，认为生理上的相火有"生生不息"的功能，"人非此火不能有生"，而相火妄动，即属病理之邪火，能煎熬真阴。因此，治疗上主张"滋阴降火"，后人称其为"滋阴派"，代表著作为《格致余论》（1347 年）。

3. 明清时期（1368—1911 年） 明清时期是中医学理论的深化发展和综合汇通阶段。标志性成果是命门学说和温病学说的发展与创新，以及综合性医书的编撰问世。

明代命门学说兴起，张介宾的《景岳全书》和赵献可的《医贯》对命门学说发展影响较大。张介宾提出了"阳非有余"及"真阴不足"的见解，主张命门之病重在补养肾阳与肾阴。赵献可认为命门为人身之主，强调"命门之火"在养生、防病中的重要意义。

明清时期温病学说成熟。温病是感受温邪所引起的一类外感急性热病的总称。温病理论源自《黄帝内经》，至明清臻于成熟。明代的吴有性及清代的叶桂、薛雪、吴瑭等对温病理论和实践的创新做出了卓越贡献。

吴有性（字又可）：著《温疫论》，创"戾气"理论，提出温疫病的病因为"戾气"，而非一般六淫病邪；戾气多"从口鼻而入"，具有传染性。

叶天士（字桂）：著《温热论》，创温热病的"卫气营血辨证"理论，阐明温热病发生发展的规律是卫、气、营、血四个阶段，对温病理论发展起着承前启后的作用。

薛雪（字生白）：著《湿热条辨》，对湿热病（温病中之一类）的传变与治疗做了精要阐述，发展了温病学说。

吴瑭（字鞠通）：著《温病条辨》，创立温热病的"三焦辨证"理论，使温病理论得到进一步发展，逐渐走向系统与完善。

清代王清任著《医林改错》，修正了古人在脏腑解剖方面的一些错误；发展了瘀血理论，创立了血府逐瘀汤等多首治疗瘀血病证的有效方剂，在中医学气血理论方面颇有建树。

明清时期，许多医学著作问世。如明代李时珍著《本草纲目》（1578 年），载中药1892 种，为驰名中外的中药学巨著。明代王肯堂著《证治准绳》（1602 年），内容涉及内、外、妇、儿等各科。清代陈梦雷等著《古今图书集成医部全录》（1723 年），分类编排文献注释、基础理论、分科证治、医家传略等。清代吴谦等著《医宗金鉴》（1742年），临床各科理法方药歌诀均有，为太医院的中医学教科书。

4. 近代与现代（1840 年以后） 近代时期，随着西方科技和文化的传入，东西方文化碰撞交流，中医学理论的发展呈现出新旧并存的趋势：一是继续收集和整理前人的学术成果，如 20 世纪 30 年代曹炳章主编的《中国医学大成》，是一部集古今中医学大成的巨著；二是中西医在学术上逐渐沟通，形成了以唐宗海、恽铁樵、张锡纯为代表的中西汇通学派，如张锡纯所著《医学衷中参西录》，即是中西汇通的代表作。

现代（1949 年以后），中医学坚持以人为本，预防为主，在继承发扬中医药优势特色的基础上，充分利用现代科学技术研究中医学，如麻黄素、青蒿素等的研制与发明，脾和肾证候本质的研究等都取得了较大进展。中医药在世界范围的传播与影响日益扩大，中医药医疗、教育、科研和产品开始全面走向国际。以"继承与创新并重，中医中药协调发展，现代化与国际化相互促进，多学科结合"为基本原则，推动了中医药传承与创新的发展。

第二节　中医学理论体系的基本特点

中医学理论体系的基本特点，一是整体观念，二是辨证论治。

一、整体观念

整体观念，是中医学认识人体自身以及人与环境之间联系性和统一性的学术思想。整体观念是中国古代哲学思想在中医学中的体现，是中医学重要的思想方法，它贯穿于中医学的生理、病理、诊断、辨证、养生和治疗等各个方面。

（一）人是一个有机整体

1. 生理功能的整体性　包括五脏一体观与形神一体观。人体以五脏为中心，配合六腑、形体官窍，通过经络系统的联络，构成了心、肝、脾、肺、肾五个生理系统。这五个系统之间相互促进、相互制约，共同维持生命活动的正常进行。这种以五脏为中心的结构与功能相统一的观点，称为"五脏一体观"（表1-1）。

表 1-1　人体五脏生理系统简表

系统	五脏	六腑	五体	官窍	经脉
心系统	心	小肠	脉	舌	手少阴心经，手太阳小肠经
肝系统	肝	胆	筋	目	足厥阴肝经，足少阳胆经
脾系统	脾	胃	肉	口	足太阴脾经，足阳明胃经
肺系统	肺	大肠	皮	鼻	手太阴肺经，手阳明大肠经
肾系统	肾	膀胱	骨	耳及二阴	足少阴肾经，足太阳膀胱经

形神一体观，是形体与精神的结合与统一，形与神相互依附，不可分离。形是神的藏舍之处，神是形的生命体现。形健则神旺，形神统一是生命存在的根本保证。

2. 病机变化的整体性　中医学在分析疾病发生、发展、变化规律时，善于从整体出发，去分析局部病机变化的整体性根源。内脏病变可以反映于体表，如肝气郁结可见胸胁胀痛；体表受邪可以内传于里，如外感寒邪内传于肺，可见恶寒无汗、咳嗽咯痰等症；脏腑病变可以相互传变，如肝气横逆，可以乘脾犯胃，导致脾胃功能失常等。

3. 诊断上的整体性　人的局部与整体是辩证统一的，局部的变化往往是全身脏腑功能失调所致，故诊断疾病时亦从整体出发，察外知内，通过观察人体局部的异常表现，如望面色、望舌象、切脉象等，来推测内在脏腑的病机变化，从而做出正确诊断。

4. 防治上的整体性　中医学在防治疾病时，强调在整体层次上对全身各局部的调节。如心开窍于舌，心与小肠互为表里，故舌尖碎痛，可用清心泻小肠之法治之。再如久泻不愈，其病虽发于下，但可以艾灸头顶百会穴，使阳气得温，疾病自愈。他如"病在上者下取之，病在下者高取之"（《灵枢·终始》），以及"从阴引阳，从阳引阴，以右治左，以左治右"（《素问·阴阳应象大论》）等，皆为整体观念在中医治疗学上的具体应用。

5. 养生上的整体性　基于"形神一体观"，中医养生主张形神共养，既要顺应自然、合理膳食、劳逸适度以养其形，又要恬淡虚无、怡畅情志以养神。

（二）人与自然环境的统一性

人类生活在自然界中，自然界存在着人类赖以生存的必要条件。同时，自然界的各种变化，又可以直接或间接地影响人体，而机体会做出相应的反应。属于生理范围内的，即是生理的适应性；超越了这个范围，即是病理性反应。故曰"人与天地相应也"（《灵枢·邪客》），"人与天地相参也，与日月相应也"（《灵枢·岁露》）。

1. 自然环境对人体生理的影响

（1）季节气候对人体的影响　一年之中有春温、夏热、长夏湿、秋凉、冬寒的气候变化规律，自然界的生物随之出现春生、夏长、长夏化、秋收、冬藏等变化过程。人体生理也随之出现相应的适应性调节。如夏季气候炎热，则人体多汗而少尿；冬季气候寒冷，则人体多尿而少汗。又如，人体经络气血的运行受风雨晦明的影响：天温日明，阳盛阴衰，人体阳气随之充盛，气血运行通畅；天寒日阴，阴盛阳衰，人体阳气亦弱，气凝涩而行缓。

（2）昼夜时辰对人体的影响　一日之内的昼夜晨昏变化，对人体也有影响。如《素问·生气通天论》说："故阳气者，一日而主外，平旦人气生，日中而阳气隆，日西而阳气已虚，气门乃闭。"说明白天阳气趋于表，人体以活动为主；夜间阳气入于里，以睡眠为主。

（3）地域环境对人体的影响　不同地域存在着气候、地理环境的差异和人们生活习惯的不同，在一定程度上也影响着人体的生理活动。如江南多湿热，人体腠理多稀疏；北方多燥寒，人体腠理多致密。长期居住某地的人迁居异地，常出现"水土不服"现象，但会逐渐适应。说明人具有主动适应自然环境的能力。

2. 自然环境对人体疾病的影响

（1）季节气候对疾病的影响　一是容易发生一些季节性多发病或时令性流行病。二是某些慢性宿疾，往往由于季节交替或气候剧变，而旧病复发或病情加重。如素体阳虚阴盛而发病的咳喘、关节疼痛（寒痹）等，常遇寒冷或阴雨天气时加重。

（2）昼夜时辰对疾病的影响　一般来说，疾病大多白天病情较轻，夜晚较重。如《灵枢·顺气一日分为四时》曰："夫百病者，多以旦慧、昼安、夕加、夜甚。"

（3）地域环境对疾病的影响　地域不同，易患疾病也有所不同。东南沿海，气候潮湿，故多发湿痹；西北高原，气候寒冷，则多发寒痹。某些地方性疾病的发生常与地域环境密切相关。

3. 自然环境与疾病防治的关系

自然环境的变化影响着人的生理病理，因而在养生防病中要顺应自然规律，在治疗中要遵循因时因地制宜的原则。

（三）人与社会环境的统一性

人生活在特定的社会环境中，必然受到社会因素的影响。人的社会地位、经济地位、家庭状况、文化程度、人际关系等，常常影响着人的健康与疾病。良好的社会环境、和谐的人际关系、有力的社会保障，可使人心情愉悦，气血调和，正气强盛，有利于人体的健康；不良的社会环境、紧张的人际关系，可使人精神压抑或焦虑，从而影响心身功能，危害心身健康。社会地位、经济条件的改变，带来的精神和物质生活上的变化，对人体身心健康均有重要的影响。

二、辨证论治

辨证论治，是中医学认识疾病和治疗疾病的基本原则。中医学治疗疾病，既强调辨证论治，又注重辨证与辨病相结合。

（一）病、症、证的概念

病，即疾病的简称，指有特定的致病因素、发展规律和转归的病理过程。疾病反映的是贯穿一种疾病全过程的总体属性、特征和规律，常常有较固定的临床症状和体征。如感冒、胸痹、消渴、痢疾、麻疹等，皆属疾病的概念。

症，包括症状与体征，是疾病的临床表现。症状是患者主观感到的痛苦或不适，如头痛、眩晕、心烦等；体征指医生诊察所发现的异常征象，如舌象、脉象、面色等。症是判断疾病、辨识证的主要依据。

证是对疾病过程中一定阶段的病因、病位、病性、病势等病机本质的概括。如脾胃虚弱证，病位在脾胃，病性为虚。他如肝胆湿热、风寒咳嗽、肝气犯胃，皆属证的名称。证候，即证的外候，一般由一组相对固定的、有内在联系的、能揭示疾病某一阶段病变本质的症状和体征构成。如食少纳呆，腹胀便溏，倦怠乏力，面黄，舌淡红苔白，脉沉缓，即是脾胃虚弱证的证候表现。

病、证、症三者，既有区别又有联系。病与证，虽然都是对疾病本质的认识，但病所反映的重点是贯穿疾病全过程的基本矛盾，而证反映的重点是当前阶段的主要矛盾。症状和体征是认识疾病和证的着眼点，是病和证的基本构成要素。

（二）辨证论治的基本概念

辨证论治，是将四诊（望、闻、问、切）所收集的资料进行综合分析，辨清疾病的病因、病位、病性、病势，判断概括为某种性质的证，进而确定相应的治则治法与方药的过程。

辨证和论治是诊治疾病过程的两个阶段，辨证是论治的前提和依据；论治是辨证的目的，是检验辨证正确与否的手段与方法。辨证和论治是疾病诊疗过程中相互联系、不可分割的两个方面。

中医学在辨识证时，需要辨病因、辨病位、辨病性、辨病势。辨病因：即探求疾病发生的根本原因，"辨证求因"，是其主要思路与方法。辨病位：即分析、判别以确定疾病所在部位，辨明病变部位，可推知致病邪气的属性，了解病情轻重及疾病传变趋向。辨病性：即确定疾病的虚实寒热之性。辨病势：即辨明疾病的发展变化趋势及转归。

论治过程一般分以下几个步骤：因证立法，即依据证候而确立治则治法。如风寒表证，当用辛温解表法；风热表证，当用辛凉解表法。随法选方，即依据治则治法选择相应的治疗方案，如选用药物疗法，应开出方剂，并注明剂量、煎煮或制作、服用方法等。若选用针灸疗法，应开出穴位配方，以及针灸手法、刺激量、刺激时间等。

（三）辨证论治的应用

1. 同病异治与异病同治

（1）同病异治　指同一种疾病，由于发病的时间、地域不同及患者机体的反应性不同，或处于不同的发展阶段，所表现的证不同，因而治法也不同。如麻疹在不同的疾病阶段表现为不同的证，故初期当解表透疹；中期清肺热；后期滋养肺阴胃阴等，治法各异。

（2）异病同治　指不同的疾病，在其发展变化过程中出现了大致相同的证，因而可以采用大致相同的治法和方药来治疗。如久泄脱肛、胃下垂和子宫下垂，本是不同的疾病，但如果均表现为"中气下陷"证候，都可以用"升提中气"的方法来治疗。

因此，中医学对疾病治疗的着眼点是证，即所谓"证同治亦同，证异治亦异"，这是辨证论治的精神实质。

2. 辨证与辨病相结合

辨证与辨病，都是认识疾病的思维过程。辨病侧重对贯穿疾病全过程基本矛盾的认识；辨证侧重对疾病当前阶段主要矛盾的把握。

中医学以"辨证论治"为诊疗特点，在强调"辨证论治"的同时，注重辨证与辨病相结合。运用辨病思维来确诊疾病，对某一种疾病的病因、病变规律和转归预后有一个总体的认识，再运用辨证思维，根据该病当前的临床表现来辨析该病目前处于病变的哪一阶段，从而确立此时该病的"证候"。这样既把握了疾病的基本矛盾，又抓住了疾病当前的主要矛盾。此即通常所说的"以辨病为先，以辨证为主"的临床诊治思路。对某些难以确诊的疾病，可发挥辨证思维的优势，依据患者的临床表现，辨出证候，随证施治。根据具体情况，有时也使用"辨病施治"的方法，如以常山、青蒿治疟，黄连治痢等。

第三节　中医学常用的思维方式

思维方式对一门学科理论的构建具有重要意义。思维方式决定了学科的整体形貌和理论特色。因此，掌握中医学特有的思维方式是学习中医学的重要基础。

中医学认识人体的生命规律，是以系统思维为基本思想，把人放在自然之中进行考察，建立了天地人三才一体的整体观，形成了天人合一，形神一体，防治结合，纠偏致和的中医学独特思想。强调从宏观角度，在整体上用普遍联系的、动态的观点研究人体的生命、健康和疾病等问题。本节主要介绍在上述思想指导下中医学常用的象思维、变易思维和中和思维。

一、象思维

象思维，是以直观的形象、物象、现象为基础，以意象、应象为特征和法则来类推事物的发展变化规律，从而认识生命、健康和疾病的思维方式。

象思维，主要包括形象思维、意象思维和应象思维。

1. 形象思维 形象思维是用直观形象和表象认识问题和解决问题的思维方式。如中医学对五脏形态的描述，心"似倒垂未开之莲花"、脾"扁似马蹄"、肾"状如豇豆"等。形象思维还善于"观物取象"，进而"取象比类"。如自然界的风有动摇不定的特点，所以临床上凡是具有动摇震颤、病位游走不定的病证，都可归因于"风邪"。通过对已有形象的类比推理，产生形象联想、灵感思维、发散思维，从而获得新的认识。因而形象思维具有创造性的特点。

2. 意象思维 意象思维是在形象思维的基础上，从具体事物或现象进行抽象的思维方式。即由具体的、可见的"形态之象"，升华为只有在意识中可以感知的抽象的、不可见的"意念之象"，从而有助于实现"司外揣内""取象比类"的类比功能，即《易传·系辞上》所谓"立象以尽意"。

"象"思维中，"藏象"最具代表性，所谓"五脏之象，可以类推"（《素问·五脏生成》）。解剖象、生理病理外象、四季象、阴阳象、五行象、政官象、生活象等诸象合参，从而形成了"四时五脏阴阳"动态和开放的藏象系统。比如，五行学说以木火土金水五类属性的动态功能之象，来对自然界事物以及人体的脏腑功能进行类比。如树木在春季萌发，枝叶条畅，自由自在的生长，而肝的疏泄功能主升主散，肝性喜条达舒畅，与春之木气相像，所以取象比类，将肝归属于木，与春季相应。中医对舌象、脉象的认识，也运用了意象思维。比如"洪脉"的形象是滔滔向指，状如洪水，来盛去衰；形容"涩脉"艰涩不畅如"轻刀刮竹"等。

中医学意象思维的运用非常广泛，故《后汉书·郭玉传》说："医之为言，意也。"

3. 应象思维 应象思维是以"取象比类"为基本方法，以"法象行事"为目的的思维方式。中医学以天地阴阳消长、万物变化之象与人体生命活动之象相参相应，探求人与自然之间共同的、本质性的特征，如《素问·阴阳应象大论》，即"以天地之阴阳，合于人身之阴阳，其象相应，故名篇，其义无穷"（马莳注）。如以中国地域的东、西、南、北四海，合于人体的气海、血海、髓海、水谷之海；以十二条主要河流和八个湖泽，合于人体的十二经脉和奇经八脉等。

基于应象思维，人的生命活动效法天地，所以要"法象以行事"。比如河道中水多，船才能走得顺畅，称为"水能行舟"。老年人以及产妇的大便秘结，多是由于阴血不足、不能润泽肠道所致，受到水能行舟的启发，采用滋阴润肠通便的方法来治疗，称之为"增水行舟"法。比如"增液汤"，用玄参、麦冬、生地黄来润肠通便。"法象以行事"

也可以用在对药物的选择上。比如李时珍在《本草纲目》中讲到当归的运用时，说"凡物之根，身半以上，气脉上行，法乎天；身半以下，法乎地。人身法象天地，则治上当用头，治中当用身，治下当用尾，通治则全用"等。

总之，中医运用象思维，实现了中医学对自然、社会和人体整体功能动态之象相互联系和统一性的认识。中医学独特医学理论体系的创建与形成，与运用象思维观察分析探讨生命活动的机理密切相关。所以，学会观物取象，触类旁通，观象明理，得象悟道，是学习中医的基本功。

二、变易思维

变易思维是指在观察分析和研究处理问题时，要注重事物的运动变化规律。变易，就是改变、变化。朱丹溪《格致余论·相火论》说："天之生物，故恒于动，人之有生，亦恒于动。"指出宇宙间的所有事物始终处于不断运动、变化之中，人的生命也是如此。如人的生、长、壮、老、已，充分体现了生命的动态过程。人的脏腑经络、精气血津液等处于不断的运动变化之中，肺的呼吸，心的搏动，脾的运化，肝的疏泄，肾的藏精，以及六腑的传导化物等，皆处于不断运动的状态之中。

万物变化之根本源于自身的内在动力，如《易传·系辞上》曰："刚柔相推而生变化。"刚柔，是指性质相反的两个方面、两种力量。《黄帝内经》以阴阳加以概括，认为阴阳是"变化之父母，生杀之本始"（《素问·阴阳应象大论》）。阴阳的对立统一运动是物质世界发生、发展和变化的内在动力。因此，《景岳全书·传忠录上·阴阳》说："医道虽繁，而可以一言蔽之者，曰阴阳而已……设能明彻阴阳，则医理虽玄，思过半矣。"

天地万物的运动变化无处不在，运动贯穿于生命过程的始终，把握运动变化的关键称之为"机"。《说文》中说："主发谓之机。""机"指弓弩上发射箭的机关，引申为事物的关键。比如，气的升降出入运动，称为"气机"；精神情志的变化，称为"神机"；疾病变化之纲要，称为"病机"。唐代王冰说："得其机要，则动小而功大，用浅而功深。"因此，临床准确辨析病机是诊断和治疗疾病的关键。《黄帝内经》提出的"治未病"观点，主张未病先防、既病防变、愈后防复，即是把握先机思想在防治方面的具体运用。

变易思维在强调事物运动变化绝对性的同时，注重在一定的条件下、一定限度内的相对静止。相对静止，是事物存在和发展的必要条件，也是运动的另一表现形式。故《素问·天元纪大论》说："动静相召，上下相临，阴阳相错，而变由生也。"周敦颐《太极图说》提出："太极动而生阳，动极而静，静而生阴，静极复动。一动一静，互为其根。"

三、中和思维

"中和"就是中正平和。中，即中正，不偏不倚；和，即和谐，调和适中。"贵和尚中"是中国传统文化的基本精神。中正平和是万物化育的根本、道德修养所追求的境界，也是社会稳定的保证。"中和"出自《礼记·中庸》："中也者，天下之大本也；和也者，天下之达道也。"

中医学以中和、平衡为准绳，认识问题和解决问题采用不偏不倚、执中适度、恰到好处的思维方法。《黄帝内经》关于"和"与"平"的论述有两百多处。比如，人是天地自然"和"的产物，天地和则生，不和则不生。《黄帝内经》把正常脉象称为"平脉"，把健康的人称为"平人"。平人的特征，就是"内外调和，邪不能害，耳目聪明，气立如故"（《素问·生气通天论》），"五脏安定，血脉和利，精神乃居"（《灵枢·平人绝谷》），达到了"阴平阳秘"，即阴阳协调平和的状态。

如果生命活动的动静相召失去"平"与"和"，就会产生疾病。阴阳消长运动变化失于平衡，称之为"阴阳失调"。比如《素问·生气通天论》指出："凡阴阳之要，阳密乃固，两者不和，若春无秋，若冬无夏，因而和之，是谓圣度。"气血运行失常，会产生多种病证，所谓"血气不和，百病乃变化而生"（《素问·调经论》）。对于疾病产生的原因，《黄帝内经》提出了"生病起于过用"的认识。预防和治疗的原则是"谨察阴阳所在而调之，以平为期"。养生方面遵循"中和"的思想，指出饮食上要"谨和五味"，情绪上要"和喜怒""志意和"等。因此，重视"中和"思维是中医学的鲜明特色之一。

除了以上所讲的思维方式之外，中医学还有一些具体的思维方法，比如司外揣内、试探和反证等。

第四节　中医理论基础课程的主要内容

中医理论基础是关于中医学基本概念、基本知识、基本技能和基本规律的理论体系。《中医理论基础》课程属于中医学及其相关学科的专业基础课，为继续学习中药学、方剂学、中医临床医学、中医预防医学及中医经典著作奠定基础。

《中医理论基础》课程的内容包括六个模块：即中医学的哲学观、中医学的生命观、中医学的疾病观、中医学的诊断观、中医学的辨证观以及中医学的防治观六部分。

中医学哲学观，主要阐释古代哲学的气一元论、阴阳学说、五行学说及其在中医学中的应用。

中医学生命观，主要阐释中医学有关人体生命活动的基本概念、基本理论和基本知识，包括藏象、精气血津液神、经络、体质四部分。

藏象学说，主要阐释五脏、六腑和奇恒之腑的生理功能、生理特性、与体窍志液时的关系和脏腑之间的相互关系。精气血津液神，是研究人体生命物质及生命活动规律的理论。主要阐释精、气、血、津液、神的概念、来源、分布、功能、代谢、相互关系及其与脏腑之间的关系。经络学说，主要阐述经络的概念、经络系统的组成、循行分布规律和经络的生理功能及应用等。体质学说，主要阐述体质的概念和形成、体质的分类及体质学说的应用等。

中医学的疾病观，主要阐释中医学关于疾病的发生原因、发病机理、病变机制等，包括病因、病机两部分。病因学说，是研究病因分类和各种病因的性质、致病特点和致病规律的理论。主要包括六淫、疬气、七情内伤、饮食失宜、劳逸失度、病理产物（痰饮、瘀血、结石）等致病因素。病机学说，是关于疾病的发生发展变化和转归机制的理论，主要阐述发病的基本原理、基本病机，以及疾病的传变形式和规律。

中医学的诊断观，主要阐释和介绍中医学关于疾病诊断的基本概念、基本理论与主要方法，包括望诊、闻诊、问诊和切诊四部分。

中医学的辨证观，主要介绍中医学对疾病辨证的常用方法，包括八纲辨证、脏腑辨证、气血津液辨证，以及六经辨证、卫气营血辨证、三焦辨证等。

中医学的防治观，主要阐述养生原则、治未病的预防思想，以及治病求本、正治反治、扶正祛邪、调整阴阳、调理气血、调和脏腑和三因制宜等治疗原则。

第二章　中医学的哲学基础

【导学】

中医学理论体系的形成具有深刻的哲学渊源。中医学运用气一元论、阴阳学说、五行学说这些关于宇宙物质性和运动变化的古代哲学思想，来认识人的生命、健康与疾病，归纳总结医学知识及临床实践经验，并指导制定养生和诊治原则。这些哲学思想成为构建中医学独特理论体系的基石。

本章主要阐释气一元论、阴阳学说、五行学说的基本概念、基本内容及其在中医学中的应用等相关知识。

学习要点：气一元论的概念及内容；阴阳的概念，阴阳的相对性，阴阳学说的基本内容；五行的概念、特性，五行学说的基本内容；气一元论、阴阳学说、五行学说在中医学中的应用。

第一节　气一元论

气一元论，是古代哲学家认识世界与生命规律的自然观和方法论。这一思想为中医学整体观的建立奠定了基础，是构建中医学理论体系的核心要素。

一、气的哲学概念与气一元论

（一）气的哲学概念

气是存在于宇宙之中的无形且运动不息的极细微物质，是构成世界的物质本原。气的本义是客观的、具有运动性的物质存在；广义的气可概括世界上的一切事物或现象，涵盖自然、社会、人文精神等不同范畴。

"气"字早在甲骨文中就已出现，最初是表示具体事物的概念。《说文解字》中记载："气，云气也，象形。"气最初的含义是指空中飘动的云、大气的流动。古人通过对自然界的云气、雾气、风气、冷暖之气，生活中的烟气、蒸气、水气和人体的呼吸之气等客观现象的观察与思考，逐渐产生了气是一种客观存在，万物皆有气的认识。所以，气是构成万物本原的思想源于"云气说"。随着认识的不断深入，至春秋战国时期，气作为哲学概念逐渐形成。

气以不同物质形式存在。气处于弥散而运动状态，充塞于无垠的宇宙空间，至精无形，称其为"无形"；气处于凝聚的状态，形成各种事物，有着具体形质，称为"有形"。自然界中"无形之气"与"有形之体"之间始终处于不断转化之中。

无形之气细微不易觉察，故《素问·气交变大论》中言："善言气者，必彰于物。"气的存在，可以通过其运动变化及其产生的事物表现出来。《素问·六节藏象论》说："气合而有形，因变以正名。"由于气的运动变化，产生世界多种多样的有形物质，因而命名为不同的名称。人的生死也能用气之聚散来说明，"人之生也，气之聚也，聚则为生，散则为死"（《庄子·知北游》）。先秦儒家孟子提出"浩然之气"的概念，认为"气"兼有生命与道德、物质与精神的特点，充实了气的内涵。

（二）气一元论

气一元论，是研究气的内涵及其运动，并用以阐释宇宙万物的构成本原及其发展变化规律的古代哲学思想。

精气学说是气一元论的早期概念。精、气、精气的内涵基本相同，是古代先贤在探索宇宙起源的过程中，形成的不同概念。

精是构成万物本原的思想，源于"水地说"。古人观察到自然万物由水中或土地中产生，并依靠水、地的滋养而成长，把水地视为万物生成之本原。如《管子·水地》说："地者，万物之本原，诸生之根菀也。"人类自身的繁衍，也是由液态的生殖之精结合而成，亦可说是水凝聚而成。如《管子·水地》说："人，水也。男女精气合而水流形。"然而，水地以及精都是有形的物质，以其作为构成万物的本原，与"有生于无"（《道德经·四十章》）的哲学命题相违背。于是，无形之气作为万物本原的思想，较好地诠释了这一命题。精气概念最早产生于杂家《管子》。《管子·内业》云："精也者，气之精者也。"此时，"精"是指气中的精华、精粹，以后人们逐渐把"精"与"气"合称为"精气"。

两汉时期，"元气"为万物本原的思想兴起，精气学说逐渐被元气学说同化。以东汉时期著名哲学家王充的"元气学说"为代表，将化生天地万物本原的气称之为"元气"，认为"元气未分，混沌为一"（《论衡·谈天》）。同时期的中医学著作《难经》受其影响，第一次使用"原（元）气"的概念，并将"原（元）气"作为人生命之根本。

后世关于气的学说得到了进一步发展，如宋代张载《正蒙》等著作，提出"太虚即气"的学说，肯定气为构成万物的实体，气的聚散变化，是形成各种事物和现象的原因。明清之际，气一元论进一步发展，气成为中国古代哲学的最高范畴。

精气学说、气一元论学说对《黄帝内经》理论体系的形成产生了深刻的影响，为中医学气学理论的构建奠定了基础。如《素问·宝命全形论》说："天地合气，命之曰人。"以气说明生命的本质，用气的运动变化阐释人体生命活动，以及疾病的发生和诊断治疗。其后，历代医家言必称气，如李东垣论"胃气"，汪机论"营卫之气"，喻昌论"大气"，吴又可论"戾气"，黄元御论"中气"等，使气的理论不断发展。

二、气一元论的基本内容

（一）气是构成万物的本原

气一元论认为，气是构成天地万物包括人类的共同原始物质。宇宙中的一切事物和现象，都由气构成。物质性是气最基本的特性。

气是构成天地万物的本原，万物皆由气化生，故称气为"元气"。《公羊传解诂·隐公元年》记载："元者，气也。无形以起，有形以分，造起天地，天地之始也。"西汉董仲舒指出"元者，为万物之本"（《春秋繁露·重政》）。东汉王充发展和深化了元气论，认为"万物之生，皆禀元气"（《论衡·言毒》），元气是宇宙万物的唯一本原。

天地精气化生为人。人与万物虽同源于气，但人类由气中精粹部分化生，与宇宙中的他物不同，不仅有生命，还有精神活动。如《管子·内业》记载："人之生也，天出其精，地出其形，合此以为人。"《淮南子·精神训》说："烦气为虫，精气为人。"中医学从气为宇宙本原，是构成天地万物的基本物质这一观点出发，认为气也是生命的本原，是构成生命的基本物质。《灵枢·天年》说："人之始生，何气筑为基，何立而为楯……以母为基，以父为楯。"人的生命源于父母之精气，谓之"先天之气"。气也是维持生命活动的基本物质，《素问·六节藏象论》说："五气入鼻，藏于心肺，上使五色修明，音声能彰。五味入口，藏于肠胃，味有所藏，以养五气，气和而生，津液相成，神乃自生。"

（二）气的运动是万物变化的根源

天地之气动而不息，运动是气的根本属性，是物质世界存在的基本形式。自然界一切事物纷繁变化、生生不息，都是气升降聚散运动的结果。

气的运动，称为气机。气处于永恒运动中，流行不止，变化无穷，是气的基本特性之一。气运动的形式多样，升、降、出、入、聚、散是其基本形式。升与降、出与入、聚与散，既相互对立，又保持着协调平衡。《素问·六微旨大论》说："出入废则神机化灭，升降息则气立孤危。故非出入，则无以生长壮老已；非升降，则无以生长化收藏。是以升降出入，无器不有。"对于聚和散，《正蒙·太和》指出："太虚不能无气，气不能不聚为万物，万物不能不散而为太虚。"所以，气的运动具有普遍性。古人以气的运动来说明天地的形成、万物的变化，以及人的生死等。

气的运动所产生的变化，称为气化。气的运动是宇宙产生各种变化的动力，在气的运动中，宇宙万物在形态、性能及表现方式上产生着各种变化。《正蒙·太和》说："由太虚，有天之名；由气化，有道之名。"太虚即气，道即气化。气化其小无内，其大无外，天地万物的变化及其规律皆由气化而产生。如生命现象中的物质代谢和能量代谢，植物的生长化收藏，动物的生长壮老已等都是气化的结果。气化表现十分复杂，如形与气之间的转化、形与形之间的转化、气与气之间的转化等。

中医学早在《黄帝内经》已提出"气化"概念，说明天地之气化生万物的过程，"在天为气，在地成形，形气相感而化生万物矣"（《素问·天元纪大论》）。对于人体而言，生命活动的基本形式表现为气化，人体内精气血津液等物质的转化，以及人的生长壮老已，均为气化过程。

（三）气是万物感应联系的中介

气是天地万物的共同本原，天地万物之间充斥着无形之气，无形之气还能渗入有形实体，与已构成有形实体的气进行各种形式的交换活动，故气成为天地万物之间相互联系、相互作用的中介物质。

气贯通于天地万物之中，是事物之间相互感应和传递信息的中介。感应，即交感相应。有感必应，相互影响，相互作用。同类事物间存在着"类同则召，气同则合，声比则应"（《吕氏春秋·应同》）相互感应的联系。如乐器共振共鸣、磁石吸铁、日月吸引海水形成潮汐，皆为自然感应现象。由于形由气化，气充形间，气能感物，物感则应，故事物之间无论距离远近，可通过信息传递而相互感应。

中医学认为，人处于天地气交之中，气的中介作用使人与天地万物的变化息息相通，即所谓的"生气通天"。《灵枢·岁露论》曰："人与天地相参也，与日月相应也。"日月、昼夜、季节气候变化对人的生理与病理过程具有重要影响。作为人体自身，体内各脏腑、经络、官窍组织也是通过气来传递信息，相互感应而相互联系和影响，如"心气通于舌""肝气通于目""脾气通于口""肺气通于鼻""肾气通于耳"等。

三、气一元论在中医学中的应用

（一）阐释天人合一的整体观

"天人合一"就是万物一体。万物各不相同而又互相融合，一气相通，正所谓"通天下一气耳"（《庄子》）。人与天地万物一样，都是天地气交的产物。王充提出"人禀气而生，含气而长"（《论衡·命义》），"用气为性，性成命定"（《论衡·无形》），即人体生命特征和本质属性由自然之气决定。人的生命活动与自然界息息相通，是通过"气"的作用来实现的。因此，可以通过研究自然属性和特征去把握人体生命的本质和特征。《黄帝内经》提出了"人与天地相参"的命题，阐释了天人同源、天人同律和天人相感的思想。所以，气一元论是构建天人合一整体观的基础。

（二）揭示人体生命活动的特点和规律

气一元论认为气为万物的本原。同样，人的生命产生以及整个生命过程皆离不开气的作用。正如《类经·摄生》中所言："人之有生，全赖此气。"生命活动始于气的聚合，生命活动的进程有赖气的运动，生命活动的终止表现为气的离散。

中医学以气的理论来阐述人体生命活动的规律。从生命活动的物质基础来说，有精、气、血、津液。《灵枢·决气》指出："人有精、气、津、液、血、脉，余意以为一气耳。"说明精气是生命活动的最基本物质。气的内涵和外延非常丰富，气不但有物质性，也具有功能性。如有先天之精气、后天之精气；脏腑之气、经络之气；胃气、谷气、肾气等。气的运动变化使人体的各种物质有序地进行着新陈代谢活动，《素问·阴阳应象大论》中言："味归形，形归气；气归精，精归化。精食气，形食味；化生精，气生形。"人的精神心理活动也是气运动变化的结果，《素问·阴阳应象大论》说："人有五脏化五气，以生喜怒悲忧恐。"中医学以气的运动和变化阐发生命活动规律，气升降出入的规律性运动使机体的功能活动保持有条不紊、协调平衡。

总之，气布达周身，气的运动和气化推动着生命活动的进程，使得生命规律具有了联系性、整体性和多样性。

（三）说明人体的病理变化和指导诊断治疗

人体之气以宣通和调为贵。《灵枢·脉度》说："气之不得无行也，如水之流，如日月之行不休。"《丹溪心法·六郁》说："气血冲和，万病不生，一有怫郁，诸病生焉。"所以，凡疾病所生，无不因气所致，所谓"百病皆生于气也"（《素问·举痛论》）。因此，一切疾病的发生发展都与气的失常相关。

中医四诊的原理也与气密切相关。"有诸内，必形于外"（《类经·藏象类》）。如正气之盛衰，气血之虚实，邪气之深浅，可以通过望气色而测知。

治疗方面，中医学认为，疾病的发生取决于正气和邪气之间斗争的胜负。所以，治疗疾病的原则离不开祛除邪气，扶助正气。其目的旨在疏其血气，令其和平。

总之，气一元论认为，气是宇宙的本体，是构成万物的本原，气的运动变化推动宇宙万物的发生、发展和变化。中医学由此构建了气学理论，并用以阐释人的生命活动，认识健康与疾病，指导诊断与治疗，成为中医学重要的理论基础和思维方法。

第二节　阴阳学说

阴阳，是中国古代哲学的一对基本范畴。阴阳学说是中国古代朴素的对立统一理论，是古人用以认识自然和解释自然变化的世界观和方法论。中医学运用阴阳学说来说明人与自然的关系，阐释人体的生命活动、疾病的发生原因和变化机理，并指导疾病的诊治及养生。阴阳学说融入中医学之中，对中医学理论体系的形成和发展起到了非常重要的作用。

一、阴阳的基本概念

（一）阴阳的含义

阴阳是对自然界相互关联的事物或现象对立双方属性的概括，既可代表相互对立的事物，又可用以分析一个事物内部相互对立的两个方面。

阴阳的最初含义，源于古代先民对人类自身及自然现象的观察。《说文解字》说："阴，暗也。水之南，山之北也……阳，高明也。"即阴阳所指为日光的向背，向日为阳，背日为阴。随着观察不断深入，阴阳的含义被逐渐引申，如天地、上下、明暗、寒热、动静等。

春秋战国时期，阴阳学说作为哲学思想逐渐形成。《国语·周语》记载周幽王二年（前780年）伯阳父以"阳伏而不能出，阴迫而不能烝"解释陕西发生的大地震。《老子·四十二章》说："万物负阴而抱阳，冲气以为和。"认为阴阳相互作用所产生的冲和之气，是推动事物发生发展变化的根源。

《周易》分别用符号"--""—"来表示阴阳，提出"一阴一阳之谓道"的命题，将阴阳的对立属性及其运动变化视为宇宙万物的本性及变化的基本规律，进而把自然、社会中诸如天地、日月、寒暑、动静、刚柔、进退、水火、男女等具有对立关系的事物或现象，都赋予阴阳的属性，使阴阳成为对立统一的哲学范畴。

春秋战国时期，医学家开始将阴阳概念应用于医学理论之中。《左传·昭公元年》记载了秦名医医和在为晋侯诊病时以阴阳解释疾病的病因。战国至秦汉之际成书的《黄帝内经》，认为阴阳是阐释自然变化、人体生命活动的大道，并应用阴阳学说阐释了医学中的诸多问题。

阴阳可采用"太极图"（图2-1）表示。太极是中国古代哲学术语，意为派生万物的本原。太极图以黑白两个鱼形纹组成的圆形图案，形象化表示阴阳交感、对立、互根、消长、转化的关系，体现出一切事物或现象具有辩证、运动、圆融的特征和规律。

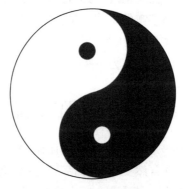

图 2-1　太极图

（二）阴阳的属性与特性

1. 阴阳属性的规定性　阴阳的属性从日光的向背进行引申，一般地说，凡是运动的、外向的、上升的、温热的、明亮的、无形的、兴奋的，都属于阳；相对静止的、内守的、下降的、寒冷的、晦暗的、有形的、抑制的，都属于阴（表2-1）。由此可见，阴阳属性有其特定的内涵，具有规定性和不可变性，不能反称。以天与地而言，则天为阳，地为阴。由于天气轻清故属阳，地气重浊故属阴。以水与火而言，则水为阴，火为阳。由于水火能够集中反映阴阳的属性，所以《素问·阴阳应象大论》说："水火者，阴阳之征兆也。"以物质的运动变化而言，则阳化气，阴成形，是指当某一物质出现蒸腾气化的运动状态时属于阳的功能，出现凝聚成形的运动状态时属于阴的功能。阴和阳的相对属性引入医学领域，将对于人体具有推动、温煦、兴奋等作用的物质和功能，统属于阳；将对于人体具有凝聚、滋润、抑制等作用的物质和功能，统属于阴。

表 2–1　事物阴阳属性归类表

属性	空间		时间	季节	温度	重量	亮度	事物运动状态			性别
阴	下内	西北	夜	秋冬	寒凉	重	晦暗	下降	抑制	静止	女
阳	上外	东南	昼	春夏	温热	轻	明亮	上升	兴奋	运动	男

2. 阴阳的特性

（1）阴阳的普遍性　阴阳是一个抽象的概念，不代表任何物质实体。正如《灵枢·阴阳系日月》所言："阴阳者，有名而无形。"阴阳概念具有极大的普适性，阴阳的对立统一法广泛地存在于宇宙万物之中，是事物发生、发展、变化的普遍规律。《素问·阴阳应象大论》曰："阴阳者，天地之道也，万物之纲纪，变化之父母，生杀之本始，神明之府也。"

（2）阴阳的相关性　对事物的阴阳属性进行划分时，必须注意其相关性。处在同一范畴、同一层次、具有关联性的事物和现象，才可以划分阴阳。如空间的上与下，时间的昼与夜，温度的寒与热等，均具有关联性。而寒与上、昼与外等无关联性的事物或现象，则不能用阴阳概括说明。

（3）阴阳的相对性　阴阳属性虽有规定性，但对于具体事物和现象来说，其阴阳属性又是相对的、可变的。这种相对性主要表现在以下方面：

其一，阴阳属性随比较对象而变。事物的阴阳属性通过对立双方的比较而划分。当比较的对象发生了改变，事物的阴阳属性可随之改变。如90℃与50℃的水相比较，90℃的水属阳，50℃的水属阴；而50℃与10℃的水相比较，则50℃的水属阳，10℃的水属阴。随着划分的前提和依据改变，事物的阴阳属性可随之变化。

其二，阴阳之中复有阴阳，即阴阳的可分性。如昼为阳、夜为阴，而白昼之中，上午为阳中之阳，下午为阳中之阴；夜晚的前半夜为阴中之阴，后半夜为阴中之阳。再如就心、肾而言，心在上属火为阳，肾在下属水为阴。而为阳脏的心可以再分为心阴、心阳；同样，属阴脏的肾也可以再分为肾阴、肾阳。即中医学所说的"阴中有阳，阳中有阴"，阴阳之中再分阴阳。故《素问·阴阳离合论》说："阴阳者，数之可十，推之可百，数之可千，推之可万。万之大不可胜数，然其要一也。"

其三，阴阳属性在一定条件下可相互转化。如夏至之后天气逐渐转凉，即阳转化为阴；反之，冬至之后天气渐暖，即阴转化为阳。

二、阴阳学说的基本内容

阴阳学说的基本内容，可以概括为阴阳交感互藏、阴阳对立制约、阴阳互根互用、阴阳消长平衡、阴阳相互转化等方面。

（一）阴阳交感互藏

阴阳交感，指阴阳二气在运动中相互感应而交合的过程。

阴阳交感是万物化生的根本条件。《易传·咸彖》说："天地感而万物化生。"《易传·系辞下》说："天地氤氲，万物化醇；男女构精，万物化生。"由此可见，如果没有阴阳二气的交感运动，就没有自然界万物，也就没有生命。

阴阳和谐运动是发生交感作用的条件。阴阳在永恒运动中相遇且处于和谐状态时，才会发生交感作用。《素问·六微旨大论》说："天气下降，气流于地；地气上升，气腾于天。故高下相召，升降相因，而变作矣。"只有天地阴阳之气升降运动才能产生交感，产生万物。阴阳相互交感使自然界处于生生不息的运动变化之中。

阴阳互藏，是指相互对立的阴阳双方的任何一方都包含着另一方，即阴中有阳，阳中有阴。以天地而言，天气为阳，但其中藏有阴气；地气为阴，其中藏有阳气。正如《类经·运气类》所说："天本阳也，然阳中有阴；地本阴也，然阴中有阳。此阴阳互藏之道。"也就是说，此事物或现象虽然属阴，但亦含有阳性成分；彼事物或现象虽然属阳，但亦含有阴性成分。《四圣心源·天人解》说："阴中有阳则水温而精盈，阳中有阴则气清而神旺。"说明只有阴中有阳，则属于阴的水才能温暖而充盈；只有阳中有阴，则属于阳的气才能清爽而保持精神健旺。说明阴阳互藏对于维持阴阳统一体协调、稳定的重要意义。

（二）阴阳对立制约

阴阳对立制约，是指属性相反的阴阳双方在一个统一体中相互抑制、相互约束。

阴阳对立，指统一体中阴阳两方面的属性相反。如上与下，左与右，天与地，动与静，出与入，升与降，昼与夜，明与暗，水与火等。阴阳制约是指阴阳相互牵制，互为胜负。如温热可以驱散寒冷，冰冷可以降低高温。《类经附翼·医易》曰："动极者镇之以静，阴亢者胜之以阳。"说明了动与静之间的相互制约。因此，相互对立的阴阳双方通过制约，取得了统一，取得了动态平衡。对立是二者之间相反的一面，统一是二者之间相成的一面。阴阳二者既对立又统一，既相反又相成。

阴阳对立制约是宇宙间普遍存在的规律。四时气候温热寒凉的更替，是自然界阴阳二气相互制约而取得相对协调平衡的结果。人的生命活动，也是阴与阳的相互制约取得动态平衡的结果。如人体的生理功能，亢奋为阳，抑制属阴，二者相互制约，使人体处于正常生理状态。即《素问·生气通天论》所谓"阴平阳秘，精神乃治"。

如果阴阳之间对立制约关系失调，事物的动态平衡就会被破坏，在人体标志着疾病的发生，可表现为"制约太过"的"阳胜则阴病""阴胜则阳病"，或表现为"制约不及"的"阳虚则阴盛""阴虚则阳亢"，从而形成阴阳失调的病机变化。

（三）阴阳互根互用

阴阳互根，指阴阳相互依存、互为根本。阴阳任何一方都不能脱离另一方而单独存在，如上为阳，下为阴，没有下，无所谓上；热为阳，寒为阴，没有热，就无所谓寒等。即阳依存于阴，阴依存于阳，每一方都以另一方的存在为自己存在的前提。

互用指阴阳双方在相互依存的基础上，不断资生、促进和助长对方。如人体气与血的关系，表现为气为血之帅，血为气之母，二者相互助长，相互为用。人体功能的兴奋与抑制亦是如此。《素问·阴阳应象大论》说："阴在内，阳之守也；阳在外，阴之使也。"阴精主内，阳气主外。阴精安守于内行使其功能，是阳气卫外固守的结果；阳气发挥卫外之职，是在内的阴精不断提供营养供给的结果。阴阳相互依存，相互为用，不可分离。

由于某些原因，阴阳之间的互根互用关系遭到了破坏，人体就会发生疾病。如阴或阳的某一方虚损，会造成"无阴则阳无以生，无阳则阴无以化"（王冰注《素问·四气调神大论》），日久导致对方的不足，形成"阴损及阳"或"阳损及阴"的"阴阳互损"病变。当阴阳之间不能相互依存而分离决裂时，导致有阴无阳或有阳无阴，"孤阴不生，独阳不长"，则"阴阳离决，精气乃绝"，生命即将告终。

（四）阴阳消长平衡

阴阳消长，指阴阳双方不是处于静止不变的状态，而是始终处于不断运动变化之中。消，减少；长，增长。阴阳双方的消长在一定限度、一定时间内维持着动态平衡。阴阳消长的形式主要有两大方面。

1. 阴阳互为消长 即此长彼消、此消彼长，是阴阳对立制约的体现。如从四季气候变化而言，从冬季寒冷，至春天温暖，再到夏天暑热，气候从寒冷逐渐转暖变热，即是"阳长阴消"的过程；由夏季暑热，到秋天凉爽，及至冬季寒冷，气候由炎热逐渐转凉变寒，这是"阴长阳消"的过程。从人体生理功能而言，人体阴阳的消长亦与自然相应。子夜一阳生，日中阳气隆，机体的生理功能由抑制逐渐转向兴奋，即是"阳长阴消"的过程；日中至黄昏，机体的生理功能从兴奋逐渐转向抑制，即是"阳消阴长"的过程。可见，阴阳之间互为消长是不断进行着的、绝对的；而阴阳之间的平衡是相对的，是动态的平衡。

2. 阴阳同消同长 即此长彼长、此消彼消，是阴阳互根互用的体现。就四季气候变化而言，随着春夏气温的逐渐升高而降雨量逐渐增多，随着秋冬气候的转凉而降雨量逐渐减少，即是阴阳同长和阴阳同消的消长变化。即《素问·阴阳应象大论》所谓"阳生阴长，阳杀阴藏"。就人体生理活动而言，饥饿时出现气力不足，即是由于精（阴）不足不能化生气（阳），属阳随阴消；补充营养（阴），产生能量（阳），增加气力，则属阳随阴长。临床上常见到的气虚引起血虚，血虚导致气虚，阳损及阴，阴损及阳，皆属此类。常用的补气以生血，补血以养气，阳中求阴，阴中求阳等治法，皆据此而立。

（五）阴阳相互转化

阴阳转化，指阴阳对立的双方，在一定条件下可以向其相反的方向转化，即阴可以转化为阳，阳也可以转化为阴。如果说阴阳消长是一个量变过程，那么阴阳转化就是在量变基础上的质变。阴阳相互转化的形式，既可以表现为渐变的形式，又可以表现为突变的形式。如一年四季之中的寒暑交替，一天之中的昼夜转化等，即属于"渐变"的形式；而夏季酷热天气的骤冷和冰雹突袭等，则属于"突变"的形式。

阴阳转化的内在根据在于阴阳的互藏互根，而阴阳的消长是发生转化的前提。"夫物之生从于化，物之极由乎变，变化之相薄，成败之所由也……成败倚伏生乎动，动而不已则变作矣"（《素问·六微旨大论》）。阴阳双方之所以能够相互转化，是因为双方相互倚伏着向其对立面转化的因素。这些变化的过程其实就是阴阳的消长运动过程。

阴阳的转化，必须具备一定的条件。"重阴必阳，重阳必阴""寒极生热，热极生寒"（《素问·阴阳应象大论》），这里的"重"和"极"就是促进转化的条件，也就是事物变化的"物极"阶段，即"物极必反"。从四季气候变迁来看，由春温发展到夏热之极点，就是向寒凉转化的起点，所谓"夏至一阴生"；秋凉发展到冬寒之极点，就是逐渐向温热转化的起点，所谓"冬至一阳生"。

在疾病发展过程中，阴阳转化常表现为在一定条件下寒证与热证的相互转化。如某些急性温热病，患者出现高热、面红、咳喘、气粗、烦渴、脉数有力等实热性表现，属阳证。若邪热极盛，正气大伤，患者突然出现面色苍白、四肢厥冷、精神萎靡、脉微欲绝等虚寒性表现，即属于由阳证转化为阴证。热势盛极，即是促成阳转化为阴的必备条件。

值得指出的是，阴阳之间之所以能交感互藏、对立制约、互根互用、消长平衡、相互转化，其内在深层机制在于宇宙自然和人体都存在"阴阳自和"的动力和趋势，即自发地走向要维持整体协调平衡的"目标"。阴阳自和的概念，脱胎于中国古代哲学中"以和为贵"的基本观点。重视阴阳之间的和合、协调是阴阳学说的重要思想。如果阴阳自我调和能力障碍、缺失或紊乱，在自然界就会出现连年不断的自然灾害，在人体就会出现阴阳不能自和的疾病状态。《伤寒论·辨太阳病脉证并治》说："凡病，若发汗、若吐、若下、若亡血、亡津液，阴阳自和者，必自愈。"说明各种疾病之所以好转或痊愈，在于机体存在阴阳自我调和的能力。阴阳能够自我调和者，即使得病，也能向愈。这是治疗疾病必须依靠的力量，也是人体维持健康的根本所在。因此，阴阳自和无论对于自然界还是对于人体，都是阴阳相互维持协调平衡作用的深层次规律。

综上所述，阴阳的交感互藏、对立制约、互根互用、消长平衡、相互转化及阴阳自和，从不同的方面和角度阐述了阴阳的相互关系及其运动变化规律，它们之间是互相联系的。阴阳交感是天地万物化生的基础，阴阳互藏是阴阳交感运动的动力根源，是阴阳消长转化运动的内在根据；阴阳的对立制约、互根互用是阴阳之间相互作用的最基本规律，说明了事物之间既相反又相成，从而保持阴阳协调平衡的关系；阴阳的消长和转化体现了事物的量变与质变过程；阴阳的动态平衡是由阴阳之间的交感互藏、对立制约、互根互用、消长转化来维系，而阴阳自和表达了其自动维持和自动恢复这一动态平衡的能力和趋势，是阴阳相互作用的深层规律。阴阳之间在绝对的运动中维持相对、动态的平衡，对于维持自然界的繁茂生机和人体的生命健康至关重要。

三、阴阳学说在中医学中的应用

阴阳学说贯穿于中医学理论体系的各个方面，广泛用来说明人体的组织结构、生理功能、病理变化，并指导疾病的诊断、预防和治疗。

（一）说明人体的组织结构

人体是一个有机整体。组成人体的所有脏腑经络形体组织是有机联系的，可根据其所在部位、功能特点等划分为相互对立的阴阳两个部分，故《素问·宝命全形论》说："人生有形，不离阴阳。"

1. 部位分阴阳 人体部位总体而言，外属阳，内属阴；上属阳，下属阴；后属阳，前属阴。具体而言，体内属阴，体表属阳；肢体外侧属阳，肢体内侧属阴；背部属阳，胸腹属阴。

2. 脏腑分阴阳 总体而言，六腑属阳，五脏属阴。五脏之中又可分阴阳，心、肺属阳，肝、脾、肾属阴。《素问·金匮真言论》说："背为阳，阳中之阳，心也；背为阳，阳中之阴，肺也；腹为阴，阴中之阴，肾也；腹为阴，阴中之阳，肝也；腹为阴，阴中之至阴，脾也。"每个脏腑之内又可分阴阳，如心阴、心阳；肾阴、肾阳等。

3. 经络分阴阳 属于五脏而络于六腑的经脉为阴经；属于六腑而络于五脏的经脉为阳经。阳经多循行于人体的头面、背部和肢体外侧；阴经多循行于人体的胸腹和肢体内侧。

人体组织结构的阴阳属性划分是相对的，如背部属阳，胸腹属阴，但相对而言，胸部为阳，腹部为阴等。

总之，人体组织结构的上下、内外、表里、前后各部分之间，脏腑经络组织之间，无不包含着阴阳的对立统一。

（二）说明人体的生理功能

人体是一个有机整体，其气血运行、经络通畅、物质与功能相互协调等，皆可用阴阳学说概括说明。如以功能活动与脏腑组织相对而言，功能活动属阳，脏腑组织属阴。功能的产生须以物质为基础，而物质的化生又以脏腑功能活动为前提，二者彼此消长、互根互用。人体的各种生理功能，均是通过气的升降出入而实现的。升与出属阳，降与入属阴。升与降、出与入是相辅相成、相互制约、相互为用的。《素问·阴阳应象大论》有"清阳出上窍，浊阴出下窍；清阳发腠理，浊阴走五脏；清阳实四肢，浊阴归六腑"的论述。所以，只有人体阴阳关系相互协调，才能维持健康状态；反之，如果阴阳关系紊乱，则导致疾病。正如《素问·生气通天论》所言："阴平阳秘，精神乃治，阴阳离决，精气乃绝。"

（三）阐释人体的病理变化

阴阳之间对立互根、消长转化，维持着人体生命活动的协调平衡，而疾病的发生及病变过程，是由于各种原因致使阴阳失去协调所致，故阴阳失调是疾病的基本病机之一。

疾病的发生发展关系到正气和邪气两个方面。正气和邪气均可以用阴阳来区分其属性，正气有阴精和阳气之别，邪气也有阳邪和阴邪之分，如六淫之中寒和湿为阴邪，风和暑为阳邪。疾病的发生多为邪正斗争的结果，邪正相搏导致阴阳失调，引起机体的阴阳偏盛偏衰。所以，无论疾病的病理变化如何复杂，都不外乎阴阳的偏盛偏衰。

1. 阴阳偏盛 指阴或阳任何一方偏亢过盛，对另一方制约太过所导致的病理变化。《素问·阴阳应象大论》概括为"阴胜则阳病，阳胜则阴病，阳胜则热，阴胜则寒"。

"阳胜则热"，指阳邪致病，人体呈现功能亢盛，临床表现为一系列实热征象的病证。

"阳胜则阴病"，阳偏胜必然会对阴的制约过度，使阴呈现功能减弱的病理状态，即"阳长则阴消"。如人体阳热太盛，必然会损伤人体的阴液。

"阴胜则寒"，指阴邪致病，人体功能受到阻碍，临床表现为一系列实寒征象的病证。

"阴胜则阳病"，阴偏胜必然会对阳的制约过度，使阳呈现功能减退的病理状态，即"阴长则阳消"。如人体感受寒邪，必然会损伤人体的阳气。

2. 阴阳偏衰 指阴或阳任何一方低于正常水平的病理状态。无论是阴或阳不足，对另一方制约不及，必然会导致另一方相对偏亢。

阳偏衰，指人体的阳气虚损，对阴的制约能力减退，导致阴相对亢盛的病理状态。临床常表现出虚性的寒证，故曰"阳虚则寒"。

阴偏衰，指人体的阴液亏虚，对阳的制约能力下降，导致阳相对亢盛的病理状态。临床常表现出虚性的热证，故曰"阴虚则热"。

3. 阴阳互损 指阴或阳任何一方虚损到一定程度，导致另一方不足，出现阴损及阳、阳损及阴的阴阳互损的病机。当阳虚至一定程度时，因阳虚不能生阴，继而出现阴虚的表现，称为"阳损及阴"。同样，当阴虚至一定程度时，因阴虚不能生阳，继而出现阳虚的表现，称为"阴损及阳"。阳损及阴或阴损及阳，是阴阳互根关系的失调，最终会导致"阴阳两虚"。这种阴阳两虚并不是阴阳双方处于低水平的平衡状态，而是存在着偏于阳虚或偏于阴虚的不同。

综上所述，尽管疾病的病理变化复杂多端，但均可用阴阳的偏盛偏衰来概括说明。"阳胜则热，阴胜则寒""阳虚则寒，阴虚则热"，是中医学的病机总纲。阴阳互损则主要用来阐释"阴虚则热"的虚热证与"阳虚则寒"的虚寒证进一步发展为阴阳两虚的病变规律。

（四）指导疾病的诊断

《素问·阴阳应象大论》说："善诊者，察色按脉，先别阴阳。"疾病临床表现错综复杂，千变万化，均可用阴或阳概括辨析。

辨证有阴、阳、表、里、寒、热、虚、实八纲之分，其中阴阳为总纲，即表、实、热属阳；里、虚、寒属阴。临床辨证时首先分清阴阳，才能抓住疾病本质。如根据色泽明暗来辨别病情的阴阳属性：色泽鲜明为病在阳分，色泽晦暗为病在阴分。根据呼吸气息辨别病情的阴阳属性：语声高亢洪亮，多言躁动者，多属实属热，为阳证；语声低微无力，少言沉静者，多属虚属寒，为阴证。脉象分阴阳：以部位分，则寸为阳，尺为阴；以至数分，则数者为阳，迟者为阴；以形态分，则浮大洪滑为阳，沉小细涩为阴。

总之，四诊都应以分别阴阳为首务，在辨证过程中准确区分阴阳，可把握病证的本质属性。

（五）指导疾病的防治

疾病发生、发展的根本原因为阴阳失调。因此，调整阴阳，补其不足，泻其有余，恢复阴阳之间的相对平衡，是治疗的基本原则。《素问·至真要大论》说："谨察阴阳所在而调之，以平为期。"阴阳学说指导疾病的防治包括：指导养生、确定治疗原则、归纳药物性能。

1. 指导养生　养生最根本的原则是要"法于阴阳"，即遵循自然界阴阳的变化规律来调理人体阴阳，使其与四时阴阳变化相适应。《素问·四气调神大论》提出了"春夏养阳，秋冬养阴"的原则。如对"能夏不能冬"的阳虚阴盛体质者，夏用温热之药预培其阳，则冬不易发病，就是这一原则的具体运用。

2. 确定治疗原则

（1）阴阳偏盛的治疗原则　对阴或阳偏盛所致的病证，可采用损其有余（即"实则泻之"）的原则进行治疗。阳偏盛所致的实热证，宜用寒凉药以制其亢盛之阳，清除其热，即"热者寒之"。阴偏胜盛所致的实寒证，宜用温热药以制其偏盛之阴，驱逐其寒，即"寒者热之"。

（2）阴阳偏衰的治疗原则　对阴或阳偏衰所致的病证，可采用补其不足（即"虚则补之"）的原则进行治疗。阴虚不能制阳导致阳相对偏亢者，属虚热证，不能用寒凉药直折其热，须用"壮水之主，以制阳光"（《素问·至真要大论》王冰注）的方法，即用滋阴壮水之法，以抑制阳亢火盛。若阳虚不能制阴导致阴相对盛者，属虚寒证，不宜用辛温发散药以散阴寒，须用"益火之源，以消阴翳"（《素问·至真要大论》王冰注）的方法，即用扶阳益火之法，以消退阴寒。

对阴阳偏衰的治疗，根据阴阳互根的原理，张介宾提出"阴中求阳，阳中求阴"的治法，即"善补阳者，必于阴中求阳，则阳得阴助而生化无穷；善补阴者，必于阳中求阴，则阴得阳升而泉源不竭"（《景岳全书·新方八阵》）。应用补阳药时，须兼用补阴药；应用补阴药时，须兼用补阳药，以发挥其互根互用的生化作用。

3. 归纳药物性能　药物的性能由其气（性）、味和升降浮沉决定，而药物的气、味和升降浮沉，可用阴阳来归纳说明。

药性：主要指寒、热、温、凉四种药性，又称"四气"。其中，寒凉属阴，温热属阳。能减轻或消除热证的药物，大多属寒性或凉性，如黄芩、栀子等；反之，能减轻或消除寒证的药物，一般属温性或热性，如附子、干姜之类。

五味：即指辛、甘、酸、苦、咸五味，另有淡味。其中，辛、甘、淡属阳，酸、苦、咸属阴。《素问·至真要大论》说："辛甘发散为阳，酸苦涌泄为阴，咸味涌泄为阴，淡味渗泄为阳。"

升降浮沉：指药物进入体内后的作用趋向。升浮药，其性具有上升、发散的特点，属阳，多具有升阳发表、祛风、散寒、涌吐、开窍等功效；沉降药，其性具有内收、泻利、重镇的特点，属阴，具有泻下、清热、利尿、重镇安神、消导积滞、降逆、收敛等功效。

治疗疾病，就是根据病证的阴阳偏盛偏衰情况，确定治疗原则，再运用药物性味的阴阳属性，以纠正人体的阴阳失调状态，达到治愈疾病的目的。

第三节　五行学说

五行学说，是研究木、火、土、金、水五行的概念、特性和生克制化规律，并用以阐释宇宙万物的发生、发展、变化及相互关系的一种世界观和方法论，属于中国古代哲学范畴。五行学说对中医学理论体系的形成和发展有着深刻影响，中医学用以阐释人体自身及其与外界环境的统一性，以系统的观点阐明生命、健康和疾病。

一、五行的概念与归类

（一）五行的概念

五行，即木、火、土、金、水五类物质属性及其运动变化。"五"，指由宇宙本原之气分化的构成宇宙万物的木、火、土、金、水五类物质属性；"行"，指运动变化。《尚书正义》中记载："言五者，各有材干也。谓之行者，若在天，则为五气流注；在地，世所行用也。"

五行最初的含义与"五材"有关。"五材"指木、火、土、金、水五种基本物质。《左传·襄公二十七年》说："天生五材，民并用之，废一不可。"木、火、土、金、水是人类日常生产和生活中最为常见且不可缺少的基本物质，《尚书正义》说："水火者，百姓之所饮食也；金木者，百姓之所兴作也；土者，万物之所资生，是为人用。"进而人们认识到这五种物质相互作用，可以产生新的事物，《国语·郑语》说："以土与金木水火杂，以成百物。"此外，五行概念的形成与"五方""五时""五星"等认识也有一定联系。

五行一词，最早见于《尚书·洪范》，《管子》是最早完整记载五行相生的文献，《左传》是最早完整记载五行相胜顺序的文献。至战国后期，五行生克理论已臻于完善，五行学说已经形成。

（二）五行的特性与归类

五行的特性，是古人在长期生活和生产实践中，对木、火、土、金、水五种基本物质直接观察和朴素认识的基础上，进行抽象而逐渐形成的，以此作为归纳各种事物或现象五行属性的基本依据。

1. 五行的特性 《尚书·洪范》言："水曰润下，火曰炎上，木曰曲直，金曰从革，土爰稼穑。"这是对五行特性的经典概括。

"木曰曲直"：曲，屈也，弯曲；直，伸也，伸直。曲直，指树木具有生长、升发、柔和，能屈能伸的特性。引申为凡具有生长、升发、条达、舒畅等类似性质或作用的事物和现象，归属于木。

"火曰炎上"：炎，炎热、光明；上，上升、升腾。炎上，指火具有炎热、上升、光明的特性。引申为凡具有炎热、升腾、光明等类似性质或作用的事物和现象，归属于火。

"土爰稼穑"：爰，通"曰"；稼，种植谷物；穑，收获谷物。稼穑，泛指人类种植和收获谷物的农事活动。引申为凡具有承载、受纳、生化等类似性质或作用的事物和现象，归属于土。"土载四行""土为万物之母"之说，都是基于土之特性的表述。

"金曰从革"：从，顺也；革，变革。从革，指金具有顺从变革、刚柔相济之性。引申为凡具有沉降、肃杀、收敛、变革等类似性质或作用的事物和现象，归属于金。

"水曰润下"：润，即滋润、濡润；下即向下、下行。润下，指水具有滋润、下行的特性。引申为凡具有滋润、下行、寒冷、闭藏等类似性质或作用的事物和现象，归属于水。

2. 五行的归类 五行学说依据五行各自的特性，对自然界的各种事物和现象进行归类，构建了五行系统。事物和现象五行归类的方法，主要有取象比类法和推演络绎法两种。

（1）归类方法 其一，取象比类法。将事物的形态、作用或性质与五行的特性相类比，从而得出事物的五行归属。以空间方位配五行为例，日出东方，与木的升发特性相类似，故东方归属于木；南方炎热，与火的温热特性相类似，故南方属于火；日落西方，与金的沉降特性相类似，故西方归属于金；北方寒冷，与水的寒冷特性相类似，故北方归属于水；中原地带土地肥沃，万物繁茂，与土的生化特性相类似，故中央归属于土。中医学对五脏进行五行归类时，采用的是取象比类法。其二，推演络绎法。根据已知某些事物的五行归属，联系推断其他与之相关的事物，进而确定这些事物的五行归属。如已知肝属木，由于肝合胆、主筋、其华在爪、开窍于目、在志为怒。因此，可推演络绎胆、筋、爪、目、怒，皆属于木。与其余四脏相关联的脏腑组织可依此推理。

（2）事物属性的五行归类 中医学在天人相应思想指导下，以五行为中心，以空间结构的五个方位，时间结构的五季，人体结构的五脏为基本框架，将自然界各种事物和现象以及人体生理病理现象，进行了五行属性归类，从而将人体生命活动与自然界事物或现象联系起来，形成联系人体内外环境的五行结构系统，用于说明人体自身以及人与自然环境的密切关系（表2-2）。

表 2-2　事物属性的五行归类表

自然界							五行	人体						
五音	五味	五色	五化	五气	方位	季节		五脏	五腑	五官	五体	五志	五声	变动
角	酸	青	生	风	东	春	木	肝	胆	目	筋	怒	呼	握
徵	苦	赤	长	暑	南	夏	火	心	小肠	舌	脉	喜	笑	忧
宫	甘	黄	化	湿	中	长夏	土	脾	胃	口	肉	思	歌	哕
商	辛	白	收	燥	西	秋	金	肺	大肠	鼻	皮	悲	哭	咳
羽	咸	黑	藏	寒	北	冬	水	肾	膀胱	耳	骨	恐	呻	栗

二、五行学说的基本内容

五行学说的基本内容包括两个方面：一是五行生克制化的正常规律；二是五行生克的异常变化。

（一）五行生克制化

五行生克制化，指五行系统的自我调节机制，以维持五行系统的平衡与稳定。

1. 五行相生　五行相生，指木、火、土、金、水之间存在着有序的递相资生、助长和促进的关系。

五行相生次序是：木生火，火生土，土生金，金生水，水生木。五行相生关系中，任何一行都具有"生我"和"我生"两方面关系。《难经》将此关系比喻为母子关系，即"生我"者为母，"我生"者为子。五行相生是五行中的某一行对其子行的资生、促进和助长。以火为例，木生火，故"生我"者为木，木为火之母；火生土，故"我生"者为土，土为火之子。木与火是母子关系，火与土也是母子关系（图 2-2）。

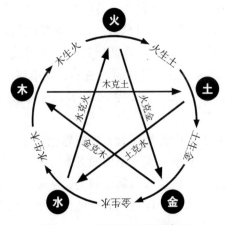

图 2-2　五行相生相克示意图

2. 五行相克　五行相克，指木、火、土、金、水之间存在着有序的递相克制、制约的关系。

五行相克次序是：木克土、土克水、水克火、火克金、金克木。五行相克关系中，任何一行都具有"克我"和"我克"两方面关系。《黄帝内经》把相克关系称为"所胜""所不胜"关系，即"克我"者为我"所不胜"，"我克"者为我"所胜"。五行相克即五行中的某一行对其所胜行的克制和制约。以木为例，由于木克土，故"我克"者为土，土为木之"所胜"；由于金克木，故"克我"者为金，金为木之"所不胜"（图2-2）。

3. 五行制化　制，即制约、克制；化，即化生、变化。五行制化，指五行之间既相互资生，又相互制约，生中有克，克中有生，以维持事物间协调平衡的正常状态。

五行制化源于《素问·六微旨大论》："亢则害，承乃制，制则生化。"属五行相生与相克相结合的自我调节，是五行系统处于正常状态下的调控机制。五行的相生和相克不可分割，没有生，就没有事物的发生和成长；没有克，就不能维持事物间的正常协调关系。生中有克，克中有生，相反相成，维持事物间的平衡协调，促进稳定有序的变化与发展。明代张介宾《类经图翼·运气上》说："盖造化之机，不可无生，亦不可无制。无生则发育无由，无制则亢而为害。"

五行制化的规律：五行中一行亢盛时，必然随之有制约，以防止亢而为害；一行相对不及时，必然随之有相生，以维持生生不息。

（二）五行生克异常

五行生克关系出现异常，主要包括五行母子相及与五行相乘相侮。

1. 五行母子相及　属于相生关系的异常变化，包括母病及子和子病及母两种情况。

（1）母病及子　指五行中的某一行异常，累及其子行，导致母子两行皆异常。如母行虚弱，引起子行亦不足，导致母子两行皆虚弱。

（2）子病及母　指五行中的某一行异常，累及其母行，导致子母两行皆异常。如子脏不足引起母脏亦虚的母子俱虚之证、子脏亢盛导致母脏亦盛的母子俱实之证、子行亢盛损伤母行的子盛母衰之证等。

2. 五行乘侮　属于相克关系的异常变化，包括相乘和相侮两种情况。

（1）相乘　乘，即以强凌弱的意思。指五行中所不胜一行对其所胜一行的过度制约或克制。五行相乘的次序与相克相同，即木乘土，土乘水，水乘火，火乘金，金乘木。

引起五行发生相乘的原因有："太过"和"不及"两种情况。

太过导致的相乘：五行中的所不胜一行过于亢盛，对其所胜一行超过正常限度的克制，引起其所胜一行的虚弱，从而导致五行之间的协调关系失常。

不及所致的相乘：五行中所胜一行过于虚弱，难以抵御其所不胜一行正常限度的克制，使其本身更显虚弱。

相乘与相克虽然在次序上相同，但本质上有区别。相克是正常情况下五行之间的制约关系，相乘则是五行之间的异常制约现象。在人体，相克表示生理现象，相乘表示病机变化。

（2）相侮　侮，即"反克"。指五行中所胜一行对其所不胜行的反向制约和克制。五行相侮的次序与相克相反，即木侮金，金侮火，火侮水，水侮土，土侮木。

导致五行相侮的原因，亦为"太过"和"不及"两种情况。

太过所致的相侮：五行中的所胜一行过于强盛，使原来克制它的一行不仅不能克制它，反而受到的反向克制。

不及所致的相侮：五行中所不胜一行过于虚弱，不仅不能制约其所胜一行，反而受到其反向克制。

五行之间的相乘和相侮，均为五行间制化关系遭到破坏后出现的不正常现象，两者常相伴而生，既有区别又有联系。相乘与相侮的主要区别是：前者是按五行相克次序发生的过度克制，后者是与五行相克次序相反的克制现象。其联系是：发生相乘时，可同时发生相侮；发生相侮时，也可同时发生相乘。如木气过强时，既可以乘土，又可以侮金；金虚时，既可受到木侮，又可受到火乘。《素问·五运行大论》说："气有余，则制己所胜而侮所不胜；其不及，则己所不胜侮而乘之，己所胜轻而侮之。"

总之，五行生克制化是五行学说的主体内容，五行之间存在"比相生，间相胜"，即递相资生、间相克制的关系。五行中的任一行既可生他行，也可以被他行所生；既可克制他行，也可被他行所制约。五行间的生克、制化等关系，普遍存在于自然界万物之间。五行相生关系异常时，表现为母病及子和子病及母；相克关系异常时，表现为相乘和相侮。

三、五行学说在中医学中的应用

（一）说明脏腑的生理功能及其相互关系

五行学说以五行特性类比五脏生理特点，构建了天人一体的五脏系统，以生克制化理论说明五脏之间生理上的相互联系。

1. 说明五脏的生理特点　五行学说以五行特性类比五脏生理特点，将人体五脏分别进行五行归属，以五行特性说明五脏的生理功能。如木具生长、升发、舒畅、条达的特性，肝性喜条达、恶抑郁，具疏通气血，调畅情志的功能，故以肝属木。火具温热、向上、光明的特性，心阳有温煦之功，故以心属火。土性敦厚，具生化万物的特性，脾主运化水谷，能够化生、输布精微以营养脏腑形体，为气血生化之源，故以脾属土。金性清肃、收敛，肺性清肃，其气以肃降为顺，故以肺属金。水有滋润、下行、闭藏的特性，肾具藏精、主水等功能，故以肾属水。

2. 构建天人一体的五脏系统　五行学说将人体五脏分别进行五行归属后，以五脏为中心，推演络绎人体的各种组织结构与功能，将人体的形体、官窍、精神、情志等分别归于五脏，构建了以五脏为中心的生理病理系统。同时将自然界的五方、五气、五色、五味等与人体五脏联系起来，建立了以五脏为中心的天人一体的五脏系统，将人体内外环境联结成一个密切联系的整体。如以肝为例，《素问·阴阳应象大论》云："东方生风，风生木，木生酸，酸生肝，肝生筋……肝主目。"《素问·金匮真言论》云："东方青色，入通于肝，开窍于目，藏精于肝，其病发惊骇，其味酸，其类草木……是以知病之在筋也。"故自然界的东方、春季、青色、风气、酸味等，通过五行的木与人体的肝、筋、目联系起来，构筑了联系人体内外的肝木系统，体现了天人相应的整体观念。

3. 说明五脏之间的生理联系　五行学说运用五行生克制化理论来说明五脏之间存在着既相互资生又相互制约的关系。

（1）以五行相生说明五脏之间的资生关系　木生火，如肝藏血以济心，肝之疏泄可助心行血；火生土，如心阳温煦脾土，助脾运化；土生金，如脾气运化精微以充肺；金生水，如肺之精津下行可滋肾精，肺气肃降可助肾纳气；水生木，如肾藏精可滋养肝血，肾阴资助肝阴可防肝阳上亢。

（2）以五行相克说明五脏之间的制约关系　水克火，如肾水上济于心，可防心火亢烈；火克金，如心火之阳热，可抑制肺气清肃太过；金克木，如肺气清肃，可抑制肝阳上亢；木克土，如肝气条达，可疏泄脾气之壅滞；土克水，如脾气运化水液，可防水湿泛滥。

（3）以五行制化说明五脏之间的协调平衡　五行学说中人体的每一脏都具有生我、我生和克我、我克的生理联系，即每一脏在功能上因有他脏的资助而不至于虚损，又因有他脏的制约和克制，因而不会过亢；本脏之气太盛，则有他脏之气制约；本脏之气虚损，则又可由他脏之气补之。如脾（土）气虚，有心（火）生之，其亢，有肝（木）克之；肺（金）气不足，脾（土）可生之；肾（水）气过亢，脾（土）可克之。这种制化关系把五脏紧密联系成一个整体，保证了人体内环境的统一。

五脏功能各异，相互间关系复杂。五行的特性并不能说明五脏的所有功能，五行的生克关系也难以完全阐释五脏间复杂的生理联系。所以，研究脏腑的生理功能及其相互间的联系时，不能囿于五行相生相克的理论。

（二）说明脏腑病变的相互影响

五行学说可以说明脏腑病变的相互影响，即某脏有病可以传至他脏，他脏疾病也可以传至本脏，这种病理上的相互影响称之为传变。具体可分为相生关系的传变和相克关系的传变两类。

1. 相生关系的传变　包括"母病及子"和"子病及母"两个方面。

（1）母病及子　指五行中的某一行异常，累及其子行，导致母子两行皆异常。如肾病及肝，属母病及子，水不涵木证。即先有肾水（阴）不足，不能涵养肝木，导致肝阴不足，而肝肾阴虚，阴不制阳，进而导致肝阳偏亢。他脏之间的母病及子病变，以此类推。

（2）子病及母　指五行中的某一行异常，累及其母行，导致子母两行皆异常。如心血不足累及肝血亏虚所致的心肝血虚证，为子脏不足引起母脏亦虚的母子俱虚证；心火旺盛引动肝火所致的心肝火旺证，为子脏亢盛导致母脏亦盛的母子俱实证；肝火亢盛，下劫肾阴致肾阴亏虚的病变，为子脏亢盛损伤母脏导致子盛母衰病变，即所谓"子盗母气"。

2. 相克关系的传变 包括"相乘"和"相侮"两个方面。

相乘传变，即相克太过而致的疾病传变。如肝病的实证，肝木之郁实，可克伐属土的脾胃，形成肝脾不和或肝胃不和之证。

相侮传变，即反克为害而致的疾病传变。如肺金本克肝木，当肝木之气太过，或肺金之气太弱时，肺金不仅不能克制肝木，反为肝木所克，形成肝火犯肺证。

值得注意的是，疾病是复杂多变的，五脏间的疾病传变也不能完全依靠五行乘侮、母子相及规律来说明，应依据实际情况把握疾病的具体传变。

（三）指导疾病的诊断

依据五行学说中构建的天人一体的五脏系统，临床可根据患者的外在表现，依据事物属性的五行归类和五行生克乘侮规律，推断五脏的病变部位及疾病的顺逆。

1. 推断病变部位 从本脏所主之色、味、脉等来诊断本脏之病。如面见青色，喜食酸味，脉见弦象，可诊断为肝病。以他脏所主之色、味、脉来推断五脏相兼病变。如脾虚患者，面见青色，为木来乘土，是肝气犯脾等。

2. 推断病情的轻重顺逆 脏腑病变可从面部色泽变化中表现出来，依据五色之间的生克关系，观察"主色"和"客色"的变化，可帮助推测病情的顺逆。"主色"指五脏本色，"客色"为应时之色。"主色"胜"客色"，其病为逆；反之，"客色"胜"主色"，其病为顺。

值得注意的是，由于疾病的复杂性，临床诊断疾病时不可拘泥于五行理论。

（四）指导疾病的治疗

1. 控制疾病的传变 根据五行理论，一脏有病，可传及其他四脏。如肝有病可以影响心、肺、脾、肾。不同脏腑的病变，其传变规律不同。临床除治疗所病之脏外，要依据其传变规律，调整其他脏腑，以防止其传变。如肝气太过，木旺易乘脾土，应在治肝的同时健脾胃，脾气得健，则疾病不传，且易于痊愈。如《难经·七十七难》所言："见肝之病，则知肝当传之于脾，故先实其脾气。"

在临床工作中，要根据其具体病情而进行辨证论治，不能把五行的某些关系当作刻板的公式而机械地运用，应当具体问题具体分析。

2. 确定治则治法 根据五行相生和相克规律来制定治则和治法。

（1）根据五行相生规律确立治则治法 临床运用五行相生规律治疗疾病的基本原则是补母和泻子，即"虚则补其母，实则泻其子"（《难经·六十九难》）。

补母，即"虚则补其母"，指一脏之虚证，既可以补其本脏治疗，还可依据五行相生规律，补其"母脏"，通过相生作用促使其恢复。适用于母子关系的虚证。

泻子，即"实则泻其子"，指一脏之实证，既可以泻除本脏亢盛之气，还可依据五行相生规律，泻其子脏以泻除其母脏亢盛之气。适用于母子关系的实证。

根据五行相生规律确立的治法，主要包括滋水涵木法、益火补土法、培土生金法、金水相生法。

滋水涵木法，指滋肾阴以养肝阴的治法，又称滋肾养肝法、滋补肝肾法。适用于肾阴亏损而肝阴不足，甚或肝阳上亢之证。

益火补土法，指温肾阳以补脾阳的治法，又称温肾健脾法、温补脾肾法。适用于肾阳衰微而致脾阳不振之证。五行理论中心属火，脾属土，益火补土应是温心阳以暖脾土。但自命门学说兴起，多认为命门之火具有温煦脾土的作用。故临床多将"益火补土"法用于肾阳（命门之火）衰微而致脾失健运之证。

培土生金法，指健脾生气以补益肺气的治法。主要用于脾气虚衰，生气无源，致肺气虚弱之证。若肺气虚衰，兼见脾运不健者，亦可应用。

金水相生法，指滋养肺肾之阴的治法，亦称滋养肺肾法。主要用于肺阴亏虚，不能滋养肾阴，或肾阴亏虚，不能滋养肺阴的肺肾阴虚证。

（2）根据五行相克规律确立治则治法　临床运用五行相克规律治疗疾病的基本原则是抑强和扶弱。

导致相乘、相侮的原因为"太过"和"不及"两个方面，治疗上须同时采取抑强和扶弱的治疗原则，并侧重于制其强盛，使弱者易于恢复。若一方虽强盛，而尚未发生克伐太过时，亦可利用这一治则，预先加强其所胜的力量，以阻止病情发展。

抑强，适用于相克太过引起的相乘和相侮。治疗的重点在于泻其有余。如肝气亢盛引发的"木旺乘土"证，治疗应以疏肝平肝为主；若脾胃壅滞，影响肝气条达而致肝失疏泄，称为"土壅木郁"证，治疗应以运脾和胃为主。抑制其强者，则其弱者功能自然易于恢复。

扶弱，适用于相克不及引起的相乘和相侮。治疗的重点在于补其不足。如脾胃虚弱引发的"土虚木乘"证，治疗以健脾益气为主，兼顾和肝等。

依据五行相克规律确立的治法，主要包括抑木扶土法、培土制水法、佐金平木法、泻南补北法。

抑木扶土法，指疏肝健脾或平肝和胃以治疗肝脾不和或肝气犯胃病证的治法，又称疏肝健脾法、调理肝脾法（或平肝和胃法）。适用于木旺乘土或土虚木乘证。

培土制水法，指健脾利水以治疗水湿停聚病证的治法，又称为敦土利水法。适用于脾虚不运，水湿泛滥而致水肿胀满之证。

佐金平木法，指滋肺阴清肝火以治疗肝火犯肺病证的治法，也可称为"滋肺清肝法"。适用于肝火亢盛，热灼肺金的肝火犯肺证，以清肝平木为主，兼以清肺热滋肺阴。

泻南补北法，指泻心火补肾水以治疗心肾不交病证的治法。适用于肾阴不足、心火偏旺、水火不济、心肾不交证。因心属火，位于南方；肾属水，位于北方，故称泻南补北法。

3. 指导针灸取穴　在针灸疗法中，手足十二经脉的"五输穴"分别配属于木、火、土、金、水五行。临床上根据病证，可以按五行生克规律选穴施治。如肝虚之证，据"虚则补其母"的治则，取肾经合穴（水穴）阴谷，或取本经的合穴（水穴）曲泉进行治疗。肝实之证，据"实则泻其子"的治则，取心经荥穴（火穴）少府，或取本经荥穴（火穴）行间进行治疗。

4. 指导情志病治疗 "情志相胜法"是中医治疗情志失调病证的重要疗法。依据五行理论，运用情志的相互制约关系来达到治疗的目的。如"怒伤肝，悲胜怒……喜伤心，恐胜喜……思伤脾，怒胜思……忧伤肺，喜胜忧……恐伤肾，思胜恐"（《素问·阴阳应象大论》），即所谓的"以情胜情"之法。

中医学应用五行学说，构建了天人相应的系统结构，建立了五脏系统的整体联系，用于说明内脏疾病的传变，指导疾病诊断和防治等，是研究多元关系的主要思维方法之一。生命及其疾病现象错综复杂，并非都能用五行之间的规律来阐释。因此，将普遍规律与特殊情况结合，是解决实际问题的正确思维方法。

气一元论、阴阳学说、五行学说，属于古代的宇宙观和方法论，对中医学理论体系的构建产生了重要影响，成为中医学理论体系重要的组成部分。气一元论、阴阳学说、五行学说各有特点又相互联系。气一元论着重说明物质世界的本原性；阴阳学说的对立统一辩证观，着重阐释事物发生、发展和变化的总规律；五行学说的生克制化系统观，着重揭示物质世界事物之间存在的复杂联系及稳态结构关系。

【经文摘录】

《素问·生气通天论》："阳气者，若天与日，失其所，则折寿而不彰，故天运当以日光明。是故阳因而上，卫外者也。"

《素问·生气通天论》："阳气者，精则养神，柔则养筋。"

《素问·生气通天论》："故阳气者，一日而主外，平旦人气生，日中而阳气隆，日西而阳气已虚，气门乃闭。"

《素问·生气通天论》："阴者，藏精而起亟也；阳者，卫外而为固也。阴不胜其阳，则脉流薄疾，并乃狂。阳不胜其阴，则五脏气争，九窍不通。是以圣人陈阴阳，筋脉和同，骨髓坚固，气血皆从。如是则内外调和，邪不能害，耳目聪明，气立如故。"

《素问·生气通天论》："凡阴阳之要，阳密乃固，两者不和，若春无秋，若冬无夏，因而和之，是谓圣度。故阳强不能密，阴气乃绝；阴平阳秘，精神乃治；阴阳离决，精气乃绝。"

《素问·阴阳应象大论》："黄帝曰：阴阳者，天地之道也，万物之纲纪，变化之父母，生杀之本始，神明之府也。治病必求于本。

故积阳为天，积阴为地。阴静阳躁，阳生阴长，阳杀阴藏。阳化气，阴成形。寒极生热，热极生寒。寒气生浊，热气生清。清气在下，则生飧泄；浊气在上，则生䐜胀。此阴阳反作，病之逆从也。

故清阳为天，浊阴为地。地气上为云，天气下为雨；雨出地气，云出天气。故清阳出上窍，浊阴出下窍；清阳发腠理，浊阴走五脏；清阳实四肢，浊阴归六腑。

水为阴，火为阳。阳为气，阴为味。味归形，形归气；气归精，精归化。精食气，形食味；化生精，气生形。味伤形，气伤精；精化为气，气伤于味。

阴味出下窍，阳气出上窍。味厚者为阴，薄为阴之阳；气厚者为阳，薄为阳之阴。味厚则泄，薄则通；气薄则发泄，厚则发热。壮火之气衰，少火之气壮；壮火食气，气食少火；壮火散气，少火生气。气味辛甘发散为阳，酸苦涌泄为阴。

阴胜则阳病，阳胜则阴病。阳胜则热，阴胜则寒。重寒则热，重热则寒。寒伤形，热伤气。气伤痛，形伤肿。故先痛而后肿者，气伤形也；先肿而后痛者，形伤气也。

风胜则动，热胜则肿，燥胜则干，寒胜则浮，湿胜则濡泻。

天有四时五行，以生长收藏，以生寒暑燥湿风。人有五脏化五气，以生喜怒悲忧恐。故喜怒伤气，寒暑伤形。暴怒伤阴，暴喜伤阳。厥气上行，满脉去形。喜怒不节，寒暑过度，生乃不固。故重阴必阳，重阳必阴。故曰：冬伤于寒，春必温病；春伤于风，夏生飧泄；夏伤于暑，秋必痎疟；秋伤于湿，冬生咳嗽。"

《素问·阴阳应象大论》："天地者，万物之上下也；阴阳者，血气之男女也；左右者，阴阳之道路也；水火者，阴阳之征兆也；阴阳者，万物之能始也。故曰：阴在内，阳之守也；阳在外，阴之使也。"

《素问·阴阳应象大论》："故邪风之至，疾如风雨，故善治者治皮毛，其次治肌肤，其次治筋脉，其次治六腑，其次治五脏。治五脏者，半死半生也。故天之邪气，感则害人五脏；水谷之寒热，感则害于六腑；地之湿气，感则害皮肉筋脉。

故善用针者，从阴引阳，从阳引阴，以右治左，以左治右，以我知彼，以表知里，以观过与不及之理，见微得过，用之不殆。

善诊者，察色按脉，先别阴阳；审清浊，而知部分；视喘息，听声音，而知所苦；观权衡规矩，而知病所主；按尺寸，观浮沉滑涩，而知病所生。以治无过，以诊则不失矣。"

《素问·阴阳离合论》："阴阳者，数之可十，推之可百，数之可千，推之可万，万之大不可胜数，然其要一也。"

《素问·天元纪大论》："太虚寥廓，肇基化元，万物资始，五运终天，布气真灵，总统坤元，九星悬朗，七曜周旋，曰阴曰阳，曰柔曰刚，幽显既位，寒暑弛张，生生化化，品物咸章。"

《素问·五运行大论》："夫变化之用，天垂象，地成形，七曜纬虚，五行丽地。地者，所以载生成之形类也。虚者，所以列应天之精气也。形精之动，犹根本之与枝叶也，仰观其象，虽远可知也。帝曰：地之为下否乎？岐伯曰：地为人之下，太虚之中者也。帝曰，冯乎？岐伯曰：大气举之也。"

《素问·六微旨大论》："亢则害，承乃制，制则生化，外列盛衰，害则败乱，生化大病。"

《素问·六微旨大论》："气之升降，天地之更用也……升已而降，降者谓天；降已而升，升者谓地。天气下降，气流于地；地气上升，气腾于天。故高下相召，升降相因，而变作矣。"

《素问·六微旨大论》："出入废则神机化灭，升降息则气立孤危。故非出入，则无以生长壮老已；非升降，则无以生长化收藏。是以升降出入，无器不有。故器者生化之宇，器散则分之，生化息矣。故无不出入，无不升降。化有小大，期有近远，四者之有，而贵常守，反常则灾害至矣。"

【相关现代研究】

中医学的哲学基础指导是中医学用于阐释天人关系、探索生命规律、解释疾病机理、讨论防治的基础理论。近些年来的研究主要有以下方面。

基于"阴阳无处不在"和"阴阳所指无定在"，研究者对阴阳的探索体现在各个方面。

郝宇等认为，阴阳在内涵上至少包含作为宇宙起源的天地阴阳之气、形而上的阴阳之理，以及被泛化使用的阴阳思维模型三方面的特质，对立统一规律仅表达的是第二层面的内涵。

姜月蓬等运用中医阴阳理论研究分析代谢综合征病机，认为交感神经具有兴奋神经、加快代谢等特点，其性属"阳"；副交感神经有着抑制交感神经、减缓代谢的特点，其性属"阴"。

林龙等认为激素层面存在阴阳：如胰岛素降低血糖浓度，其性似阴；胰高血糖素则升高血糖浓度，促进能量动员，性为阳。两者相互对立制约又相互联系，共同维持血糖的动态平衡。

周庆兵等研究认为，阴阳失调的部分现代生物学基础在于 DNA 甲基化失控（包括异常的高甲基化与低甲基化）。从中医阴阳的"自和"角度出发，调节疾病异常的高甲基化基因与异常的低甲基化基因，使其恢复正常，对于疾病的治疗具有重大意义。

彭鑫等认为《黄帝内经》论述的五行理论体系有两种：生克五行理论和方位五行理论。生克五行理论中，五行关系是互相生克守恒的，各自地位是平行相同的；方位五行理论认为中土为上，调控其他四行，中央控四方，四方对应四时。宋欣阳等认为，中医学是以"中和"为贵的一种"中土五行"理论模式。其中，"土性中和"对中医学脾胃学说具有重要的影响，"动中求和"深刻影响着对中医学对五脏关系的理解。

主要参考文献

［1］郝宇，贺娟.对中医学阴阳内涵的反思［J］.北京中医药大学学报，2017，40（12）：973-977.

［2］姜月蓬，向栋国，李之豪，等.从《黄帝内经》"阴阳"观论代谢综合征病机论治［J］.辽宁中医药大学学报，2018，20（8）：122-126.

［3］周庆兵，吴立旗，张颖，等.中医阴阳学说指导下的 DNA 甲基化研究思路［J］.中医杂志，2018，59（7）：561-564.

［4］彭鑫，刘洋.《黄帝内经》方位五行理论在中医学中的发展与应用［J］.中国中医基础医学杂志，2016，22（12）：1583-1586.

［5］宋欣阳，陈丽云，严世芸.论五行、中和与中医学［J］.时珍国医国药，2016，27（12）：2964-2967.

第三章　精气血津液神

【导学】

生命活动离不开精、气、血、津、液等基本物质。中医学认为，人体各脏腑功能活动需要消耗物质，同时又通过脏腑功能活动不断化生出这些生命所需的物质，并在此基础上化生神，从而在"形神合一"的过程中维护着生生不息的生命活动。

本章主要介绍了精、气、血、津、液、神的概念、生成、分布、生理功能和它们之间的相互关系。学习中应注意以哲学思想为指导，并与脏腑功能活动相联系，从而全面理解与掌握本章的内容。

学习要点：气的基本概念、功能和分类；精、血、津液的概念、生成和功能；气与血、气与津液、津与血及精气神之间的关系。

第一节　精

一、精的基本概念

精，指体内的精微物质。人体之精有广义、狭义之分，广义之精指能够维系人体生理功能活动过程的所有物质，包括精、血、津、液等。狭义之精专指生殖之精。

精，按其来源，可分为先天之精和后天之精；按其部位及生理功能，可分为生殖之精和脏腑之精。

（一）先天之精与后天之精

先天之精源于父母的生殖之精，与生俱来，是构成胚胎的原始物质，是生命产生的本原，是维系生命活动的根本。《灵枢·本神》说："故生之来谓之精。"《灵枢·决气》说："两神相搏，合而成形，常先身生，是谓精。"

后天之精源于吸入清气及水谷精微，其生成与肺、脾胃等脏腑功能密切相关，是维持后天生命活动的重要物质。

（二）生殖之精与脏腑之精

生殖之精是指具有繁衍生命功能的精微物质。由肾所藏的先天之精在后天之精的充养和天癸的促发下形成，具有繁衍后代的功能。脏腑之精，指脏腑所藏的具有濡养、滋润作用的精华物质。各脏腑之精都由先天之精与后天之精相融合而成。脏腑不同，其精的存在形式及生理功能也有所不同。

二、精的代谢

精的生成，来源于先天与后天两个方面。

先天之精，来源于父母的生殖之精，是在胚胎形成之初，父母生殖之精传给下一代的精微物质。胚胎形成以后，直到胎儿发育成熟并出生，必须不断地从母体吸取水谷之精来充养自身。因此，先天之精，既包括来自于父母的原始生命物质，也包含胎儿从母体吸取的各种营养物质。

后天之精，来源于饮食所化生的"水谷之精"及吸入的自然界清气，是在脏腑气化作用中所生成的精微物质。人出生以后，脾胃运化产生水谷精微，源源不断地输送至各脏腑组织，并化为脏腑之精，在供给脏腑生理活动需要的同时，又将剩余部分藏之于肾，以充养肾中精气。

先天之精与后天之精相互依存，相互促进，输布至五脏六腑等组织器官，形成五脏六腑之精。临床上，无论是先天之精不足，还是后天之精匮乏，都可影响人体之精的生成，从而出现精虚不足的病理变化。

人体之精分藏于五脏，主藏于肾，故《素问·六节藏象论》说："肾者主蛰，封藏之本，精之处也。"先天之精受之于父母而藏于肾，后天之精来源于水谷、化生于脏腑以充养肾精。

精的施泄主要有两种形式：一是分藏于各脏腑，濡养脏腑，并化气以推动和调节其功能活动。肾所藏先天之精化生元气，元气以三焦为通道，布散到全身各脏腑，推动和激发其功能活动，为生命活动的原动力。因此，肾精亏虚可影响全身脏腑的生理功能。二是生殖之精的施泄以繁衍生命。生殖之精，以先天之精为主体，在后天之精的资助下化生。人体随着肾精的不断充盛，女子"二七"、男子"二八"，天癸按时而至，化为生殖之精以施泄。

精的贮藏与施泄相互为用，协调共济，是气的推动和固摄作用协调统一的结果，也是肝疏泄与肾封藏生理功能协调的结果。

三、精的功能

（一）繁衍生命

先天之精在后天之精培育下生成的生殖之精，具有繁衍生命的作用。父母将生命物质通过生殖之精遗传给子代。生殖之精承载着生命遗传物质，是新生命的"先天之精"。

（二）濡养作用

精能濡养、滋润脏腑、形体、官窍，是各脏腑组织生理功能得以正常发挥的基础。若精亏损濡养不足，则脏腑功能减退。如肾精亏损，可见性功能减退或生育能力下降；脾精不足，则见营养不良，气血衰少；肺精不足，则见呼吸障碍，皮毛干枯无泽等病证。

（三）化血、化气、化神作用

精能化血，是血液生成的来源之一。一方面水谷之精化生血液，另一方面肾精生髓化生血液。故精足则血旺，精亏则血虚。

精可化气。《素问·阴阳应象大论》说："精化为气。"精化气是精发挥其生理作用的主要形式之一。先天之精化生元气，水谷之精化生水谷之气，肺则吸入自然界清气，三者合而成一身之气。因此，精是气的化生本原。

精能化神，是神的物质基础。《灵枢·平人绝谷》说："神者，水谷之精气也。"《素问遗篇·刺法论》说："精气不散，神守不分。"只有积精，才能全神。反之，精亏则神疲，精亡则神散。

第二节　气

中医学关于气的理论，是研究人体之气的概念、生成、运动、变化与生理功能的学说。

一、气的基本概念

气是人体内活力很强、运动不息的极细微物质，是构成和维持人体生命活动的基本物质。如《素问·宝命全形论》说："人以天地之气生。"万物由气构成，人是自然界的产物，故人的生命活动也是以气为物质基础。同时，人的生命活动需要从"天地之气"中摄取营养，气运行不息，维系人体的生命进程。

二、气的生成

人体之气，由来源于父母的先天精气、饮食化生的水谷精气和自然界清气，通过肾、脾胃和肺等脏腑的综合作用而生成。

（一）生成之源

1. 先天之精气　先天之气来源于父母，由先天之精所化生，是人体之气的根本和生命活动的原动力。

2. 后天水谷精气和自然界清气　后天之气，由水谷精气和自然界清气结合而成。由饮食水谷化生的水谷之精气布散周身，成为人体之气的重要部分。吸入体内的自然界清气，是生成人体之气的重要物质。

（二）相关脏腑

1. 肾为生气之根　肾藏精，先天之精所化生的先天之气，是人体之气的根本。肾精充则元气足，肾精亏则元气衰。

2. 脾胃为生气之源 饮食水谷在脾胃的共同作用下化生水谷之精，水谷之精化生水谷之气，是人体后天之气的主要来源。若脾胃功能衰退，则一身之气衰少。故《灵枢·五味》说："故谷不入，半日则气衰，一日则气少矣。"

3. 肺为生气之主 肺主气，自然界清气必须依靠肺的呼吸运动，吐故纳新才能正常。同时，肺参与生成宗气。宗气能够促进呼吸运动和气血运行，并下蓄丹田以资元气。若肺主气功能失常，宗气生成不足，则导致一身之气衰少。

三、气的运动与变化

人体之气运动不息，生命过程即是气的运动及其所产生各种变化的过程。

（一）气机

1. 气机的概念 气的运动称为气机。《灵枢·脉度》说："气之不得无行也，如水之流，如日月之行不休。"气的运动是人体生命活动的根本，气的运动一旦停息，就意味着生命活动的终止。

2. 气的运动形式与体现 气的运动，可概括为升、降、出、入四种基本形式。人生活在天地自然之中，生命之气与自然之气相互沟通，在气的升与降、出与入的矛盾运动协调统一中，进行正常的生命活动。

气的升降出入运动，可以通过脏腑的功能活动体现出来。正如《素问·气交变大论》所说："善言气者，必彰于物。"如肺气宣发，推动肺呼出浊气，体现了肺气升与出的运动；肺气肃降，推动肺吸入清气，体现了肺气降与入的运动。

脏腑之气的运动规律与其自身的生理功能密切相关。心肺在上，其气宜降；肝肾在下，其气宜升；脾胃位居中焦，脾气升而胃气降，斡旋四脏之气的升降运动，为人体气机升降之枢纽。人体之气的运动，从局部某个脏腑而言，各有侧重，但从整体的生理活动而言，升与降、出与入之间又是协调平衡的。一般可体现出升已而降、降已而升、升中有降、降中有升的特点。气的运动畅通无阻，并且升降出入之间协调平衡，称之为"气机调畅"。

3. 气运动失常的表现形式 气的运动阻滞，升降出入运动之间平衡失调，称为"气机失调"。如气的运行受阻而不畅通，称为"气机不畅"；受阻较甚，局部阻滞不通，称为"气滞"；气的上升太过或下降不及，称为"气逆"；气的上升不及或下降太过，称为"气陷"；气的外出太过不能内守，称为"气脱"；气不能外达而郁结闭塞于内，称为"气闭"。《素问·举痛论》说："百病生于气也。"故调畅气机为治疗疾病的基本法则。

气的运动失调表现在脏腑上可见肺失宣降、脾气下陷、胃气上逆、肾不纳气、肝气郁结等。

（二）气化

1.气化的概念　气化，指气的运动所产生的各种变化，具体表现为精、气、血、津液等生命物质的生成及其相互转化。

气化与气机既密切相关又有区别。气机强调气的运动，基本形式是脏腑之气的升降出入。气化强调气的变化，基本形式是生命物质的新陈代谢。气化以气机为前提，气化过程由气的升降出入运动所产生和维持。气机和气化是生命最基本的特征。

2.气化的形式　《素问·阴阳应象大论》说："味归形，形归气；气归精，精归化。精食气，形食味；化生精，气生形……精化为气。"就是对气化过程的简要概括。如精化为气，气化为精；精与血同源互化，津液与血同源互化；机体浊气的呼出，汗液、尿液的生成和排泄，粪便排泄等，皆属气化的具体体现。气化过程的有序进行，是脏腑生理活动相互协调的结果。

上述所论为广义的气化。狭义的气化主要指膀胱气化和三焦气化。

四、气的功能

气具有非常重要的作用，《难经·八难》说："气者，人之根本也。"《类经·摄生类》说："人之有生，全赖此气。"

（一）推动作用

气的推动作用，指气的激发、兴奋和促进等作用。主要体现于：①激发和促进人体的生长发育与生殖功能；②激发和促进各脏腑经络的生理功能；③激发和促进精、血、津液的生成与运行；④激发和兴奋精神活动。

气的推动作用减弱，可影响人体的生长发育，或出现早衰；亦可使脏腑经络生理功能减退，精血、津液生成不足，或运行、输布、排泄障碍等病机变化；亦可见精神委顿等症状。

（二）温煦作用

气是人体热量的来源，具有温煦人体的作用。《难经·二十二难》说："气主煦之。"主要体现于：①温煦机体，维持相对恒定的体温；②温煦脏腑、经络、形体、官窍，维持其正常生理活动；③温煦精、血、津液，维持其正常运行、输布与排泄，即所谓血"得温而行，得寒而凝"。

气的温煦作用失常，可出现体温低下、畏寒、脏腑功能减弱、血和津液运行迟滞等寒象，所以有"气不足便是寒"之说。

（三）防御作用

气具有护卫肌表、防御外邪和驱邪外出的作用。一是抵御外邪的入侵，《素问遗篇·刺法论》说："正气存内，邪不可干。"二是驱邪外出，促进康复。气的防御功能正常，邪气不易侵入；即便侵入，也不易发病；即使发病，也易于治愈。

气的防御功能减弱，一是易染疾病，《素问·评热病论》说："邪之所凑，其气必虚。"二是患病后难以速愈。所以，防御功能与疾病的发生、发展与转归有着密切的关系。

（四）固摄作用

气的固摄作用，主要指气对体内液态物质的固护、统摄和控制，不使其无故丢失的作用。主要体现于：①固摄血液，防止其逸出脉外，维持其正常循行；②固摄汗液、尿液、胃液、肠液等，防止其丢失；③固摄精液，防止妄泄。

气的固摄功能减弱，可导致体内液态物质丢失。如气不摄血，可致各种出血；气不摄津，可导致自汗、多尿、小便失禁、流涎、泄下滑脱等；气不固精，可出现遗精、滑精和早泄；气虚而冲任不固，可出现早产、滑胎等。

固摄作用和推动作用是相反相成的两个方面。两者相互协调，控制和调节着体内液态物质的正常运行、输布和排泄。

（五）中介作用

气的中介作用，指气感应传导信息，以维系机体整体联系的作用。外在信息传递于内脏，内脏信息反映于体表，以及内脏之间各种信息的相互传递，都以气作为载体来感应和传导。如针刺疗效的发挥，就是通过气的感应传导而实现的。

此外，气还具有营养作用，如水谷精气、营气。

五、气的分类

人体之气，从整体而言，是由肾中精气、脾胃运化产生的水谷精气和肺吸入的清气在肺、脾胃、肾等脏腑的综合作用下而生成的，并充沛于全身，无处不到。由于其主要组成成分、分布部位和功能特点不同，而又有不同的名称。本书主要对元气、宗气、营气、卫气进行阐述。

（一）元气

元气又名原气，是人体最根本、最重要的气，是生命活动的原动力。

1. 生成与分布　元气由肾中先天之精化生，这是元气的根基，出生以后，又要得到后天水谷之精气的不断培育。故元气的盛衰，既与先天禀赋直接相关，亦与脾胃运化水谷精气的功能有关。如《景岳全书·论脾胃》说："故人之自生至老，凡先天之有不足者，但得后天培养之力，则补天之功，亦可居其强半，此脾胃之气所关于人生者不小。"

元气根于肾，通过三焦循行全身，内而五脏六腑，外而肌肤腠理，无处不到。《难经·六十六难》说："三焦者，原气之别使也。"

2. 生理功能　元气的主要功能，一是推动和调节人体的生长发育和生殖功能；二是推动和调节各脏腑、经络、形体、官窍的生理活动。所以说，元气是人体生命活动的原动力。

元气充沛，各脏腑、经络等组织器官的功能旺盛，体魄强健而少病；若先天禀赋不足，或后天失养，或久病伤元气，则可因元气虚衰而产生种种病变。

（二）宗气

宗气，是聚于胸中之气。宗气在胸中聚集之处，称为"气海"，又名"膻中"。

1. 生成与分布　宗气是由脾化生的水谷之精气与肺吸入的自然之清气结合而生成。因此，肺的呼吸功能、脾的运化功能正常与否，直接影响着宗气的盛衰。

宗气分布途径有三：一是上出于肺，循喉咙而走息道，推动呼吸；二是贯注心脉，推动血行；三是沿三焦向下运行于脐下丹田（下气海），注入腹股沟部位足阳明胃经的气街，再下行于足。

2. 生理功能　宗气的生理功能主要有行呼吸、行气血和资先天三个方面。

（1）走息道而行呼吸　宗气上走息道，助肺气进行呼吸运动。凡语言、呼吸、声音的强弱，都与宗气的盛衰有关。

（2）贯心脉以行气血　宗气贯注于心脉，促进心脏推动血液运行。凡血液的运行、心搏的力量与节律等皆与宗气有关。《素问·平人气象论》曰："胃之大络，名曰虚里，贯膈络肺，出于左乳下，其动应衣（手），脉宗气也。"虚里位于左乳下，相当于心尖搏动部位，可以依据此处搏动来测知宗气盛衰。若虚里处搏动躁急，引衣而动，是宗气大虚之象。

（3）资助先天元气　元气自下而上运行，以三焦为通道，散布于胸中，以助后天之宗气；宗气则自上而下分布，蓄积于脐下丹田，以资先天元气。因此，气之不足，在先天主要责之肾，在后天主要责之脾肺。

（三）营气

营气，又名"荣气"，是运行于脉中，富有营养作用的气。营气可化生血液，是血液生成的主要物质基础，故常"营血"并称。营气与卫气相对而言，营气属阴，卫气属阳，故又称"营阴"。

1. 生成与分布　营气来源于脾胃化生的水谷精气，由水谷精气中的精华部分所化生。营气分布于脉中，成为血液的组成部分，循脉运行上下，内入脏腑，外达肢节，终而复始，营周不休。

2. 生理功能　营气的生理功能有化生血液和营养全身两个方面。

（1）化生血液　营气是化生血液的物质基础，其与津液注入脉中，则化而为血。故《灵枢·邪客》有"营气者，泌其津液，注之于脉，化以为血"之说。

（2）营养全身　营气循脉流注全身，为脏腑、经络等生理活动提供营养物质。营运全身上下内外，流乎于中而滋养五脏六腑，布散于外而灌溉皮毛筋骨。

（四）卫气

卫气是行于脉外而具有保卫作用的气。卫气与营气相对而言，属性为阳，故又称为"卫阳"。

1. 生成与分布　卫气来源于脾胃运化之水谷精微，由水谷精微中的慓悍部分，即最具活力部分所化生。故《素问·痹论》说："卫者，水谷之悍气也，其气慓疾滑利。"

卫气行于脉外，不受脉道约束，外而皮肤肌腠，内而胸腹脏腑，布散全身。《素问·痹论》说："其气慓疾滑利，不能入于脉也。故循皮肤之中，分肉之间，熏于肓膜，散于胸腹。"

2. 生理功能　卫气有防御外邪、温养全身和调节腠理的生理功能。如《灵枢·本脏》曰："卫气者，所以温分肉，充皮肤，肥腠理，司开阖者也。"

（1）防御外邪　卫气布于肌表，构成一道抵御外邪入侵的防线，使外邪不能侵入机体。《灵枢·本脏》说："卫气和，则分肉解利，皮肤调柔，腠理致密矣。"因此，卫气充盛则外邪难侵，卫气虚弱则外邪易袭。

（2）温养全身　卫气对脏腑、肌肉、皮毛等发挥温养作用，维持人体体温的相对恒定。如《读医随笔·气血精神论》所说："卫气者，热气也。凡肌肉之所以能温，水谷之所以能化者，卫气之功用也。虚则病寒，实则病热。"

（3）调节腠理　卫气调节腠理开阖、汗液排泄，能维持体温的相对恒定，调和气血，从而维持机体内外环境的阴阳平衡。卫气调节腠理开阖失职，可见无汗、多汗或自汗等症状。

此外，卫气循行与睡眠也有密切关系。卫气行于体内，人便入睡；卫气出于体表，人便醒寤。若卫气循行异常，则可导致寤寐异常。卫气行于阳分时间长则少寐，行于阴分时间长则多寐。

营气和卫气同源异流，关系密切，二者都来源于脾胃化生的水谷精微。其中，营气性质精粹而柔和，行于脉中，主内守而属于阴；卫气其性慓疾滑利，行于脉外，主卫外而属于阳。营气化生血液以营养周身，卫气温养肌表以护卫人体。营卫之气阴阳相随，内外相贯，一阴一阳，互为其根。故营卫二者须相互协调，不失其常，方能抵御外邪，维持腠理的开阖和体温的恒定，使"昼精而夜瞑"。若营卫不和，可出现恶寒发热，无汗或多汗，"昼不精夜不瞑"，以及抗御外邪能力低下等病证。因此，营卫失调是临床多种病证产生的重要机制。

人体之气，除了上述四种气之外，还有"脏腑之气""经络之气"之说。一身之气分布于某一脏腑或某一经络，即成为某一脏腑之气或某一经络之气，既是构成各脏腑、经络的最基本物质，也是脏腑或经络生理功能的具体体现。

在中医学中，"气"这个名词还有多种含义。例如，将自然界六种不同气候变化称为"六气"，将体内不正常的水液称为"水气"，将中药的四种性质称为"四气"等，这些"气"与本章所论述的人体之气有明显的区别。

第三节 血

中医学关于血的理论，是研究血液的生成、运行与生理功能的学说。

一、血的基本概念

血，是运行于脉中的富有营养和滋润作用的红色液体，是构成人体和维持生命活动的基本物质之一。

脉是血液运行的管道，故称为"血府"。血必须在脉中正常运行，才能发挥其生理功能。如因某些原因导致血逸出脉外，即为出血，又可称为"离经之血"。

二、血的生成

水谷精微和肾精是血液化生的基础物质，在脾胃、心肺、肾等脏腑的共同作用下，化生为血液。

（一）物质基础

1.水谷之精 《灵枢·决气》说："中焦受气取汁，变化而赤，是谓血。"中焦脾胃受纳、运化饮食水谷，吸收精微物质，即所谓"汁"，包含营气和津液，两者进入脉中，变化而成红色的血液。因此，由水谷之精化生的营气和津液是血液的主要构成成分。

2.肾精 肾所藏的精是生成血液的原始物质。《诸病源候论·虚劳精血出候》说："肾藏精，精者，血之所成也。"肾藏精，精生髓，髓充于骨，可化为血。

（二）相关脏腑

1.脾胃 脾胃为血液生化之源。脾胃运化的水谷精微所产生的营气和津液，是血液的主要构成成分。脾胃运化功能强健与否，直接影响着血液的化生。

2.肾肝 肾在血的生成中主要有两方面的作用：一是肾藏精生髓而化血；二是肾精化生元气，激发脏腑功能活动而化血。血液的化生也与肝的作用密切相关。《素问·六节藏象论》说："肝者……以生血气。"临床上治疗血虚证，可采用补益肝肾法，促进血液化生。

3.心肺 脾胃运化的水谷精微，上输于心肺，在肺吐故纳新之后，复注于心脉化赤而变成新鲜血液。《侣山堂类辩》说："血乃中焦之汁……奉心化赤而为血。"

三、血的运行

（一）影响血液运行的因素

1.气 血液正常运行，取决于气的推动作用与固摄作用之间的协调平衡。气的推动作用，是血液运行的动力，如《医学正传·气血》说："血非气不运。"气的固摄作用，使血液行于脉中而不逸出脉外。临床治疗血行失常，首当调气。

2. 脉道　血行脉中，脉为血府。《灵枢·决气》中说："壅遏营气，令无所避，是谓脉。"脉道完好无损和通畅无阻，是保证血液正常运行的重要因素。

3. 血液的状态　血液是否充盈、血液的清浊及黏稠等状态，都可以影响血液的运行。

此外，血液的运行也与机体自身和周围环境的寒热温凉等因素有关。

（二）相关脏腑

血液的正常运行，与五脏功能密切相关。

心主血脉，心气充沛，维持心的正常搏动，推动血液在全身循环流行，故心气是血液运行的基本动力。肺主气，朝百脉而助心行血；肝主疏泄，调畅周身之气机，促进血行。脾统血、肝藏血则是固摄血液运行的重要因素。所以，血液的正常运行，需要心、肺、肝、脾等脏生理功能相互协调、密切配合。此外，肾精所化元气是激发推动血液运行的原动力。所以，五脏功能失常，都可在不同方面影响血液的正常运行。

四、血的功能

（一）濡养作用

血具有营养和滋润全身的生理功能。《难经·二十二难》说："血主濡之。"《素问·五脏生成》说："肝受血而能视，足受血而能步，掌受血而能握，指受血而能摄。"

血的濡养作用，反映在面色、肌肉、皮肤、毛发、感觉和运动等方面。血液充盈，濡养功能正常，则面色红润，肌肉壮实，皮肤和毛发润泽，感觉灵敏，运动自如。若血虚，濡养功能减弱，则可出现脏腑功能低下，面色萎黄，肌肉瘦削，皮肤干涩，毛发不荣，肢体麻木或运动无力等。

（二）化神作用

血是人体神志活动的主要物质基础，《素问·八正神明论》云："血气者，人之神，不可不谨养。"《灵枢·平人绝谷》云："血脉和利，精神乃居。"说明人体的精神活动必须得到血液的营养。血液充盛，血脉和利，则精神充沛、神志清晰、思维敏捷、活动自如；若血虚、血热或血运失常，则可见神疲、失眠、多梦、健忘、烦躁，甚至神志恍惚、谵狂、昏迷等多种临床表现。

第四节　津　液

中医学关于津液的理论，是研究津液的概念、生成、输布、排泄与生理功能的学说。

一、津液的基本概念

津液，是人体一切正常水液的总称，包括脏腑、形体、官窍的内在液体及其正常的分泌物，是构成人体和维持人体生命活动的基本物质。

津液是津和液的总称，两者在性状、分布和功能上有所不同：质地较清稀，流动性较大，布散于体表皮肤、肌肉和孔窍，并能渗入血脉，起滋润作用的，称为津；质地较浓稠，流动性较小，灌注于骨节、脏腑、脑、髓等，起濡养作用的，称为液。

津与液虽有一定的区别，但两者同源于饮食水谷，生成于脾胃，并可相互渗透补充，所以津液常并称，不作严格区分，但在病理上，有"伤津""脱液"病机变化的分辨。

二、津液的代谢

津液的代谢，包括津液的生成、输布和排泄，它依赖于多个脏腑生理功能相互协调与配合，是一个较为复杂的生理过程。《素问·经脉别论》简要概括为："饮入于胃，游溢精气，上输于脾，脾气散精，上归于肺，通调水道，下输膀胱，水精四布，五经并行。"

（一）津液的生成

津液来源于饮食水谷。津液的生成取决于两个方面：一是有充足的饮食水谷摄入；一是脾胃、小肠、大肠等脏腑的气化功能正常。胃受纳腐熟水谷，游溢精气；小肠主液，泌别清浊，吸收水谷中的营养物质和水分；大肠主津，吸收食物残渣中的水分。脾气健运，将胃肠吸收的津液转输布散到全身。

（二）津液的输布与排泄

津液的输布与排泄，主要依赖脾、肺、肾三脏以及肝、三焦、膀胱等脏腑的综合作用而完成。

津液经过脾的运化，一是上输于肺，二是直接将津液向四周布散至全身。若脾失健运，津液输布障碍，则易致水湿、痰饮，或为水肿胀满等。

肺为水之上源，主通调水道。肺接受脾上输的津液，通过肺的宣发将津液向上向外布散于头面肌表，通过肺的肃降将津液向下向内输布于各脏腑组织，并下达于肾。若肺气通调水道功能失常，则可发为痰饮，甚则水泛为肿。

肾主水，由肺下输至肾的津液，在肾的气化作用下，升清降浊，清者蒸腾上升，浊者化为尿液注入膀胱。若肾气蒸化失常，则可引起尿少、尿闭、水肿等病变。

津液的输布还需要肝与三焦的参与。三焦为"决渎之官"，是津液在体内流注、输布的通道。肝主疏泄，调畅气机，气行则津行，促进了津液的输布环流。若肝失疏泄，可致津液停滞，产生痰饮、水肿以及痰气互结的梅核气、瘿瘤、鼓胀等病证。

津液的排泄，除了尿液、汗液、呼气之外，大肠排出的粪便亦带走一些津液。

综上所述，津液的输布与排泄，需要多个脏腑的综合协调来完成，其中，尤以肺、脾、肾三脏为要。《景岳全书·肿胀》曰："盖水为至阴，故其本在肾；水化于气，故其标在肺；水唯畏土，故其制在脾。"津液代谢失常，可导致津液生成不足，或环流障碍，水液停滞，或津液大量丢失等病变。

三、津液的功能

津液的生理功能主要有滋润濡养和充养血脉两个方面。

（一）滋润濡养

津液中含有大量水分和一些营养物质，广泛地渗灌于脏腑官窍、形体肢节等组织器官之中，发挥着濡润全身的作用。如津布散于体表，滋润皮肤、肌肉和孔窍，使肌肤丰润，毛发光泽，孔窍滋润而内外通达；液灌注并濡养骨节、脑髓，使关节滑利，屈伸自如，骨骼坚固，脑髓盈满。若津液不足，可致皮毛、肌肉、孔窍等失于滋润出现干燥的病变；骨节、脏腑以及脑髓失去濡养而生理活动受到影响，从而发生多种病理变化。

（二）充养血脉

津液渗入血脉，化生血液，并起着濡养和滑利血脉的作用。《灵枢·痈疽》说："中焦出气如露，上注溪谷，而渗孙脉，津液和调，变化而赤为血。"

第五节　神

一、神的基本概念

人体之神有广义和狭义之分。广义之神，指人体生命活动的主宰及其外在总体表现的统称，包括形色、眼神、言谈、表情、应答、举止、精神、情志、声息、脉象等方面；狭义之神指意识、思维、情志等精神活动。

神依附于形体而存在。如《灵枢·天年》说："血气已和，荣卫已通，五脏已成，神气舍心，魂魄毕具，乃成为人。"形为神之质，神为形之用。形存则神存，形亡则神灭。

二、神的生成

精、气、血、津液是神产生的物质基础。《灵枢·本神》说："两精相搏谓之神。"先天精气所生之神，称为"元神"，是神志活动的原动力。神的活动又必须依赖于后天水谷精气的滋养。《灵枢·平人绝谷》云："神者，水谷之精气也。"《素问·六节藏象论》说："气和而生，津液相成，神乃自生。"说明了精、气、血、津液不仅是构成和维持人体生命活动的基本物质，也是神赖以产生的物质基础，故《荀子·天论》说："形具而神生。"

五脏藏精、气、血、津液，故五脏皆藏神。故《素问·宣明五气》说："心藏神，肺藏魄，肝藏魂，脾藏意，肾藏志。"五脏精、气、血、津液充盈，则五神安藏守舍；五脏精、气、血、津液亏虚，不能化生或涵养五神，则神志活动异常。

三、神的功能

神是生命活动的主宰，又是生命活动的总体现，对人体生命活动具有重要的调节作用。故《素问·移精变气论》说："得神者昌，失神者亡。"

（一）主宰和调节生命活动

神是人体生理活动的主宰，其盛衰是生命力盛衰的综合体现。人体脏腑的生理功能，精气血津液的代谢，都必须依赖神的统领与调控，故凡呼吸运动、血液运行、消化吸收、生长发育、生殖功能等，只有在神的统帅和调节下，才能发挥正常作用。因此，神是机体生命存在的根本标志。

（二）主宰精神活动

神是人体精神活动的主宰。《类经·疾病类》说："心为五脏六腑之大主，而总统魂魄，兼赅志意。"神的生理功能正常，则意识清晰，思维敏捷，反应灵敏，睡眠安好，情志正常。神的生理功能异常，可见神疲健忘，思维迟钝，反应呆滞，失眠多梦，情志异常，甚则神昏，痴呆，癫狂等。

第六节　精气血津液神之间的关系

精、气、血、津液是构成和维持人体生命活动的基本物质，皆归属于"形"的范畴。神是人体一切生命活动的主宰。形与神相互依存、相互为用。形神统一是生命存在的根本保证。正如《灵枢·本脏》所说："人之血气精神者，所以奉生而周于性命者也。"精、气、血、津液、神之间，存在着相互依存、相互促进的关系。

一、气与血的关系

气与血是人体的基本生命物质，在生命活动中有着非常重要的意义，如《素问·调经论》说："人之所有者，血与气耳。"气与血同源于脾胃化生的水谷精微和肾中精气，两者相对而言，气属阳，具有温煦、推动等作用；血属阴，具有营养、滋润等作用，二者相互为用。《难经·二十二难》说："气主煦之，血主濡之。"

气与血的关系，通常概括为"气为血之帅""血为气之母"。

（一）气为血之帅

气为血之帅，指气对血有化生、推动、统摄等作用，具体表现为气能生血、气能行血、气能摄血。

1. 气能生血 指气参与并促进血液的生成。具体表现：一是指气为化生血液的原料。营气直接参与血液的生成，是血液的主要组成部分。二是指气化是血液生成的动力。从饮食物转化为水谷精微，水谷精微化生营气，营气和津液化赤为血，以及肾精化血，都离不开脾胃、心、肺、肾等脏腑之气的气化作用。所以，气旺则血充，气虚则化生血液功能减弱，易导致血虚的病变。临床治疗血虚病证，常以补气药配合补血药使用，即是气能生血理论的应用。

2. 气能行血 指气的推动作用是血液运行的动力。气一方面可以直接推动血行，如宗气的作用；另一方面通过脏腑的功能活动推动血液运行，主要依赖于心气的激发，肺气的推动，以及肝气的疏泄等。气的充盛和气机调畅，则血液正常运行。若气虚推动无力或气机郁滞，均可引起血行迟缓甚至滞涩而成瘀血；而气行逆乱，包括升降出入失常，也可导致血行异常，如气逆则血随气升，气陷则血随气下。因此，临床治疗血液运行失常的病证，可用补气、行气、降气、升提的药物，即是气能行血理论的应用。

3. 气能摄血 指气对血的统摄作用，使其正常循环于脉中而不逸于脉外。此与脾气统血的作用有关。如果气虚不足以统摄，则往往导致种种出血症状，称为"气不摄血"。治疗常用补气摄血之法。如脾气虚所致的尿血、便血、崩漏等出血病证，当治以健脾益气止血之法。若大出血时，则当急投独参汤等大剂补气之品，益气固脱以冀气充血止。所谓"有形之血不能即生，无形之气所当急固"（《景岳全书·杂证谟》），即是气能摄血理论的具体运用。

（二）血为气之母

血为气之母，指血为气的物质基础，血能化气，并作为气运行的载体，具体表现为血能养气、血能载气。

1. 血能养气 指气的充盛及其功能发挥离不开血的濡养。血足则气旺，血少则气衰。人体脏腑、肢节、官窍等任何部位，一旦失去血的供养，就会影响其功能的发挥，也会出现气虚的病变。临床治疗血虚日久而致气虚或气血两虚者，宜养血与补气兼顾。

2. 血能载气 指血液是气的载体。气存于血中，依附于血液而不致散失，赖血之运载而布于周身。如《张氏医通·诸血门》说："气不得血，则散而无统。"临床上大出血的患者，气无所依附，导致涣散不收、漂浮无根的气脱病变，形成气随血脱之危候。

二、气与津液的关系

气与津液同源于饮食水谷，皆以三焦为通路运行全身。气与津液相对而言，气属阳，津液属阴，其关系类似于气与血的关系。

（一）气对津液的作用

1. 气能生津 指通过气化作用促进和激发津液的生成。津液来源于饮食水谷，依赖脾胃等脏腑生理功能而化生。脏腑气化作用旺盛，则化生津液充盛。气化作用失常，常可导致津液不足之证，多采用补气生津的治疗方法。

2.气能行津　指气具有推动津液输布和排泄的作用。气的升降出入运动是津液输布和排泄的动力。其中，肺、脾、肾、肝、三焦等脏腑之气推动着津液输布至全身，而通过肺、大肠、肾、膀胱的气化功能，又可使体内的津液化为汗、尿等排出体外。若气虚推动无力，或气滞运行不畅，皆可引起津液输布排泄障碍，形成水湿痰饮等病理产物，称为"气不行（化）水"。临床常将补气、行气法与利湿、化痰法配合使用，如《丹溪心法·痰》所谓"善治痰者，不治痰而治气，气顺则一身之津液，亦随气而顺矣"，即是气能行津理论的具体运用。

3.气能摄津　指气具有固摄津液，防止津液无故流失的作用。如卫气调节腠理而固摄汗液，脾肾之气固摄唾涎，肾和膀胱之气固摄尿液等。当气虚固摄作用减弱时，会导致体内津液的异常流失，出现多汗、自汗、多尿、遗尿、小便失禁、口角流涎等症状，多采用补气摄津法治疗。

（二）津液对气的关系

1.津能化气　指津液在输布过程中，受到各脏腑阳气的蒸腾温化，可以化生为气。如《类经·阴阳类》说："请以釜观，得其象矣。夫水在釜中，下得阳火则水干，非水干也，水化气而去也；上加复固则水生，非水生也，气化水而流也……水气一体，于斯见矣。而人之精气亦犹是也。"津液亏虚，可致气的衰少，从而导致津气亏虚之证。

2.津能载气　是指气必须依附于有形之津液，才能存在于体内，输布至全身。临床上，大吐、大泻、大汗等可使津液大量流失，气无所依附而随之外脱，形成"气随液脱"之危候，故《金匮要略心典》曰："吐下之余，定无完气。"因此，临床使用发汗、涌吐和泻下治法时，注意中病即止。

三、精血津液之间的关系

精、血、津液同为液态的物质，均有滋润和濡养作用，与气相对而言，三者均属于阴，在生理上相互补充，病理上相互影响。

（一）精血同源

精能化血，血能养精，精与血之间具有相互滋生和相互转化的关系，称为"精血同源"。

1.精可化血　水谷之精和肾精是化生血液的主要物质基础，如果水谷之精不足或肾精亏损，均可导致血液的生成不足，引起血虚的病变。

2.血以养精　血液充养脏腑可化生脏腑之精。血液滋养于肾，使肾精充实。临床常见肝血不足与肾精亏损相互影响，表现为头晕眼花、耳聋耳鸣的肝肾精血亏虚病证。

（二）津血同源

血和津液均由水谷精微所化生，同具营养和滋润的功能，两者之间可以相互滋生、相互转化，称为"津血同源"，即津液不断渗入脉中，与营气相合，化为血液；脉内的血液，其液体成分渗于脉外便化为津液，二者同盛同衰。津液还可化为汗液排出体外，故又有"血汗同源"之说。

由于津液和血液在生理上密切联系，故在病理上也常相互影响。如失血过多，脉外之津液大量渗入脉内，在血虚的同时，可出现口干、尿少、皮肤干燥等津伤之证。因此，对于失血患者，治疗上不宜妄用汗法。反之，津液大量耗损时，脉内的津液也会较多地渗出于脉外，从而形成血脉空虚，津枯血燥或津亏血瘀等病变。所以，对于大汗等导致津液亏损的患者，也不可轻用破血逐瘀之峻剂。《灵枢·营卫生会》有"夺血者无汗，夺汗者无血"之说；汉代张仲景《伤寒论》又有"衄家不可发汗"和"亡血家不可发汗"之说。此即"津血同源"理论在临床上的实际应用。

四、精气神之间的关系

精、气、神为人身"三宝"，可分而不可离。精是生命产生的本原，气是生命维系的动力，神是生命活动的体现与主宰。精、气、神三者之间存在着相互依存、相互为用的关系。精可化气，气能生精、摄精，精与气之间相互化生；精气能生神、养神。精和气是神的物质基础，而神又统御精与气。

（一）精气互化

1. 精能化气　人体之精是人体之气的生化之源。肾所藏之先天之精化生元气，脏腑之精化生脏腑之气。精足则气旺，精亏则气衰。临床上，精亏与失精患者，可兼见气虚的病证。

2. 气能生精　精的化生离不开气化作用。气充则精盈，气虚则精亏。精气互生理论的临床应用，如《景岳全书·阳不足再辨》所说："有善治精者，能使精中生气；善治气者，能使气中生精。此自有可分不可分之妙用也。"

（二）精神互用

精是神得以化生的物质基础，神又能统驭精。精能化神，神寓精中；精盈则神明，神安则精足。精亏则神疲，神失则精竭。中医学倡导"积精以全神，存神以益精"，对于养生、治病具有重要指导意义。

（三）神气互生

气能养神，神为气主。故气聚则神生，神至则气动；神寓于气，神以驭气。若气虚或气机失调，均可导致神志异常的改变。故临床常用益气安神、调气宁神，或调神运气、调神养气之法治疗神气异常的病证。

总之，精、气、神的关系，可以概括为形神关系。形与神俱，即精气神合一，是生命活动的根本保证。

【经文摘录】

《素问·六节藏象论》："余闻气合而有形，因变以正名。天地之运，阴阳之化，其于万物，孰少孰多，可得闻乎？岐伯曰：悉哉问也！天至广不可度，地至大不可量，大神灵问，请陈其方……天食人以五气，地食人以五味。五气入鼻，藏于心肺，上使五色修明，音声能彰。五味入口，藏于肠胃，味有所藏，以养五气，气和而生，津液相成，神乃自生。"

《素问·五脏别论》："胃者，水谷之海，六腑之大源也。五味入口，藏于胃，以养五脏气。"

《素问·宣明五气》："心为汗，肺为涕，肝为泪，脾为涎，肾为唾，是谓五液。"

《素问·八正神明论》："帝曰：何谓神？岐伯曰：请言神。神乎神，耳不闻，目明心开而志先，慧然独悟，口弗能言，俱视独见，适若昏，昭然独明，若风吹云，故曰神。"

《素问·痹论》："帝曰：荣卫之气亦令人痹乎？岐伯曰：荣者，水谷之精气也，和调于五脏，洒陈于六腑，乃能入于脉也。故循脉上下，贯五脏，络六腑也。卫者，水谷之悍气也，其气慓疾滑利，不能入于脉也，故循皮肤之中，分肉之间，熏于肓膜，散于胸腹。逆其气则病，从其气则愈。不与风寒湿气合，故不为痹。"

《素问·天元纪大论》："阴阳不测谓之神。"

《素问·五常政大论》："根于中者，命曰神机，神去则机息。根于外者，命曰气立，气止则化绝。"

《灵枢·营气》："黄帝曰：营气之道，内谷为宝，谷入于胃，气传之肺，流溢于中，布散于外，精专者行于经隧，常营无已，终而复始，是谓天地之纪。"

《灵枢·口问》："人之哀而泣涕出者，何气使然？岐伯曰：心者，五脏六腑之主也；目者，宗脉之所聚也，上液之道也；口鼻者，气之门户也。故悲哀愁忧则心动，心动则五脏六腑皆摇，摇则宗脉感，宗脉感则液道开，液道开故泣涕出焉。液者，所以灌精濡空窍者也，故上液之道开则泣。"

《灵枢·决气》："黄帝曰：余闻人有精、气、津、液、血、脉，余意以为一气耳，今乃辨为六名，余不知其所以然。岐伯曰：两神相搏，合而成形，常先身生，是谓精。何谓气？岐伯曰：上焦开发，宣五谷味，熏肤、充身、泽毛，若雾露之溉，是谓气。何为津？岐伯曰：腠理发泄，汗出溱溱，是谓津。何谓液？岐伯曰：谷入气满，淖泽注于骨，骨属屈伸，泄泽，补益脑髓，皮肤润泽，是谓液。何谓血？岐伯曰：中焦受气取汁，变化而赤，是谓血。何谓脉？岐伯曰：壅遏营气，令无所避，是谓脉。"

《灵枢·胀论》："卫气之在身也，常然并脉，循分肉，行有逆顺，阴阳相随，乃得天和。"

《灵枢·五癃津液别》："水谷皆入于口，其味有五，各注其海，津液各走其道。故上焦出气，以温肌肉，充皮肤，为津；其留而不行者，为液。天暑衣厚则腠理开，故汗出；寒留于分肉之间，聚沫则为痛。天寒则腠理闭，气涩不行，水下流于膀胱，则为溺与气。"

《灵枢·五癃津液别》:"故五脏六腑之津液,尽上渗于目,心悲气并则心系急,心系急则肺举,肺举则液上溢。夫心系急,肺不能常举,乍上乍下,故咳而泣出矣。"

《灵枢·五味》:"水谷皆入于胃,五脏六腑皆禀气于胃。五味各走其所喜,谷味酸,先走肝;谷味苦,先走心;谷味甘,先走脾;谷味辛,先走肺;谷味咸,先走肾。"

《灵枢·五味》:"黄帝曰:营卫之行奈何?伯高曰:谷始入于胃,其精微者,先出于胃之两焦,以溉五脏,别出两行,营卫之道。其大气之抟而不行者,积于胸中,命曰气海,出于肺,循喉咽,故呼则出,吸则入。"

《灵枢·九针论》:"五液,心主汗,肝主泣,肺主涕,肾主唾,脾主涎,此五液所出也。"

《灵枢·痈疽》:"血和则孙脉先满溢,乃注于络脉,络脉皆盈,乃注于经脉。"

【相关现代研究】

"精气津液"是一类综合的、复杂的物质。研究人员从干细胞、基因蛋白质组学的角度探讨精气的现代本源,从能量、新陈代谢、诱导细胞定向分化、倡导细胞信号传导等方面研究精气津液在人类生理病理过程中的地位和相关作用机制。

有学者从现代医学干细胞与精来源、分布上的相似性入手,对肾精与胚胎干细胞在机体生殖、生育过程以及脏腑之精与成体干细胞在生长发育、衰老过程中所发挥的功能进行对比研究后发现:精与干细胞在生殖、生长发育和衰老过程中存在高度关联。也有学者从分子生物学的角度,将精的概念范畴与基因组的功能密切关联起来。如生殖之精能够形成全息的整体,是包含有人体全部信息的基因组。脏腑之精则是具有特定脏腑信息的某些基因组整体。

目前学者多认为气具有物质、运动、能量三位一体的特性,气是一组、一类、一群现代科学已经发现和尚未发现的最基本的东西:物质–能量–信息–空间–时间、物质–场、物质–属性、各种类型的波等的多元统一体等。另有研究认为,气的代谢过程与现代化学中的"分解反应"或新陈代谢中的"异化"作用有相似之处。有学者通过实验反证的方法发现,大补元气药人参皂甙能促进 CD34+ 造血干细胞的增殖,并且能诱导定向分化,具有类生长因子和协同生长因子的作用。另有研究发现,细胞基本功能包括细胞膜的物质转运功能、细胞的信号传导,以及细胞生物电现象等,均是通过气的沟通交互作用实现的。其中,人体组蛋白去乙酰化酶(SIRT1)信号传导通路和 AMP 激活的蛋白激酶(AMPK)信号传导通路可能是实现正性调补脏腑之气的关键细胞分子。

对津液的研究发现,津液中存在大量不同种类的免疫分子,如 IgA、IgE、IgG、补体、溶菌酶等,其是机体免疫系统的重要组成部分。故津液的功能状态一定程度上可反映机体的正气抗邪能力。另外,有研究人员运用代谢组学技术,对不同体质人群体液中的代谢物组成谱进行检测和分析,对津液差异中所伴随的生物化学变化进行研究,为发现津液代谢异常类疾病组标志物簇提供可靠的生物学依据。与此同时,有学者发现津液病证如鼓胀、心悸等的发生多与水通道蛋白功能失常有一定关联，故推测水通道蛋白的正常表达有可能是脾主运化水液的分子生物学基础之一。

主要参考文献

［1］宋琳，邸智勇，朴钟源，等．中医"精"的涵义及其结构层次探讨［J］.中国中医基础医学杂志，2015，2（18）：919-923.

［2］杨明，张军峰，陈颖，等.基于中医现代认识进行干细胞与中医"精"的相似性探讨［J］.辽宁中医药大学学报，2011，13（2）：101-104.

［3］吕海婴，刘家强.中医精气学说与蛋白质组学［J］.中医药学刊,2005,23（9）：1662-1663.

［4］张永忠.论中医学人体之气的实质是新陈代谢［J］.中国中医基础医学杂志，2000，6（5）：8-11.

［5］马迎民，徐德成，范吉平.中医"肾精化生元气和脏腑之气"的现代医学机制［J］.中医杂志，2016，57（12）：1000-1004.

［6］韩晓伟，马贤德，关洪全.中医"气血津液"学说与现代免疫学思想［J］.中华中医药学刊，2009，27（7）：1380-1381.

第四章 藏 象

【导学】

中医藏象学，以系统整体观为指导，主要采用司外揣内的方法，通过人体外部的生理、病理征象来探索内在脏腑功能活动规律，实现了在认识上从实体结构到综合功能的转变，建立了"天人合一"的"四时五脏阴阳"藏象理论，进而全面阐述了人体的生理和病理现象。

本章从藏象的基本概念、藏象学说的形成和特点、各脏腑的生理功能、特性和生理联系等方面，阐释了中医学特有的以五脏为中心的人体功能系统的基础理论知识。

学习要点：藏象的基本概念、脏腑分类及各自的生理特点；各脏腑的生理功能、生理特性和生理联系，以及各脏腑之间的相互关系。

第一节 概 述

藏象学说，是研究人体脏腑的生理功能、病理变化、脏腑之间的关系，以及脏腑与自然环境之间相互关系的学说。藏象学说的构建，既有解剖方法获得的直观认识，又有整体观察方法所把握的宏观生命规律。藏象学说是中医学特有的关于人体生理病理的系统理论，也是中医学理论体系的核心内容。

一、藏象的基本概念

藏象，又称"脏象"，是指藏于体内的内脏及其表现于外的生理病理征象及与自然界相通应的事物和现象。

"藏象"二字，首见于《素问·六节藏象论》："帝曰：藏象何如？岐伯曰：心者，生之本，神之变也，其华在面，其充在血脉，为阳中之太阳，通于夏气。"《黄帝内经》对藏象的论述，涉及人体形态结构、脏腑的生理活动和相关的神志活动、形体官窍、自然环境因素等。《类经·藏象类》注云："象，形象也。藏居于内，形见于外，故曰藏象。"

"藏"，是藏于体内的脏腑及其生理功能活动，包括五脏、六腑和奇恒之腑。由于五脏是所有内脏的中心，故"藏"实际上是指以五脏为中心的五个生理功能系统。

"象"，一是指脏腑功能活动表现于外的生理病理征象，如《素问·藏气法时论》说"肝病者，两胁下痛引少腹，令人善怒"。二是脏腑功能活动所通应的自然现象，如心气通于夏，"南方赤色，入通于心"（《素问·金匮真言论》）等。

中医藏象学认为，"藏"与"象"是人体内外相统一的体现，"象"是"藏"的外在表现，"藏"是"象"的内在本质。通过观察外在征象来研究内在脏腑的活动规律，探寻其生理病理变化规律，即所谓"视其外应，以知其内脏"（《灵枢·本脏》）。

"藏象"与脏器的概念不同。中医学的整体观察和"以象测藏"的认识方法，决定了"藏"的概念是在形态结构基础上，又赋予了功能系统所形成的认识。如心"如倒垂莲蕊"的形态及"主血脉"的功能，无疑是通过解剖分析而发现的，而其"主藏神"的功能则是通过整体观察而赋予的。因此，"藏"不仅是一个解剖学概念，更重要的是一个生理、病理学概念，一个功能系统概念。西医的脏器概念主要是基于解剖学的器官，对功能的认识主要是通过对该器官的解剖分析而获得的。因此，藏象学说中的脏腑名称，虽与西医脏器名称大致相同，但其内涵却有很大差异。

二、藏象学说的形成

（一）古代解剖学的认识

古代解剖知识为藏象理论的产生奠定了形态学基础。古人在形态学知识的基础上，认识了内脏的某些功能。如《灵枢·经水》说："若夫八尺之士，皮肉在此，外可度量切循而得之，其死可解剖而视之，其脏之坚脆，腑之大小，谷之多少，脉之长短，血之清浊……皆有大数。"《难经》更详细论述了脏腑的形态、重量、容量、色泽等，如"肠胃凡长五丈八尺四寸""胆在肝之短叶间，重三两三铢，盛精汁三合"等。中医学对人体某些脏腑生理功能的认识，如心主血脉、肺主呼吸等，大部分是在形态学知识基础上建立的。

（二）长期生活实践的观察

人体生命活动非常复杂，单凭解剖学肉眼直接观察难以全面、系统地认识。为此，古人基于"有诸内，必形诸外"的理论，通过对人体生命现象的整体观察，分析人体对不同环境条件和外界刺激所做出的不同反应，来认识人体的生理、病理规律，这是藏象学说形成的主要依据。如在已知脾主运化的基础上，发现数天不进食或食量不足，会出现四肢乏力、消瘦等现象，从而推理出"脾主四肢肌肉"等。

（三）医疗实践经验的积累

从病理现象和治疗效应来分析和反证脏腑的某些功能，在医疗实践中不断修正完善，使藏象理论日趋丰富。如食用动物肝脏可治夜盲，多次重复的经验则产生了"以脏补脏"的观念，并佐证了"肝开窍于目"的理论；通过服用酸枣仁、柏子仁等养血安神药，可较好地治疗心悸、失眠等心神不宁的病证，从而佐证了"心主神明"等理论。由此可知，藏象学说是以长期大量的医学实践为基础，通过理论与实践结合、反复探索而建立的关于人体生命活动规律的系统理论。

（四）古代哲学思想的渗透

古代哲学思想渗透到中医学中，对藏象理论的形成及系统化起到了重要作用。在古代哲学精气学说"精为宇宙万物本原"思想的启迪下，中医学建立了以精为脏腑身形生成之源的理论；气无形而运行不息的概念，促使中医学产生了脏腑之气不断运动以推动和调控其生理功能、维持各脏腑之间功能协调的理论。阴阳学说渗透到中医学中，用以说明人体生理、病理、诊断、治疗等多个方面。在藏象学说中，人体的上下、内外、脏腑、精气、营卫等，皆可用阴阳的基本规律来阐释其既相互对立制约，又相互依存为用的关系。五行学说对中医学的影响，在于它促成了"四时五行藏象体系"的建立，构建了以五脏为中心、人与自然环境协调统一的整体系统模式。

综上所述，藏象学说是古代医家在长期生活医疗实践中，以古代解剖知识为基础，认识了内脏的某些功能，进而运用以象测脏、取象比类等整体观察方法，观察到内在脏腑反映于外的各种征象，经过抽象、推理，逐步总结归纳出来的理论体系。

三、脏腑分类及各自的生理特点

藏象学说的基础是脏腑，脏腑又称内脏。中医学根据脏腑的生理功能特点及形态结构，将内脏分为五脏、六腑和奇恒之腑三类。五脏，即心、肺、脾、肝、肾（在经络学说中，心包亦作为脏，故又称"六脏"）。六腑，即胆、胃、大肠、小肠、三焦、膀胱。奇恒之腑，即脑、髓、骨、脉、胆、女子胞。

五脏内部组织相对充实，共同生理特点是化生和贮藏精气。六腑多呈中空囊状或管腔形态，共同生理特点是受盛和传化水谷。如《素问·五脏别论》说："所谓五脏者，藏精气而不泻也，故满而不能实。六腑者，传化物而不藏，故实而不能满也。"简明概括了五脏、六腑各自的生理特点与主要区别。"满而不实"是指五脏的精气宜保持充满，但须流通布散而不能壅实不通；"实而不满"是指六腑内应有水谷食物充实，但须不断传导变化，虚实更替，不能全部被充塞滞满。

奇恒之腑在形态上中空似腑，功能上贮藏精气类脏，似脏非脏，似腑非腑，故以"奇恒之腑"名之。如《素问·五脏别论》说："脑、髓、骨、脉、胆、女子胞，此六者，地气之所生也，皆藏于阴而象于地，故藏而不泻，名曰奇恒之腑。"

五脏六腑的生理特点，对临床辨证论治有重要指导意义。一般说来，病理上"脏病多虚""腑病多实"，治疗上"五脏宜补""六腑宜泻"。

四、藏象学说的特点

藏象学说的主要特点，是以五脏为中心的整体观，主要体现在以五脏为中心的人体自身的整体性及五脏与外在环境的统一性两个方面。

（一）五脏功能系统观

藏象学说以五脏为中心，通过经络系统"内属于腑脏，外络于肢节"，将六腑、五体、五官、九窍、四肢百骸等全身脏腑形体官窍联结成一个有机整体，形成了肝、心、脾、肺、肾五大功能系统。五脏功能系统在生理上既相互促进又相互制约，从而维持整体功能的协调平衡。

五脏的生理活动与人的精神心理活动密切相关。藏象学说认为，五脏藏精气，精气舍神气。如《灵枢·本神》说："肝藏血，血舍魂……脾藏营，营舍意……心藏脉，脉舍神……肺藏气，气舍魄……肾藏精，精舍志。"即所谓"五神脏"："心藏神，肺藏魄，肝藏魂，脾藏意，肾藏志"（《素问·宣明五气》）。人的情志活动也以五脏功能为物质基础，《素问·阴阳应象大论》说："人有五脏化五气，以生喜怒悲忧恐。"故情志活动分属于五脏，即"心在志为喜""肝在志为怒""脾在志为思""肺在志为忧""肾在志为恐"。

五脏功能系统是藏精之"形脏"与藏神之"神脏"的协调统一，体现出中医学形（身）神（心）一体的生命观。

（二）五脏阴阳时空观

藏象学说应用五行学说将自然界的时间（五时）、空间（五方）及其相关的五气、五化、五色、五味等与人体五大功能系统联系在一起，形成人与自然相参、相应的"天地人一体"系统。

《素问·金匮真言论》说："五脏应四时，各有收受。"五脏的阴阳属性及气机升降浮沉与四时（或五时）之气的阴阳消长相互通应。如肝应春天生发之气，为阴中之少阳，故有"应春温之气以养肝"的原则。五脏之气的虚实强弱与季节变化有密切关系，如春季多发眩晕、风疹、中风等肝系疾病；长夏多见腹痛、腹泻等脾系疾病等。故治疗用药及养生应当顺应四时之气。

五、五脏精气阴阳的理论体系

五脏精气阴阳理论体系，是研究人体五脏精气阴阳的概念内涵、生理功能、病理变化及相互关系的系统理论，是五脏生理功能和病理变化的解释性模型。人体各脏的生理功能主要是以精气作为物质基础与动力，并从阴阳运动变化的角度加以阐释。

（一）五脏精气阴阳的含义

1. 五脏之精　源于《素问·上古天真论》"五脏六腑之精"一词，指人体一身之精分藏于五脏的有濡养、滋润和支撑本脏及其所属的六腑、形体、官窍等作用的液态精华物质。若五脏之精不足，脏腑功能就会减退，同时也容易感受外邪的侵袭。

2. 五脏之气　出于《素问·藏气法时论》，简称"脏气"，指人体一身之气分布于五脏之中能够推动和调控脏腑生理功能的极细微物质。五脏之气，推动和调控着各脏的功能活动，是其发挥正常功能的动力。

3. 五脏之阴阳　指五脏精气中具有凉润、宁静、抑制或温煦、推动、兴奋等作用的部分，又指五脏生理现象中具有凉润、宁静、抑制或温煦、推动、兴奋特性的属性。五脏之阴与五脏之阳协调平衡，以促进五脏生理功能活动的正常进行。

（二）五脏精气阴阳的关系

五脏之精是五脏之气的化生之源，五脏之气又促进五脏之精的产生，即所谓"精气互化"。肾主要藏先天之精，肾精所化之肾气是先天之气，即元气，故肾气在五脏之气中占重要地位。人体一身之气可分为阴阳二气，其所分化的五脏之气也皆有阴阳之别。一般认为，肾的阴气和阳气是五脏阴气与阳气的根源，因而五脏之阴气与阳气亏损日久，必累及肾之阴气和肾之阳气，故有"久病及肾"之说。

第二节　五　脏

五脏，即心、肝、脾、肺、肾的合称。在经络学说中，心包络也作为脏，故又称为六脏。五脏各司其职，分别与形体、官窍、五液、五志等有特定的联系，构成以五脏为中心的五大系统。其中，心发挥着主导作用。

一、心

心位于胸腔偏左，两肺之间，横膈之上，外有心包护卫。心形圆而下尖，如未开之莲蕊。

心的主要生理功能是主血脉，主藏神。正如《医学入门·心》所说："有血肉之心……有神明之心。"心的系统包括：在体合脉，其华在面，在窍为舌，在液为汗，在志为喜，与夏气相通应，心与小肠通过经络构成表里关系。心在五行属火，为阳中之太阳。心系统主宰人的整个生命活动，《黄帝内经》称心为"君主之官""生之本""五脏六腑之大主"。

（一）心的主要生理功能

1. 心主血脉　即指心气推动和调控血液在脉管中运行，流注全身，发挥营养和滋润作用。心主血脉可以从心主血和主脉两个方面来理解。

心主血，指心气推动和调控血液运行，输送营养物质于全身各脏腑组织的作用。《素问·五脏生成》说："诸血者，皆属于心。"心主脉，是指心气推动和调控心脏的搏动和脉管的舒缩，维持脉道通利的作用。脉为血之府，是容纳和运输血液的通道，如《灵枢·决气》说："壅遏营气，令无所避，是谓脉。"随着心脏的跳动，脉管亦随之产生有规律的搏动，称之为"脉搏"。左乳下触及心脏搏动之处，称之为"虚里"。

心、血、脉三者密切相连，构成一个相对独立的系统。其生理功能，都由心所主，都有赖于心脏的正常搏动。正如《素问·六节藏象论》所说："心者……其充在血脉。"

心主血脉，以心气充沛，血液充盈，脉道通利为基本条件。其中，心气充沛又起着主导作用，故说"心主身之血脉"（《素问·痿论》）。心气充沛，心阴与心阳协调，才能维持正常的心力、心率和心律，血液才能在脉内正常地运行，营养全身。血液的正常运行也有赖于血液本身的充盈和脉道通利。

心主血脉的功能是否正常，可从心胸部感觉、面色、舌色、脉象等反映出来。心主血脉功能正常，则心胸部舒畅，面色红润有光泽，舌质淡红，脉和缓有力。若心气不充，或阴阳失调，或血虚失养，则见面白舌淡，心悸胸闷，脉弱无力；若心脉痹阻，血行不畅，则见胸部刺痛，唇舌青紫，脉细涩或结代等症。

2. 心藏神 又称主神明，是指心有主宰全身脏腑、经络、形体、官窍的生理活动和精神意识思维活动的功能。《素问·宣明五气》说："心藏神。"《素问·灵兰秘典论》说："心者，君主之官也，神明出焉。"

人体之神，有广义与狭义之分。广义之神指整个人体生命活动的主宰；狭义之神指人的精神、意识、思维等精神活动。心所藏之神，既包括广义之神，又包括狭义之神。

《灵枢·邪客》称心为"五脏六腑之大主"，即指心主广义之神。人体的脏腑、经络、形体、官窍，各有不同的生理功能，但它们都必须在心所藏神的主宰和调节下，分工合作，共同完成整体生命活动。《素问·灵兰秘典论》说："主明则下安，以此养生则寿，殁世不殆……主不明则十二官危。"

《灵枢·本神》说："所以任物者谓之心。"指的是心具有接受外界客观事物和各种刺激并做出反应，进行意识、思维、情志等活动的功能。心主神明正常，则神志清晰，思维敏捷，反应灵敏，睡眠良好。

心主血脉与藏神功能密切相关。血是神志活动的主要物质基础，如《灵枢·营卫生会》说："血者，神气也。"心主血脉正常，则心神灵敏不惑；而心神清明，则能主宰和调控血液的正常运行。正如《灵枢·本神》所说："心藏脉，脉舍神。"

（二）心的生理特性

1. 心为阳中之阳 心位于胸中，在五行属火，为阳中之阳，故称为"阳脏"，又称"火脏"。火性光明，烛照万物。心以阳气为用，心之阳气有促进心动、温通血脉、兴奋精神，以使生机不息的作用。故《素问·六节藏象论》说："心者，生之本，神之变也……为阳中之太阳，通于夏气。"

2. 心主通明 是指心脉以通畅为本，心神以清明为要。《素问·气穴论》王冰注："目以明，耳以聪，言心志通明，迥如意也。"心脉畅通，需要心阳的温煦和推动作用。唐宗海在《血证论》中说："心为火脏，烛照万物。"若心的阳气不足，失于温煦鼓动，常致血行迟缓，瘀滞不畅，又可见精神委顿，神识恍惚等。此外，心是五脏六腑之大主，人体各脏腑组织器官之所以能相互协调，维持人体的各种生理功能，主要由心来调控。

（三）心与体、窍、志、液、时的关系

1. 心在体合脉，其华在面 体，即形体。形体有广义、狭义之分。广义的形体，泛指人体形体结构的各部分。狭义的形体，指筋、脉、肉、皮、骨，即五体。心在体合脉，指全身的血脉与心相连通，并与心配合，共同完成血液在脉中运行的功能。故《素问·五脏生成》说："心之合，脉也。"脉象常可反映心主血脉的功能。

华，荣华、华彩之意。爪、面、唇、毛、发，合称"五华"，是五脏精气体现在体表的五个相应部位。心其华在面，是指心的生理功能正常与否，可以显露在面部的色泽变化上。心主血，全身血气皆上注于面，如《灵枢·邪气脏腑病形》说："十二经脉，三百六十五络，其血气皆上于面而走空窍。"故曰心"其华在面"。

心气充沛，血脉充盈通畅，则脉象和缓有力，面部红润光泽。心气不足，可见脉弱无力，面色㿠白、晦滞；心血亏虚，脉道不充，面失血荣，则见脉象细弱，面色淡白无华；心脉痹阻，则脉象细涩或结、代，面色青紫晦暗等。

2. 心在窍为舌　窍，即孔窍，头面的眼、耳、口、鼻、舌及下窍二阴，合称为"九窍"。五脏与官窍之间有相对应的关系。心在窍为舌，是指舌为心之外候，也称"舌为心之苗"，心之精气盛衰及功能变化可反映于舌。其依据有四：①心的经脉上通于舌。《灵枢·经脉》说："手少阴之别……循经入于心中，系舌本。"②舌体血供丰富，外无表皮覆盖，故能灵敏地反映心主血脉的功能状态。③舌有味觉的功能，心之气血上荣于舌，使之发挥鉴别五味的作用，故《灵枢·脉度》说："心气通于舌，心和则舌能知五味矣。"④舌与言语、声音有关。舌体运动及语言表达皆与心神有关，故《灵枢·五阅五使》说："舌者，心之官也。"《灵枢·忧恚无言》说："舌者，音声之机也。"

心主血脉、藏神功能正常，则舌体红活荣润，柔软灵活，味觉灵敏，语言流利。若心有病变，亦可从舌上反映出来。如心血不足，则舌淡瘦薄；心火上炎，则舌红生疮；心血瘀阻，则舌质紫暗，或有瘀斑。若心主神明的功能失常，可见舌强、语謇，甚或失语等。

3. 心在志为喜　志，即情志。情志变化的喜、怒、思、忧、恐，合称为"五志"。五脏与五志有一定的对应关系。心在志为喜，是指心的生理功能和情志活动的喜有关。心血、心气充沛，心阴、心阳协调，是产生喜乐情绪的内在基础，《素问·阴阳应象大论》说："在脏为心……在志为喜。"人保持愉悦的心情，有益于身心健康。《素问·举痛论》说："喜则气和志达，营卫通利。"但是，喜乐过度又可使心神受伤。《灵枢·本神》说："喜乐者，神惮散而不藏。"反之，心的功能失常可产生喜志太过与不及的变化。若痰火扰乱心神，则喜笑不休；心气不足，神失所养，则悲伤欲哭。正如《素问·调经论》所说："神有余则笑不休，神不足则悲。"此外，心为神明之主，不仅喜能伤心，五志过极均能损伤心神。故《灵枢·邪气脏腑病形》说："愁忧恐惧则伤心。"

4. 心在液为汗　泪、汗、涎、涕、唾称为"五液"。五脏与五液之间有某种特定的关系。汗是人体津液经阳气蒸化、从汗孔排泄于外的液体。《素问·阴阳别论》说："阳加于阴谓之汗。"血液与津液同源互化，脉中之津渗出脉外则为津液，津液是汗液化生之源，故谓"血汗同源"。同时，汗液的生成与排泄又受心神和心气的主宰与调节，故称心在液为汗。《素问·宣明五气》有"五脏化液：心为汗"之说。汗出过多，津液大伤，必然耗及心气、心血，可见心悸、面色苍白等症。大汗过度耗散津液，致心气或心阳无所依附而亡失，可出现心气脱失或心阳暴脱的危候。惊恐伤心神，也可导致汗出，《素问·经脉别论》说："惊而夺精，汗出于心。"

5. 心与夏气相通应　心为阳脏，在五行属火，与夏季阳热之气相通。夏季自然界阳热之气有助于心的功能。心阳虚的患者，其病情往往在夏季有所缓解。若心火亢盛者，在夏季更容易出现心烦失眠、口舌生疮，甚则狂躁等症状。从预防角度来看，中医养生理论重视根据时令来调摄身心，夏三月应当"夜卧早起，无厌于日"（《素问·四气调神大论》）。从治疗角度看，中医学提出了"冬病夏治"的理论。如阳虚性心脏病在寒冷冬季易于发作且不易治疗，而到夏季阳气隆盛之时给以适当调理，可收到事半功倍之效。

【附】心包络

心包络，简称心包，亦称"膻中"，是裹护在心脏外面的包膜，有保护心脏的作用，《灵枢·胀论》说："膻中者，心主之宫城。"在经络学说中，手厥阴心包经与手少阳三焦经相为表里，故心包络也属于脏。古代医家认为，心为人身之君主，不得受邪，所以若外邪侵心，则心包络当先受病，故心包有"代心受邪"的作用。如《灵枢·邪客》说："心者，五脏六腑之大主也，精神之所舍也，其脏坚固，邪弗能容也，容之则心伤，心伤则神去，神去则死矣。故诸邪之在于心者，皆在于心之包络。"明清温病学派受"心不受邪"思想的影响，将外感热病中出现的神昏谵语等心神失常的病理变化，称为"热入心包"或"痰热蒙蔽心包"。实际上心包受邪所出现的病证，即是心的病证。

二、肺

肺位于胸腔，左右各一，覆盖于心之上。肺通过气管、支气管与喉、鼻相连，故称喉为肺之门户，鼻为肺之外窍。肺在五脏六腑中位置最高，覆盖诸脏，故有"华盖"之称。

肺的主要生理功能是主气司呼吸，主通调水道，朝百脉。宣发肃降为肺气的主要运动形式。肺系统包括：在体合皮，其华在毛，在窍为鼻，在液为涕，在志为忧（悲），与秋气相通应，肺与大肠通过经络构成表里关系。肺在五行属金，为阳中之少阴。肺为"相傅之官，治节出焉"（《素问·灵兰秘典论》）。

（一）肺的主要生理功能

1. 肺主气司呼吸 肺主气，首见于《黄帝内经》。《素问·五脏生成》说："诸气者，皆属于肺。"肺主气包括主呼吸之气和主一身之气两个方面。

（1）肺主呼吸之气 指肺具有吸入自然界清气，呼出体内浊气的生理功能。肺是体内外气体交换的场所，通过呼吸不断吸入清气、排出浊气，实现机体与外界环境之间的气体交换，以维持人体生命活动。《素问·阴阳应象大论》说："天气通于肺。"肺主呼吸的功能，由肺气的宣发与肃降运动来维系：肺气宣发，浊气得以呼出；肺气肃降，清气得以吸入。肺气宣发与肃降作用协调有序，则呼吸均匀通畅。肺气宣发肃降失常，影响气体交换，常出现胸闷、咳嗽、喘促、呼吸不利等症状。

（2）肺主一身之气 指肺有主司一身之气的生成和运行的作用。《素问·六节藏象论》说："肺者，气之本。"

其一，主气的生成。肺吸入自然界的清气是人体一身之气生成的主要来源之一，尤其是宗气的生成。宗气由肺吸入的自然界清气与脾胃运化的水谷之精所化生的谷气相结合而生成。宗气作为一身之气的重要组成部分，在机体生命活动中占有非常重要的地位，关系着一身之气的盛衰。

其二，调节全身气机。肺的呼吸运动，表现为气的升、降、出、入运动。通过肺有节律的呼吸，对全身之气的升降出入运动起着重要调节作用。肺的呼吸均匀通畅，和缓有度，则全身之气升降出入运动通畅协调。

肺主一身之气和呼吸之气，实际上都取决于肺的呼吸功能。肺的呼吸调匀是气的生成和气机调畅的根本条件。如果肺的呼吸失常，不仅影响宗气的生成，导致一身之气不足，即所谓"气虚"，出现少气不足以息、声低气怯、肢倦乏力等症，并且影响一身之气的运行，导致全身之气的升降出入运动失调。若肺丧失了呼吸功能，新陈代谢停止，人的生命活动也就终结。

2. 肺主通调水道　是指肺气的宣发和肃降，对体内水液的输布、运行和排泄起着疏通和调节作用。主要体现在两方面：一是通过肺气宣发，将脾转输至肺的津液，向上、向外布散，上至头面诸窍，外达全身皮毛肌腠以濡养之；并宣发卫气，排泄汗液；呼出浊气而排出少量水分。二是通过肺气肃降，将脾转输至肺的津液，向下、向内输送到其他脏腑以濡养之，并将脏腑代谢所产生的浊液下输至肾，成为尿液生成之源。

肺参与调节全身津液代谢，又因肺为华盖，在五脏六腑中位置最高，故称"肺为水之上源"。如果肺通调水道功能失常，可发生水液停聚而出现痰饮、尿少，甚则水泛为肿等，临床可用"宣肺利水"和"降气利水"的方法进行治疗。其中，宣肺利水法是采用宣通肺气、发汗利水之方药，治疗肺失宣降所致水肿、尿少等病证，即《黄帝内经》所谓"开鬼门"之法，古人喻之为"提壶揭盖"。

3. 肺朝百脉　是指全身的血液通过百脉流经于肺，经肺的呼吸进行气体交换，而后输布于全身。

全身血脉统属于心，心气是血液循环运行的基本动力。肺朝百脉，可辅佐心脏，推动血液运行，同时肺所参与形成的宗气有"贯心脉"以推动血液运行的作用，即肺气具有助心行血的作用。

肺气充沛，宗气旺盛，气机调畅，则血行正常。若肺气虚弱或壅塞，不能助心行血，则可致心血运行不畅，甚至血脉瘀滞，出现心悸胸闷、唇青舌紫等症；反之，心气虚衰或心阳不振，心血运行不畅，也能影响肺气宣降，出现呼吸困难、气喘等症。

肺对气、血、津液的治理和调节作用，称为"肺主治节"。主要体现在四个方面：一是治理调节呼吸运动，使之保持呼吸节律有条不紊；二是随着肺的呼吸运动，治理和调节全身气机；三是辅助心脏，推动和调节血液运行；四是治理和调节津液代谢。因此，肺主治节，实际上是对肺主要生理功能的高度概括。

（二）肺的生理特性

1. 肺为娇脏　指肺清虚娇嫩，易受邪袭的特性。肺叶娇嫩，不耐寒热，不容异物；肺上通鼻窍，外合皮毛，与外界相通，易受外邪侵袭；肺为脏腑之华盖，百脉之所朝会，其他脏腑病变，亦常累及于肺。因此，无论外感、内伤病变，皆可累及于肺而为病，故有"娇脏"之称。

2. 肺气宣降　宣，宣发；降，肃降。肺气宣降，指肺气向上向外宣发与向下向内肃降的运动。肺气宣发，主要体现在三个方面：一是呼出体内浊气；二是将脾转输至肺的水谷精微和津液上输头面诸窍，外达皮毛肌腠；三是宣发卫气于皮毛肌腠，以温分肉、充皮肤、肥腠理、司开阖，将代谢后的津液化为汗液排出体外。如《灵枢·决气》说："上焦开发，宣五谷味，熏肤、充身、泽毛，若雾露之溉。"若肺失宣发，则可出现呼吸不畅，胸闷喘咳，以及卫气被遏、腠理闭塞的鼻塞喷嚏，恶寒无汗等症状。

肺气肃降，主要体现在三个方面：一是吸入自然界之清气，下纳于肾，以资元气；二是将脾转输至肺的水谷精微和津液向下向内布散于其他脏腑；三是将脏腑代谢后产生的浊液下输于肾和膀胱，成为尿液生成之源。若肺失肃降，常出现呼吸短促、喘息、咳痰；或水液停留体内，而见尿少、水肿等。

肺气的宣发和肃降，既相反又相成，是肺进行一切生理功能的基础。肺失宣降是肺功能异常的基本病机。宣发和肃降功能失去协调，就会发生"肺失宣发"或"肺失肃降"的病变。所以，《素问·至真要大论》说："诸气膹郁，皆属于肺。"

3. 肺气以降为顺　人体脏腑气机运动规律一般是在上者宜降，在下者宜升。肺位胸中，居阳位，为五脏六腑之华盖，其气通天，天气下降，故肺气相对其他脏腑而言以降为顺。肺气顺则五脏六腑之气亦顺，故有"肺为脏之长"之说。在病理上，《素问·藏气法时论》指出："肺苦气上逆。"

4. 肺喜润恶燥　肺气通于秋，燥为秋令主气，内应于肺。病理上，燥邪最易耗伤肺津，导致咽干鼻燥、干咳少痰等症。故肺有喜润而恶燥的特性，治疗多以润肺为主。

（三）肺与体、窍、志、液、时的关系

1. 肺在体合皮，其华在毛　皮毛，包括皮肤、汗腺、毫毛等组织，是一身之表。它们依赖于卫气和津液的温养和润泽，具有防御外邪，排泄汗液，调节体温和辅助呼吸等作用。肺与皮毛的关系体现在两个方面：一是肺气宣发，输精于皮毛。肺气将卫气、津液及水谷精微布散于体表，以温养和润泽皮毛，从而发挥护卫肌表、抵御外邪及调节腠理开阖的作用。二是皮毛汗孔具有宣散肺气而助呼吸的作用，故称汗孔为"气门"，又称"玄府""鬼门"。皮毛汗孔能够随着肺气的宣降进行体内外的气体交换，所以，皮毛亦有"宣肺气"的作用。

肺气宣发，输精于皮毛功能正常，则皮肤致密，毫毛润泽，抵御外邪能力强。若肺气、肺津亏虚，既可致卫表不固而见自汗或易患感冒，又可因皮毛失养而见憔悴枯槁。皮毛受邪，可内合于肺。如寒邪客表，卫气郁遏，症见恶寒发热的同时多伴有咳喘等，常称之为肺卫表证，故治疗外感表证时，解表与宣肺常同时并用。

2. 肺在窍为鼻，喉为肺之门户　鼻是呼吸之气出入的通道，肺通过鼻与自然界相通，肺的生理和病理状况，可由鼻反映出来，故称"肺开窍于鼻"。鼻主通气和司嗅觉的功能须赖肺津的滋养和肺气的宣发。肺津充足，肺气宣畅，则鼻窍通利，呼吸平稳，

嗅觉灵敏；肺津亏虚或肺失宣发，则鼻窍失润而干燥，或见鼻塞、流涕、喷嚏、嗅觉减退。故《灵枢·脉度》曰："肺气通于鼻，肺和则鼻能知臭香矣。"而外邪侵袭，也常从鼻而入，引发肺部疾病。

喉为呼吸气息出入之门户，上连于鼻，下通于肺，肺之经脉上通于喉。喉的通气与发音有赖于肺津的滋养与肺气的推动。肺气宣畅，肺津充足，则喉得所养，而呼吸通畅，发音清亮。肺失宣降，则呼吸不畅，语音重浊、嘶哑，甚或失音，称为"金实不鸣"；若肺津不足或肺阴亏虚，喉失所养，则气怯声低，声音嘶哑，称为"金破不鸣"。

3.肺在志为忧（悲） 悲即悲伤；忧为忧愁、担忧。悲忧同情，皆属肺志，是肺之精气在情志方面的生理反应。但过度悲哀、忧伤，则属不良情志变化，主要损伤肺精、肺气，或致肺气宣降失常，可出现少气懒言、胸闷叹息、精神萎靡等症。《素问·举痛论》说："悲则气消。"反之，肺精气虚衰或肺气宣降失调，机体对外来非良性刺激的耐受能力下降，易产生悲忧的情志变化。

4.肺在液为涕 涕液由肺津所化，通过肺气宣发布散于鼻窍，有润泽、保护鼻窍及抵御外邪的作用。《素问·宣明五气》说："五脏化液……肺为涕。"肺津、肺气充足，则鼻涕润泽鼻窍而不外流。寒邪袭肺，肺气失宣，可见鼻流清涕；风热犯肺，则鼻流黄涕；燥邪犯肺，则涕少鼻干。

5.肺与秋气相通应 秋令气燥，其气肃降，草木皆凋。而人体肺脏主清肃下行，为阳中之阴，同气相求，故肺与秋气相应。《素问·六节藏象论》说："肺者……为阳中之少阴，通于秋气。"人体气血运行随"秋收"之气而内敛，渐向"冬藏"过渡。故《素问·四气调神大论》主张："秋三月……使志安宁，以缓秋刑；收敛神气，使秋气平；无外其志，使肺气清。"此外，秋燥太过易伤肺，常见干咳无痰、口鼻干燥、皮肤干裂等症。

三、脾

脾位于中焦，在横膈之下。《素问·太阴阳明论》说："脾与胃以膜相连。"《医贯·内经十二官论》称脾"其色如马肝赤紫，其形如刀镰"。《医学入门·脏腑》形容脾"扁似马蹄"。

脾的主要生理功能是主运化，主统血。人出生之后，精气血津液的化生和充实，均赖于脾胃运化的水谷精微，故称脾胃为"后天之本""气血生化之源""仓廪之本"。脾系统包括：在体合肌肉，其华在唇，在窍为口，在液为涎，在志为思，与长夏之气相通应，脾与胃通过经络构成表里关系。脾在五行属土，为阴中之至阴。

（一）脾的主要生理功能

1.脾主运化 "运"即运输、转输；"化"即消化、吸收。脾主运化指脾具有把饮食水谷化生为水谷精微和津液，并将其吸收、转输到全身的功能。脾主运化是整个饮食物代谢过程的中心环节，包括运化食物和运化水液。

（1）运化食物 指脾促进食物消化和吸收并转输其精微的功能。食物经胃受纳腐熟，初步消化后，变为食糜，下送于小肠作进一步消化。食物消化虽在胃和小肠中进行，但必须依靠脾气的推动、激发，才能将食物化为精微。其精微也必须经脾气作用才能吸收和输送至全身。脾气转输精微的途径有二：一是上输心肺，化生气血，布散全身；二是向四周布散到其他脏腑、四肢百骸，即《素问·玉机真脏论》所谓"脾为孤脏，中央土以灌四傍"，《素问·厥论》所谓"脾主为胃行其津液者也"。脾的运化功能强健，称为"脾气健运"，则消化吸收功能正常，精气血津液化生有源，人的生机旺盛。脾的运化功能减退，称为"脾失健运"，一方面消化吸收功能减弱，出现食少、腹胀等症；另一方面，精气血津液化生乏源，而见倦怠乏力、面黄肌瘦等气血不足之证。

（2）运化水液　指脾将水液化为津液，并将津液吸收、转输和布散到全身的作用。水液的吸收与胃、小肠和大肠的功能相关，但须依赖脾的运化才能完成。脾转输津液的途径：一是向四周布散，滋养濡润脏腑形体官窍；二是将津液上输于肺，通过肺气宣降输布于全身；三是在水液代谢过程中起枢转作用。肺为水之上源，肾为水之下源，而脾居中焦，为水液升降输布的枢纽。凡水液上腾下达，均赖于脾气的枢转。若脾运化水液功能失常，导致水液在体内停聚，产生水湿痰饮等病理产物，甚至导致水肿。故《素问·至真要大论》说："诸湿肿满，皆属于脾。"临床治疗一般采用健脾化痰、健脾燥湿或健脾利水之法。

运化食物和运化水液，是同时进行的，二者关系密切。脾失健运，可表现为消化吸收异常，水谷精微生成减少，气血生化乏源；也可表现为水液代谢障碍。二者可单独发生，也常相互影响。

人出生后生命活动的维续、气血津液的化生，均来源于脾（胃）运化产生的水谷精微，故称脾（胃）为"气血生化之源""后天之本"。脾（胃）为"后天之本"的理论，对养生防治疾病具有重要意义。养生与治疗注意保护脾胃，使脾气健运，则正气充足，不易受到邪气侵袭。若脾失健运，气血亏虚，则正气不足，容易生病。故《脾胃论·脾胃盛衰论》说："百病皆由脾胃衰而生也。"

2. 脾主统血　统，统摄、控制。脾主统血指脾有统摄、控制血液在脉中正常运行，防止逸出脉外的功能。《难经·四十二难》说："脾裹血，温五脏。"脾气统摄血液的功能，实际上是气固摄作用的体现。脾统血与脾为气血生化之源密切相关。脾气健运，则气血充盈，气的固摄作用强健，则血液能循脉运行而不逸出脉外。脾气或脾阳亏虚，则统摄血液失职，可见各种出血病证，称为"脾不统血"。由于脾气主升，外合肌肉，所以脾不统血，常见人体下部和肌肉皮下出血，如便血、尿血、崩漏及肌衄等病证，并多伴有气虚见症，如倦怠乏力、面色萎黄等，治以补脾摄血之法。

（二）脾的生理特性

1. 脾气宜升　指脾气以上升为主，以升为健的气机运动特点。

（1）脾主升清　"清"是指水谷精微等营养物质。脾主升清指脾气的升动转输，将水谷精微上输于心、肺、头目，通过心肺的作用化生气血，以营养全身。如果脾不升清，精微失于上输，心肺头目失养，则见心悸气短，头晕目眩等症；清气不升，阻滞于中，或气流于下，则见腹胀重坠，食少纳呆，或泄泻便溏等。故《素问·阴阳应象大论》说："清气在下，则生飧泄。"

（2）升举内脏 脾气上升具有维持内脏位置的相对稳定，防止其下垂的作用。若脾气虚而无力升举，易致内脏下垂，如胃下垂、肾下垂、子宫脱垂（阴挺）、直肠脱垂（脱肛）等，此为"脾气下陷"。临床常采用健脾升陷的补中益气汤治疗。

2. 脾喜燥恶湿 指脾喜燥洁而恶湿浊的生理特性。此特性与脾运化水液功能密切相关。脾气健运，运化水液正常，自然无痰饮水湿的停聚。若脾气虚，运化水液障碍，可致水湿痰饮内生，即所谓"脾生湿"；水湿产生后又反困脾气，使脾气不升，脾阳不振，称为"湿困脾"。外在湿邪侵入人体，也最易损伤脾阳，引起湿浊内生。内湿、外湿皆易困遏脾气，致脾气不升，运化失常，故说"脾恶湿"。脾为阴土，故脾欲求干燥清爽。《医学求是·治霍乱赘言》说："脾燥则升。"脾燥气升，水饮得以运化和枢转，无内湿产生，也能抵抗外湿侵害。故称"脾喜燥恶湿"。临床上对脾生湿、湿困脾的病证，一般健脾与利湿同治，所谓"治湿不理脾，非其治也"。

（三）脾与体、窍、志、液、时的关系

1. 脾在体合肉，主四肢 指脾具有运化水谷精微，充养肌肉和四肢的功能。《素问·痿论》说："脾主身之肌肉。"肉，指肌肉，《黄帝内经》称为"分肉"。四肢相对于躯干而言，为人体之末，故又称"四末"。脾气健运，水谷精微充盛，四肢肌肉得养，则肌肉丰满坚实，四肢活动轻劲有力。若脾失健运，水谷精微匮乏，四肢肌肉失养，则肌肉瘦削，四肢软弱无力，甚或痿废不用。故《素问·太阴阳明论》说："四肢皆禀气于胃，而不得至经，必因于脾，乃得禀也。今脾病不能为胃行其津液，四肢不得禀水谷气，气日以衰，脉道不利，筋骨肌肉皆无气以生，故不用焉。"临床上，肌肉痿废不用等疾患常从脾胃治疗，如《素问·痿论》指出"治痿独取阳明"。

2. 脾在窍为口，其华在唇 脾开窍于口，是指人的食欲、口味与脾的运化功能密切相关。

口腔是饮食物摄入的门户，足太阴脾经连舌本，散舌下；舌主味觉，位于口中。所以，食欲和口味均可反映脾的运化功能状态。脾气健运，则食欲旺盛，口味正常，如《灵枢·脉度》说："脾气通于口，脾和则口能知五谷矣。"若脾气虚弱，则口淡乏味；脾失健运，湿浊内生，则口中黏腻；饮食停滞，食积化热，则口臭。

其华在唇，是指口唇色泽可反映脾气功能盛衰，如《素问·五脏生成》说："脾之合肉也；其荣唇也。"脾气健旺，气血充足，则口唇红润光泽；脾失健运，气血衰少，则唇淡无泽。

3. 脾在志为思 思即思虑。脾的生理功能与情志之思相关。思为脾志，又与心神有关，故有"思出于心而脾应之"之说。脾主运化，化生气血，能为思虑活动提供物质基础。脾气健运，气血旺盛，则思虑正常。脾的功能与思虑常相互影响，脾失健运，气血不足，常见思维迟钝，或思虑不决。若思虑过度，或所思不遂，亦会影响脾气的运化，导致脾气郁结，而见纳呆不饥，脘腹胀闷，头目眩晕等症。

4. 脾在液为涎 涎为口津，即唾液中较清稀的部分，由脾气布散脾精上溢于口而化生，故说"脾在液为涎"。涎可保护口腔、润泽口腔，在进食时分泌旺盛，以助食物的咀嚼、吞咽和消化，故有"涎出于脾而溢于胃"之说。

脾运化正常，则涎液化生充足，上行于口而不溢出口外。若脾胃不和，或脾气不摄，则致涎液化生异常增多，口涎自出。若脾精不足，涎液分泌减少；或脾气运化布散津液功能障碍，津不上承，则见口干舌燥。

5. 脾与长夏之气相通应 "长夏"（夏至到处暑）之季，气候炎热，雨水较多，湿为热蒸，蕴酿生化，万物华实，合于土生万物之象；而脾主运化，化生气血，以奉生身，类于"土爰稼穑"之理，故脾与长夏同气相求而相通应。长夏之湿虽主生化，但湿之太过，反困于脾，使脾运不展。故至夏秋之交，脾弱者易为湿伤，诸多湿病由此而起，可出现肢体困重、脘闷不舒、纳呆泄泻等。

此外，有"脾主四时"之说，或称"脾不主时"。如《素问·太阴阳明论》说："脾者土也，治中央，常以四时长四脏，各十八日寄治，不得独主于时也。"提出脾主四季之末的各十八日，表明四时之中皆有土气，而脾不独主某一时节。人体生命活动依赖脾胃所化生的水谷精微和津液的充养，心肺肝肾生理功能皆赖脾气及其化生的精微物质的支持。脾运化正常，则四脏得养，正气充足，不易得病，故有"四季脾旺不受邪"之说。

四、肝

肝位于腹腔，横膈之下，右胁之内。

肝的主要生理功能是主疏泄，主藏血。肝系统包括：在体合筋，其华在爪，在窍为目，在液为泪，在志为怒，与春气相通应，肝与胆通过经络构成表里关系。肝在五行属木，为阴中之少阳。《素问·灵兰秘典论》说："肝者，将军之官，谋虑出焉。"《素问·六节藏象论》说："肝者，罢极之本，魂之居也。"

（一）肝的主要生理功能

1. 肝主疏泄 疏，即疏通；泄，即宣泄、升发。肝主疏泄指肝具有保持全身气机疏通畅达，通而不滞，散而不郁的作用。

肝主疏泄的中心环节是调畅气机。肝气疏通、畅达全身气机，使脏腑经络之气运行通畅、升降出入运动协调，则全身脏腑、经络、形体、官窍等活动有序进行。若肝的疏泄功能失常，气机失调，可导致五脏病变，故《四圣心源·六气解》称肝为"五脏之贼"。

肝气疏泄失常，其病机变化主要有两个方面：一是疏泄不及，气机不畅，形成气机郁结的病理变化，称为"肝气郁结"，多见闷闷不乐，悲忧欲哭，胸胁、两乳或少腹等部位胀痛不舒等。二是疏泄太过，气机亢逆，肝气亢奋，称为"肝气上逆"，多表现为急躁易怒、失眠头痛、面红目赤、胸胁乳房常走窜胀痛，或血随气逆而吐血、咯血，甚则卒然昏厥。如《素问·调经论》说："血之与气并走于上，则为大厥，厥则暴死，气复反则生，不反则死。"

肝气疏泄，调畅气机的作用，派生的功能活动如下：

（1）调畅情志　情志活动以气机调畅、气血调和为重要条件。《灵枢·平人绝谷》说："血脉和利，精神乃居。"肝主疏泄功能正常，人体气机调畅，气血调和，则情志舒畅。若肝之疏泄不及，肝气郁结，常表现为情志抑郁、善太息等症；若肝之疏泄太过，肝气郁而化火，或肝气上逆，常见急躁易怒、心烦失眠等症。反之，情志异常，也可影响肝之疏泄，造成肝气郁结或肝气亢逆的病理变化。

（2）协调脾升胃降和促进胆汁分泌排泄　饮食物的消化吸收，主要依赖于脾胃的运化功能，肝主疏泄是保证脾胃运化功能正常的重要条件。肝气疏泄对脾胃运化的促进作用主要体现在以下两个方面：一是协调脾升胃降。脾胃运化功能正常与否的一个极重要环节，就是脾的升清与胃的降浊之间是否协调平衡，这与肝气疏泄有密切关系。肝气疏泄，畅达气机，促进和协调脾胃之气的升降运动，只有脾升胃降正常，才能为脾胃正常纳运创造条件。所谓"土得木而达"（《素问·宝命全形论》）。若肝疏泄异常，则不仅影响脾的升清，在上为眩晕，在下为飧泄；且能影响胃的降浊，在上为呕逆嗳气，在中为脘腹胀满疼痛，在下为便秘。前者称为"肝气犯脾"，后者称为"肝气犯胃"，二者可统称为"木乘土"。二是调节胆汁的分泌与排泄。饮食物的消化吸收依赖于胆汁的分泌和排泄，而胆汁的分泌、排泄是在肝气的疏泄作用下完成的。肝疏泄正常，则胆汁能正常分泌和排泄，有助于脾胃运化。如肝气疏泄失常，出现肝气郁结，胆汁则不能正常分泌与排泄，可致胆汁郁滞，影响饮食物消化吸收，出现食欲减退、厌食油腻、腹胀、腹痛、黄疸等病证；若肝气亢逆，疏泄太过，可致胆汁上溢，出现口苦等症。

（3）促进血液与津液的运行输布　血液运行和津液输布代谢，有赖于气机调畅。肝主疏泄，调畅气机，气行则血行，气行则津行，故能促进血液与津液的运行输布。若肝疏泄不及，气机郁结，则血运不畅，停滞而为瘀血，可见胸胁刺痛，或为癥积、肿块，在女子可出现经行不畅、经迟、痛经、经闭等。若肝疏泄太过，肝气上逆则血随气逆，血不循经出现呕血、咯血，或女子月经过多、崩漏不止等。肝气疏泄不及，气滞津停，可形成水湿痰饮等病理产物，导致梅核气、瘰疬、痰核、瘿瘤、乳癖、鼓胀等病变。

（4）促进男子排精与女子排卵行经　男子排精、女子排卵与月经来潮等，皆与肝气疏泄有密切关系。男子精液的贮藏与施泄，女子月经的排泄与胎儿的孕育，是肝的疏泄与肾的闭藏作用相互协调的结果。肝气疏泄正常，则精液排泄通畅有度。若肝气郁结，疏泄失职，则排精不畅而见精瘀；若肝火亢盛，疏泄太过，精室被扰，则见梦遗等。肝的疏泄功能正常，是月经周期正常，经行通畅的重要保障。若肝气郁结，常致月经后期、量少、经行不畅、甚或痛经等；若肝气亢逆，疏泄太过，血不循经，常致月经先期、量多、崩漏等。由于肝的疏泄对女子生殖功能尤为重要，故《临证指南医案·调经》有"女子以肝为先天"之说。

2.肝主藏血　指肝具有贮藏血液、调节血量和防止出血的功能。肝藏血的生理意义有：

（1）贮藏血液　肝藏血，与冲脉并称为"血海"，以供给机体各部分生理功能之所需。肝贮藏血液，一是濡养肝及筋、爪、目等组织。《素问·五脏生成》云："肝受血而能视，足受血而能步，掌受血而能握，指受血而能摄。"若肝血不足，濡养功能减退，筋、爪、目等常失养，可见肢体麻木、筋脉拘挛、目涩、视物不清、目珠刺痛、爪甲色淡等。二是为经血生成之源。女子月经来潮，与冲脉充盛、肝血充足及肝气畅达密切相关。冲脉起于胞中而通于肝，肝血充足、肝气畅达则肝血流注冲脉，冲脉血海充盛则月经按时来潮。若肝血不足，可致月经量少，甚或闭经。三是涵养肝气。肝贮藏充足的血液，化生和涵养肝气，使之冲和畅达，发挥其正常的疏泄功能，防止疏泄太过而亢逆。四是藏血舍魂。魂随神而动，以血为养。《灵枢·本神》说："肝藏血，血舍魂。"明代张介宾《类经·藏象类》说："魂之为言，如梦寐恍惚，变幻游行之境，皆是也。"肝血充足，魂有所养，则夜寐安宁。肝血不足，血不养魂，则魂不守舍，而见惊骇噩梦、卧寐不安、梦游等症。

（2）调节血量　肝贮藏充足血液，可根据生理需要调节人体各部分血量分配。正常情况下，人体各部分血量相对恒定，但可随机体活动量增减、情绪变化、外界气候等因素的变化而变化，这种变化是通过肝的藏血和疏泄实现的。当机体活动剧烈或情绪激动时，肝就通过疏泄作用，将所贮藏的血液向外周输布，以供机体需要。当人体处于安静或情绪稳定时，机体外周对血液的需求量相对减少，部分血液便又归藏于肝。《素问·五脏生成》说："人卧血归于肝。"王冰注解说："肝藏血，心行之，人动则血运于诸经，人静则血归于肝脏。"

（3）防止出血　肝为藏血之脏，具有收摄血液、防止出血的功能。《杂病源流犀烛·肝病源流》说：肝"其职主藏血而摄血"。肝气充足，则能固摄肝血而不致出血；又因阴气主凝，肝阴充足，涵养肝阳，阴阳协调，则能发挥凝血功能而防止出血。故明代章潢《图书编》说："肝者，凝血之本。"肝藏血功能失职，引起的出血，称为"肝不藏血"。

肝不藏血引起的出血：一是肝气虚弱，收摄无力而出血；二是肝气有余，疏泄太过，血随气逆而致出血，或肝火亢盛，灼伤脉络，迫血妄行而出血；三是肝阴不足，肝阳偏亢，血不得凝而出血。临床上均可出现吐血、衄血、咯血，或月经过多，甚则崩漏等各种出血病证。

肝主疏泄，又主藏血，《临证指南医案·肝风》有"肝体阴而用阳"之说。"体阴"是指肝藏阴血，本体为阴；"用阳"指肝主疏泄，肝气主升、主动的特点，其用为阳。临床多见肝血、肝阴不足，肝气、肝阳常有余的病机特点。

肝主疏泄和藏血功能相互为用。肝疏泄功能正常，气机调畅，血运通达，藏血功能得以保障；反之，肝藏血功能正常，血量充足，又能涵养肝气，使之疏而不亢，有助于肝的疏泄。

（二）肝的生理特性

1. 肝主升发　指肝气向上升动、向外发散，生机不息之性。肝属木，通于春气，春季阳气始发，内孕生升之机；肝气升发，启迪诸脏生长化育，使诸脏之气生升有由，则气血冲和，五脏安定，生机不息。如《杂病源流犀烛·肝病源流》说："肝和则生气，发育万物，为诸脏之生化。"

肝气升发有度，有赖于肝阴与肝阳协调。肝阴凉润、柔和，肝阳温煦、升动。肝阴与肝阳协调，肝气才能柔和而升发。肝阴不足，易致肝阳偏盛而升发太过，出现肝气亢逆；肝阳不足，易发生升发不足，可见寒滞肝脉。

2. 肝喜条达而恶抑郁　条达，即调畅、通达和舒展之意；抑郁，即抑制、遏止和郁滞之意。肝属木，应自然界春生之气，以疏通、畅达为顺，不宜抑制、郁结。肝气疏通畅达，与情志活动密切相关。乐观愉悦有助于肝气疏通和畅达；情志郁结则肝失条达，见胸胁、乳房、少腹胀痛或窜痛等症状。

3. 肝为刚脏　指肝具有刚强、躁急的生理特性。古人把肝喻为"将军之官"，是指肝内寄相火，其性刚烈，具有易亢、易逆的特点。临床上肝病多见因阳亢、火旺、热极、阴虚而致肝气升动太过的病理变化，如肝气上逆、肝火上炎、肝阳上亢和肝风内动等，从而出现眩晕、面赤、烦躁易怒、筋脉拘挛，甚则抽搐、角弓反张等症状，治疗多用镇肝补虚、泻火滋阴等法。

肝为刚脏与肺为娇脏相对而言，肝气主左升，肺气主右降，左升与右降相反相成。若肝气升动太过，肺气肃降不及，则可出现"左升太过，右降不及"的肝火犯肺的病机变化。

（三）肝与体、窍、志、液、时的关系

1. 肝在体合筋，其华在爪　筋，即筋膜，包括肌腱和韧带，附着于骨而聚于关节，是连接关节、肌肉，主司关节运动的组织。《素问·五脏生成》说："诸筋者，皆属于节。"正是由于筋的收缩、弛张，关节才能屈伸自如。《灵枢·九针论》说"肝主筋"，筋依赖肝血和肝气的濡养。肝之气血充足，筋得其养，运动灵活而有力，并且能耐受疲劳。故《素问·六节藏象论》称肝为"罢极之本"。若肝之气血亏虚，筋脉失养，则运动能力减退。老年人动作迟缓不便，容易疲劳。《素问·上古天真论》说："丈夫……七八，肝气衰，筋不能动。"若肝之阴血不足，筋失所养，还可出现手足震颤、肢体麻木、屈伸不利，甚则瘛疭等。故《素问·至真要大论》说："诸风掉眩，皆属于肝。"

爪，即爪甲，包括指甲和趾甲，乃筋之延续，所以有"爪为筋之余"之说。《素问·五脏生成》云："肝之合筋也，其荣爪也。"爪甲亦赖肝血肝气的荣养。肝血、肝气的盛衰及其作用的强弱，可从爪甲的色泽与形态上表现出来。肝血充足，则爪甲坚韧，红润光泽；肝血不足，则爪甲痿软而薄，枯而色夭，甚则变形、脆裂。

2. 肝在窍为目　目又称"精明"，为视觉器官。目的视物功能，主要依赖肝血的濡养和肝气的疏泄。肝之气血循经脉上注于目，使其发挥视觉作用。《灵枢·脉度》说："肝气通于目，肝和则目能辨五色矣。"肝之精血充足，肝气调和，则视物精明。若肝精血不足，目失所养，则见两目干涩、视物不清、目眩、目眶疼痛等症；肝经风热，循经入目，则目赤痒痛；肝阳上亢，上扰清窍，则头目眩晕；肝风内动则目睛上吊、两目斜视；肝胆湿热，熏蒸于目，则白睛色黄；因情志不畅，致肝气郁结，久而火动痰生，蒙

阻清窍，可致两目昏蒙、视物不清。

目视物功能的发挥，还有赖于五脏六腑之精的濡养。《灵枢·大惑论》说："五脏六腑之精气，皆上注于目而为之精。精之窠为眼，骨之精为瞳子，筋之精为黑眼，血之精为络，其窠气之精为白眼，肌肉之精为约束。"后世医家据此发展为"五轮"学说，即风轮（黑睛）、血轮（两眦血络）、肉轮（上下眼睑）、气轮（白睛）、水轮（瞳孔），为眼科疾病的辨证论治奠定了理论基础。

3. 肝在志为怒 怒是人在情绪激动时的一种情志变化，人皆有之。一定限度内的情绪发泄有利于肝气疏导和调畅，对维持机体生理平衡有重要意义。但大怒或郁怒不解，对机体是一种不良的刺激，既可引起肝气郁结，气机不畅，精血津液运行输布障碍，痰饮瘀血内生；又可致肝气上逆，血随气逆，发为出血或中风昏厥。《素问·生气通天论》说："阳气者，大怒则形气绝，而血菀于上，使人薄厥。"故有"怒伤肝"之说。反之，若肝气过亢，或肝阴不足、肝阳偏亢时，常可表现出易于激动，情绪失控，易于发怒；若肝气虚则易产生恐惧。故《灵枢·本神》说："肝气虚则恐，实则怒。"

4. 肝在液为泪 目为肝窍，泪从目出，泪由肝精、肝血经肝气疏泄于目而化生，故《素问·宣明五气》说："肝为泪。"泪有濡润、清洁眼睛的作用。肝之阴血充足，肝气冲和，则泪液分泌适量，滋润目窍而不外溢。异物入目时，泪液大量分泌，起到清洁眼目和排除异物的作用。肝的功能失调常可导致泪液的分泌、排泄异常。如肝血不足，可见两目干涩；肝经湿热或肝经风热，则见目眵增多、迎风流泪等。

5. 肝与春气相通应 春季为一年之始，阳气始生，自然界生机勃发，一派欣欣向荣的景象。肝气主升、主动，喜条达而恶抑郁，为阴中之少阳，故肝与春气相通应。春季养生，须顺应春生之气和肝气的畅达之性，应当"夜卧早起，广步于庭"（《素问·四气调神大论》），并保持情志舒畅，力戒暴怒忧郁。春季天气转暖而风气偏胜，人体之肝气应之而旺，故素体肝气偏旺、肝阳偏亢或脾胃虚弱之人在春季易发病，可见眩晕、烦躁易怒、中风昏厥，或情志抑郁、焦虑，或两胁肋部疼痛、胃脘痞闷、嗳气泛恶、腹痛腹泻等病证。

五、肾

肾位于腰部，脊柱两侧，左右各一。《素问·脉要精微论》说："腰者，肾之府。"

肾的主要生理功能是藏精，主水，主纳气。肾系统包括：在体合骨，生髓通脑，其华在发，在窍为耳及二阴，在液为唾，在志为恐，与冬气相通应，肾与膀胱通过经络构成表里关系。肾在五行属水，为阴中之太阴。由于肾藏先天之精，主生殖，为人体生命之本原，故称肾为"先天之本"。肾阴与肾阳能资助、促进、协调全身脏腑之阴阳，故肾又称为"五脏阴阳之本"。肾藏精，主蛰，故肾为"封藏之本"。

（一）肾的主要生理功能

1. 肾主藏精 是指肾具有贮存、封藏人体之精的生理功能。精藏于肾而不无故流失，是其发挥正常生理功能的重要条件。故《素问·六节藏象论》说："肾者，主蛰，封藏之本，精之处也。"

肾所藏之精，称为肾精。其来源包括"先天之精"和"后天之精"。先天之精禀受于父母，是生命活动的原始物质；后天之精指人出生后，由水谷和脏腑化生的精微物质，故《素问·上古天真论》说："肾者主水，受五脏六腑之精而藏之。"先、后天之精的关系可以概括为先天促后天，后天养先天。

肾精所化之气为肾气。精能化气，气能生精，即所谓"精气互化"。肾中精气的主要生理功能如下：

（1）主生长发育和生殖 肾中精气主司人体生长发育和生殖功能。《素问·上古天真论》说："女子七岁，肾气盛，齿更发长；二七而天癸至，任脉通，太冲脉盛，月事以时下，故有子；三七，肾气平均，故真牙生而长极；四七，筋骨坚，发长极，身体盛壮；五七，阳明脉衰，面始焦，发始堕；六七，三阳脉衰于上，面皆焦，发始白；七七，任脉虚，太冲脉衰少，天癸竭，地道不通，故形坏而无子也。丈夫八岁，肾气实，发长齿更；二八，肾气盛，天癸至，精气溢泻，阴阳和，故能有子；三八，肾气平均，筋骨劲强，故真牙生而长极；四八，筋骨隆盛，肌肉满壮；五八，肾气衰，发堕齿槁；六八，阳气衰竭于上，面焦，发鬓颁白；七八，肝气衰，筋不能动，天癸竭，精少，肾藏衰，形体皆极；八八，则齿发去。"人体生、长、壮、老、已的生命过程与肾中精气的盛衰密切相关。人出生后，肾中精气渐盛，幼年期表现为"齿更发长"，骨骼逐渐生长而身体增高；青年期肾中精气充盛，表现出智齿生，骨骼长成；壮年期肾中精气更加充盛，则筋骨强健、头发黑亮、身体壮实、精力充沛；老年期随着肾中精气逐渐衰减，则出现面色憔悴、头发脱落、牙齿枯槁、骨质脆弱等衰老现象。人体"齿、骨、发"的生长状况是观察肾中精气盛衰的外候。若肾中精气不足，小儿则表现出生长发育迟缓，可见身材矮小，或出现五迟（站迟、语迟、行迟、发迟、齿迟）、五软（头软、项软、手足软、肌肉软、口软）；成人则易早衰，可见精神不振，健忘恍惚，反应迟钝，牙齿松动易落，须发早白易脱，腰膝酸软，骨质疏松疼痛，足痿无力，头昏，耳鸣耳聋等。

肾中精气与人体的生殖功能密切相关。人出生后，随着肾中精气的不断充盈，产生天癸。天癸是肾中精气充盈到一定程度而产生的促进和维持人体生殖功能的物质。天癸至，女子月经来潮，男子出现排精，说明性器官已经成熟，具备了生殖能力。其后，肾中精气不断充盈，从而维持人体生殖功能旺盛；中年以后，肾中精气渐衰，天癸随之减少，生殖功能衰退；进入老年期，肾中精气衰少，天癸逐渐衰减，生殖功能随之下降直至消失。说明肾中精气是促进生殖功能成熟及维持生殖功能稳定的根本。若肾中精气亏虚，成年人则生殖功能减退，可见男子精少不育、女子经闭不孕等病证。临床上防治某些先天性疾病、生长发育迟缓、生殖功能低下，以及养生保健、延年益寿等，补益肾中精气是基本原则。

（2）为脏腑阴阳之本 肾中精气所分化的肾阴、肾阳具有主宰和调节全身阴阳，以维持人体阴阳动态平衡的作用。肾阴，对人体各脏腑组织起着滋养、濡润、宁静的作用，又称元阴、真阴、真水和命门之水，为人体阴液的根本；肾阳，对机体各脏腑组织起着激发、推动、温煦的作用，又称元阳、真阳、真火和命门之火，为人体阳气的根本。肾阴和肾阳相互制约、相互为用，维护着各脏阴阳的相对平衡。因此，肾被喻为人体"阴阳之根""水火之宅"。

肾阴肾阳失去平衡协调，可导致肾阴虚或肾阳虚。肾阴虚表现为五心烦热，潮热盗汗，腰膝酸软，口干咽燥，头晕耳鸣，舌红少津，脉细数等虚热性病证。肾阳虚表现为神疲乏力，形寒肢冷，腰膝冷痛，小便清长或不利，以及生殖功能减退，舌质淡，脉迟无力等虚寒性病证。由于肾阴和肾阳均以肾中精气为物质基础，所以肾阴虚到一定程度可累及肾阳，肾阳虚到一定程度也可累及肾阴，形成"阴阳互损"的病机变化。

肾阴和肾阳是五脏阴阳之本，"五脏之阴气非此不能滋，五脏之阳气非此不能发"，故肾的阴阳失调，会导致其他脏腑的阴阳失调。如肝失去肾阴滋养，称为"水不涵木"，可出现肝阳上亢，甚则肝风内动；脾失去肾阳温煦，可出现五更泄泻、下利清谷等。反之，其他各脏阴阳失调，"久病及肾"，也可导致肾阴虚或肾阳虚。

此外，肾藏精，还有生髓化血及抵御外邪的功能。

2. 肾主水 指肾有主持和调节全身水液代谢的功能。《素问·逆调论》说："肾者水脏，主津液。"人体水液代谢是十分复杂的生理过程，需要多个脏腑的共同参与。其中，肾对水液代谢的作用最为重要。主要体现在：

（1）促进与调节参与水液代谢脏腑的作用 肾气及肾阴肾阳能促进和调节参与水液代谢各脏腑的功能。水液代谢是在肺、脾、肾、胃、大肠、小肠、三焦、膀胱等脏腑的共同参与下完成，水液的吸收、输布及排泄，需要脾的运化、肺的通调水道等脏腑的作用，但都离不开肾中精气的蒸腾气化和肾阴肾阳的协调共济。

（2）调节尿液的生成和排泄 尿液的生成和排泄是水液代谢的一个重要环节。各脏腑形体官窍代谢后产生的水液，通过肾的蒸腾气化作用，升清降浊，清者上升，重新参与水液代谢；浊者下输膀胱化为尿液。膀胱开阖有度，控制尿液的贮存与排泄，也必须依赖肾气的推动与固摄。

若肾阳虚衰，气化不利，可致尿少、小便不利、甚则水肿；若肾气不足，固摄无力，则见小便清长、遗尿或尿失禁；若肾阴不足，虚热与水湿蕴结，可见尿频数。故《素问·水热穴论》说："肾者胃之关也，关门不利，故聚水而从其类也。上下溢于皮肤，故为胕肿。胕肿者，聚水而生病也。"

3. 肾主纳气 指肾具有摄纳肺吸入的清气以保持呼吸深度的作用。人体呼吸由肺所主，呼气赖肺宣发，吸气赖肺肃降。但吸气维持一定的深度，还有赖于肾气的摄纳潜藏。故《难经·四难》说："呼出心与肺，吸入肾与肝。"《类证治裁·喘证》说："肺为气之主，肾为气之根。"

肾纳气功能，实际上是肾气封藏作用在呼吸运动中的具体体现。肾中精气充沛，摄纳有权，则呼吸均匀、和调深长。若肾中精气不足，摄纳无权，肺吸入之清气不能下纳于肾，则会出现呼吸表浅，或呼多吸少，动则气喘等病理表现，称之为"肾不纳气"。

（二）肾的生理特性

肾的生理特性是肾主蛰藏。《素问·六节藏象论》说："肾者主蛰，封藏之本……通于冬气。"肾主蛰，以越冬虫类伏藏喻指肾的封藏之性，故称"肾为封藏之本"。肾的封藏作用，主要体现在人体的藏精、纳气、固摄冲任、固摄二便等方面。若肾封藏失职，则会导致精气亏虚的一系列病机变化，比如精亏神衰，精血不足，以及正气不足，易病早衰等。也可以因肾气不固而出现滑精早泄、动则气喘、尿频、遗尿，甚则小便失禁、大便滑脱、多汗及女子崩漏、滑胎等病证。

(三) 肾与体、窍、志、液、时的关系

1. 肾在体合骨，生髓，其华在发　肾精具有生髓而充养骨骼的功能。《素问·阴阳应象大论》说："肾生骨髓。"肾藏精，精生髓，肾精具有促进骨骼生长发育和修复的作用。故《素问·六节藏象论》说肾"其充在骨"。肾精充足，骨髓充盈，骨骼得养，才能坚固有力；若肾精不足，骨髓空虚，骨失所养，小儿可见囟门迟闭、骨软无力甚则畸形、立迟行迟等；老年人骨软无力、易于骨折等。牙齿为骨之延续，亦由肾中精气充养，故称"齿为骨之余"。牙齿松动、脱落及小儿齿迟等，多与肾中精气不足有关。

髓分骨髓、脊髓和脑髓，皆由肾精化生。肾精的盛衰也影响脊髓及脑髓的充盈。脊髓上通于脑，脑由髓聚而成。《灵枢·海论》说："脑为髓之海。"肾精充足，髓海充盈，则思维敏捷，精力充沛；反之，肾精不足，髓海空虚，则"脑转耳鸣，胫酸眩冒，目无所见，懈怠安卧"（《灵枢·海论》），小儿可见智力低下，甚则痴呆，成人则见思维缓慢、记忆衰减等，常采用补肾填精法治疗。

发的生长赖血以养，故称"发为血之余"。但由于肾藏精，精化血，故发的生机根源于肾。精血旺盛，则毛发浓密而润泽，故《素问·六节藏象论》说："肾……其华在发。"发之生长与脱落、润泽与枯槁，常能反映肾精的盛衰，故称"发为肾之外候"。青壮年精血旺盛，发长而润泽；老年人精血衰少，发白而脱落。若肾精不足，发失所养，则见头发枯萎，早脱早白等。

2. 肾在窍为耳及二阴　耳的听觉与肾精密切相关。《灵枢·脉度》说："肾气通于耳，肾和则耳能闻五音矣。"只有肾精充足，上濡耳窍，听觉灵敏；反之，若肾精亏虚，耳窍失养，则听力减退，或耳鸣耳聋。除肾之外，耳的功能也与其他脏腑有关，如心开窍于耳、少阳经脉循行于耳等。所以，耳的病变也与心和肝胆有关。

二阴，即前阴和后阴。前阴是排尿和生殖的器官。前阴的排尿与生殖功能，为肾所主，前已叙述。后阴即肛门，又称魄门、谷道，是排泄粪便的通道。粪便的排泄虽属于大肠的传导功能，但亦与肾中阴阳关系密切。肾阴不足可致肠液枯涸而便秘。肾气不固，则见久泄滑脱。肾阳虚损既可导致便秘也可导致泄泻。若肾阳虚衰，温煦推动不足，表现为排便艰涩无力，即为冷秘；若肾阳虚损，不能温脾阳以助运化，可见泄泻等病证。

3. 肾在志为恐　是指恐的精神活动与肾关系密切。《素问·阴阳应象大论》说："在脏为肾……在志为恐。"肾精充足，虽遇恐惧但能做出心理调节，使恐而不过。若肾精不足，稍受刺激，即恐惧不安。反之，过恐易伤肾，肾气不固，易出现二便失禁、遗精、滑胎等病证。

4. 肾在液为唾　唾是唾液中较稠厚部分，有润泽口腔、滋养肾精的功能。足少阴肾经挟舌本，唾由肾精所化，故肾在液为唾。由于唾源自肾精，若吞而下咽，可滋养肾精；若多唾久唾，则能耗伤肾精。如肾阳虚衰，蒸化和固摄减退，可见唾出不已，质稀而冷等症；若肾阴亏虚，则见唾少口干，甚至唇焦齿槁。

唾与涎皆为口津，二者同中有异。涎为脾精所化，出自两颊，质地较清稀，病时多自口角流出；唾为肾精所生，出自舌下，质地较稠厚，病则从口中唾出。

5. 肾与冬气相通应　冬季气候寒冷，自然界的物类，静谧闭藏，蓄积生机。肾五行属水，为阴中之太阴，主藏精而为封藏之本，同气相求，故肾应冬藏之气。冬季养生重在保养肾精，要"早卧晚起，必待日光""使志若伏若匿"（《素问·四气调神大论》），以利阴精积蓄，阳气潜藏。若冬不藏精，则"春必病温"，易发外感热病。素体阳虚，或久病肾阳不足者，在冬季易发病或病情加重，即所谓"能夏不能冬"。

【附】命门

命门即性命之门，指生命的关键和根本。命门一词，首见于《灵枢·根结》："命门者，目也。"自《难经》提出"右肾为命门"之后，历代医家对命门的部位、形态及生理功能，各有发挥，提出了众多不同的见解。

1. 命门的形态　分有形与无形之论。《难经》以右肾为命门，是为有形；持无形之论者，如明代医家孙一奎认为，命门不是指具体而有形质的脏器，而是一种"肾间动气"。

2. 命门的部位　有右肾与两肾及两肾之间的说法。

（1）右肾为命门说　《难经》首提出此说，之后晋代王叔和、明代李梴等人均认为右肾为命门。

（2）两肾皆为命门说　元代滑寿首倡，此后一些医家以此为说，如明代虞抟提出"两肾总号为命门"，张介宾认为"两肾皆属命门"。

（3）两肾之间为命门说　此说首推明代赵献可。他认为命门位于两肾之间，且无形可见。赵氏之说对后世影响很大，清代医家陈士铎、陈修园、林佩琴等皆认为命门在两肾之间。

3. 命门的功能　有主火、水火共主、非水非火为肾间动气之不同。如明代赵献可认为命门即是真火，主持一身阳气。明代张介宾则强调命门之中有阴阳水火二气，发挥对全身的滋养、激发作用。明代孙一奎认为命门在两肾中间，非水非火，是一种元气发动之机，是生生不息造化之机枢。

综上所论，历代医家对命门形态、部位虽有不同见解，但对命门的生理功能与肾息息相通的观点，认识是基本一致的。即肾阳即命门之火，肾阴即命门之水。命门与肾同为脏腑之本、阴阳之根、水火之宅。历代医家之所以重视命门，无非是为了强调肾中阴阳在人体生命活动中的重要性。

第三节 六 腑

六腑，是胆、胃、小肠、大肠、膀胱、三焦的合称。六腑的生理功能是受盛和传化水谷，生理特点是"泻而不藏""实而不能满"。饮食物入口，经胃的腐熟，小肠的分清泌浊，至化为糟粕排出体外，要经过七个比较关键的部位，《难经》称为"七冲门"。《难经·四十四难》说："唇为飞门，齿为户门，会厌为吸门，胃为贲门，太仓下口为幽门，大肠、小肠会为阑门，下极为魄门，故曰七冲门也。"

六腑具有通降下行的特性，《素问·五脏别论》说："水谷入口，则胃实而肠虚；食下，则肠实而胃虚。"即每一腑都必须适时排空其内容物，以保持六腑通畅，故"六腑以通为用，以降为顺"。

一、胆

胆位于右胁，附于肝之下。胆居六腑之首，又为奇恒之腑。足少阳胆经与足厥阴肝经相互属络而成表里关系。胆的主要生理功能是贮藏、排泄胆汁和主决断。

（一）胆贮藏和排泄胆汁

胆汁味苦，色黄绿，由肝之余气（精气）所化生，故称之为"精汁""清汁"，称胆为"中精之府""清净之府""中清之府"。胆汁的生成和排泄受肝主疏泄功能的调控。肝疏泄功能正常，化生胆汁，贮藏于胆，泄于小肠，帮助消化。肝失疏泄，胆汁化生与排泄障碍，影响脾胃纳运功能，可出现胁下不适、厌食、腹胀、腹泻等症状。若胆汁上逆，可见口苦、呕吐黄绿苦水等；若湿热蕴结肝胆，胆汁外溢，可发为黄疸，则见目黄、身黄、小便黄等症。

（二）胆主决断

胆主决断，指胆具有对事物进行判断、做出决定的功能。《素问·灵兰秘典论》说："胆者，中正之官，决断出焉。"胆气强者勇敢果断，胆气弱者则数谋虑而不决。肝主谋虑，胆主决断，二者相成互济，谋虑定而后决断出。临床上，肝胆气虚或心胆气虚者多见善惊易恐、胆怯失眠等症。

胆既属六腑，又属奇恒之腑。由于胆之形态中空有腔，排泄胆汁助消化，并与肝有表里关系，故属六腑之一。但其贮藏"精汁"功同五脏，不直接传化水谷，故又属奇恒之腑之一。

二、胃

胃居中焦，与脾以膜相连，上连食管，下通小肠。胃又称为胃脘，胃脘分上、中、下三部。胃的上部为上脘，包括贲门；胃的下部为下脘，包括幽门；上下脘之间为中脘。足阳明胃经与足太阴脾经相互属络而成表里关系。胃的主要生理功能是主受纳和腐熟水谷。

（一）胃主受纳水谷

受纳，接受和容纳。饮食入口，由胃接受并容纳于其中，故胃有"太仓""水谷之海"之称。由于机体精气血津液的化生，都依赖于饮食水谷，故胃又有"水谷气血之海"之称。胃主受纳，是胃主腐熟以及饮食物消化吸收的基础。胃主受纳功能的强弱，可从食欲和饮食多少反映出来。

（二）胃主腐熟水谷

腐熟，指饮食物经过胃的初步消化形成食糜的过程。容纳于胃的饮食物，经胃气磨化和腐熟作用后，精微物质被吸收，并由脾气转输至全身；而食糜则下传于小肠作进一步消化。

胃的受纳、腐熟水谷功能，必须与脾的运化相互配合，唯有纳运协调，才能将水谷化为精微，化生精气血津液，供养全身。故脾胃合称为后天之本、气血生化之源。

胃的生理特性有二：其一，胃主通降。指胃气具有向下运动以维持胃肠道通畅的生理特性。由于在藏象学说中，以脾升胃降来概括整个消化过程。因此，胃的通降体现于饮食物消化和糟粕的排泄过程中：①饮食物入胃而容纳之；②经胃腐熟作用形成的食糜，下传小肠作进一步消化；③小肠将食物残渣下移大肠，燥化后形成粪便，并有节制地排出体外。若胃失通降，饮食物停滞于胃，可见胃脘胀满、纳呆厌食、大便秘结等症；胃气上逆，则出现口臭、恶心、嗳气、呃逆、呕吐等症。另外，胃失和降还会影响全身气机的升降，从而出现各种病理变化。如《素问·逆调论》有"胃不和则卧不安"之论。

其二，胃喜润恶燥。与脾喜燥而恶湿相对而言，胃主受纳腐熟，不仅依赖胃气的推动，亦需胃中津液的濡润。胃中津液充足，则能维持其受纳腐熟功能和通降下行的特性。胃为阳土，其病易成燥热之害，胃中津液每多受损。所以，临床治疗各种疾病，强调保护胃阴。若用苦寒泻下之剂，当中病即止，以免化燥伤阴。

【附】胃气

中医学非常重视胃气，认为"人以胃气为本"。广义的胃气主要有三方面的含义：一是指胃的生理功能和生理特性，即胃的受纳、腐熟水谷功能和胃气主通降的生理特点。二是将脾胃对饮食水谷的消化吸收功能概括为"胃气"。三是指脾胃功能在舌象、脉象、面色上的反映。舌、脉、色之胃气是脾胃功能（胃气）的外在显现。所以胃气强则五脏俱盛，胃气弱则五脏俱衰，故有"胃为五脏之本"之说。后世医家非常重视"胃气"，常把"保胃气"视为养生和治疗的重要原则。

三、小肠

小肠位于腹中，上端与胃在幽门相接，迂曲回环迭积于腹腔之中，下端与大肠在阑门相连。手太阳小肠经与手少阴心经相互属络而成表里关系。小肠的主要生理功能是受盛化物和泌别清浊。

（一）小肠主受盛化物

小肠主受盛化物，指小肠具有接受容纳胃腐熟之食糜，并作进一步消化的功能。"受盛"，指小肠接受由胃腑下传来的食糜而容纳之；"化物"，指饮食物要在小肠内停留一定的时间，以便充分的消化和吸收。《素问·灵兰秘典论》说："小肠者，受盛之官，化物出焉。"

（二）小肠主泌别清浊

小肠主泌别清浊，指小肠对食糜作进一步消化，并将其分为水谷精微和食物残渣两部分的功能。小肠一方面将水谷精微（清）吸收，经脾气转输至全身；另一方面将食物残渣（浊）经阑门传送到大肠。小肠在吸收水谷精微的同时，也吸收了大量的水液，故有"小肠主液"之说。所以，小肠泌别清浊的功能，还与尿量有关。《类经·藏象类》说："小肠居胃之下，受盛胃中水谷而分清浊，水液由此而渗于前，糟粕由此而归于后，脾气化而上升，小肠化而下降，故曰化物出焉。"若小肠泌别清浊的功能失常，清浊不分，可见尿少而便溏、泄泻等，临床常以"利小便即所以实大便"的方法进行治疗。

小肠受盛化物和泌别清浊是整个消化吸收过程的重要阶段，中医藏象学说将其归属于脾胃纳运及升清降浊功能之中。因此，小肠的功能失调，既可引起浊气在上的腹胀、腹痛、便秘等症，又可引起清气在下的便溏、泄泻等。故临床上小肠病变多从脾胃论治。

四、大肠

大肠位于腹腔之中，上口在阑门处与小肠相接，回环腹腔，其下端为肛门，又称为"魄门"。手阳明大肠经与手太阴肺经相互属络而成表里关系。大肠的主要生理功能是主传导糟粕。

大肠接受由小肠下传的食物残渣，吸收其中多余的水液，形成粪便，经肛门而排出体外。《素问·灵兰秘典论》说："大肠者，传道之官，变化出焉。""道"通"导"。由于大肠具有吸收食物残渣中部分水分的作用，故有"大肠主津"之说。大肠传导糟粕功能失常，主要表现为排便的异常。若大肠虚寒，无力吸收多余水分，水粪俱下，可见肠鸣、泄泻；若大肠实热，消烁津液，或大肠津亏，肠道失润，可见腹痛、便秘；若湿热蕴结大肠，可见腹痛、里急后重、下痢脓血等症。

大肠的传导糟粕，与胃气的通降、肺气的肃降、脾气的运化、肾气的推动和固摄作用密切相关。

五、膀胱

膀胱，又称尿脬、净腑、水腑，位于下腹部。膀胱上通于肾，下连尿道，开口于前阴。足太阳膀胱经与足少阴肾经相互属络而成表里关系。膀胱的主要生理功能是贮存和排泄尿液。

（一）膀胱贮存尿液

人体的津液通过肺、脾、肾等脏的作用，布散全身，发挥其滋养濡润作用，其代谢后的浊液，经肾气的蒸化作用，清者上升，重新参与水液代谢，浊者形成尿液，下输于膀胱，由膀胱贮存，故《灵枢》称之为"津液之府"。《素问·灵兰秘典论》说："膀胱者，州都之官，津液藏焉，气化则能出矣。"尿液的贮藏，有赖于肾气及膀胱之气的固摄。

（二）膀胱排泄尿液

膀胱中尿液的排泄，由肾气及膀胱的气化作用调节。肾的气化作用正常，则膀胱开阖有度，尿液可及时排出。若肾气失于固摄，膀胱阖少开多，可见夜尿多、尿后余沥、尿频、遗尿、小便失禁等症状；肾的气化作用失常，膀胱开少阖多，可出现小便不利或癃闭。故《素问·宣明五气》说："膀胱不利为癃，不约为遗尿。"

此外，由于膀胱通过尿道与外界直接相通，故湿热邪气易从外直接侵入，导致膀胱湿热蕴结，气化不利，出现尿频、尿急、尿痛、腰痛等症。

六、三焦

三焦首见于《黄帝内经》，为上焦、中焦、下焦的合称。历代医家对三焦所在的部位和具体形态认识不一。其认识有：①三焦是分布于胸腹腔的一个大腑，脏腑之中唯三焦最大，且与五脏没有表里配合关系，故有"孤府"之称。正如《类经·藏象类》说："三焦者，确有一腑，盖脏腑之外，躯壳之内，包罗诸脏，一腔之大腑也。"②三焦是对内脏区域部位的划分，即膈以上为上焦，膈至脐为中焦，脐以下为下焦。虽然中医学对三焦的形态和部位有争议，但对其生理功能的认识是比较一致的。

（一）三焦的主要生理功能

1. 通行元气　元气是生命活动的原动力，根源于肾，通过三焦输布至五脏六腑，运行于全身，以激发和推动各个脏腑组织的功能活动。故《难经·六十六难》说："三焦者，原气之别使也。"说明三焦是人体之气升降出入的道路，是全身气化活动的场所。三焦具有主持诸气，总司全身气机和气化的功能。

2. 运行津液　《素问·灵兰秘典论》说："三焦者，决渎之官，水道出焉。"三焦是全身津液上下输布运行的通道。全身津液的输布和排泄，是在肺、脾、肾等多个脏腑的协同作用下完成的，但必须以三焦为通道，以三焦通行元气为动力。三焦疏通水道、运行津液，调节津液代谢平衡的作用，称为"三焦气化"。三焦气化失常，水道不利，可导致津液代谢失调。正如《类经·藏象类》所说："上焦不治则水泛高原，中焦不治则水留中脘，下焦不治则水乱二便。三焦气治，则脉络通而水道利。"

（二）上、中、下三焦的部位划分及功能特点

《灵枢·营卫生会》概括了部位三焦的生理功能，提出"上焦如雾，中焦如沤，下焦如渎"。

1. 上焦 指胸膈以上部位，主要包括心、肺两脏，以及头面部。"上焦如雾"，是对心肺输布营养至全身作用的形象化描写与概括。喻指上焦宣发卫气，敷布水谷精微、血和津液的作用，如雾露之灌溉。如《灵枢·决气》说："上焦开发，宣五谷味，熏肤、充身、泽毛，若雾露之溉，是谓气。"

2. 中焦 指胸膈以下至脐之间，主要包括脾胃、肝胆等脏腑。"中焦如沤"，是对脾胃、肝胆等脏腑消化饮食物作用的形象化描写与概括。喻指中焦"泌糟粕，蒸津液"，消化饮食物如发酵酿造之过程。

3. 下焦 指脐以下的部位，主要包括小肠、大肠、肾和膀胱等。"下焦如渎"，是对小肠、大肠、肾和膀胱排泄糟粕和尿液作用的描写与概括。

应当指出，就解剖位置而言，肝胆属中焦。明清时期，温病学以三焦辨证为纲领，将三焦视为温病发展过程中由浅及深的三个不同病变阶段。将外感热病后期出现的精血亏虚和动风病证，归于下焦范围。由于肝肾同源、精血互生，故而将肝归属于下焦。

第四节　奇恒之腑

奇恒之腑，是脑、髓、骨、脉、胆、女子胞的合称。其形态多中空有腔而似腑，功能贮藏精气而似脏，似脏非脏、似腑非腑，故称为奇恒之腑。除胆外，均与五脏无表里配合，也无五行配属，但与奇经八脉有关。脉、髓、骨、胆的生理功能前已述及，本节主要论述脑与女子胞。

一、脑

脑居颅内，由髓汇聚而成。《素问·五脏生成》说："诸髓者，皆属于脑。"《灵枢·海论》说："脑为髓之海。"脑的主要生理功能是主宰生命活动、精神活动和主感觉运动。

（一）主宰生命活动

脑是生命的枢机，主宰人体的生命活动。《素问·刺禁论》说："刺头中脑户，入脑立死。"古人已认识到脑对生命至重的作用。精是构成脑髓的物质基础。《灵枢·经脉》说："人始生，先成精，精成而脑髓生。"《灵枢·本神》说："两精相搏谓之神。"两精相搏，随形具而生之神，即为元神，属先天之神。李时珍提出"脑为元神之府"（《本草纲目·辛夷》）。元神旺盛，则人体精力充沛，思维敏锐，脏腑气血安和。元神失常，则人体脏腑功能失控失序。元神存则生命立，元神亡则生命息。

（二）主宰精神活动

意识、思维、情志是精神活动的高级形式，脑为"髓海"，为元神之所在，主志意，是意识思维活动的中心。《灵枢·本脏》说："志意者，所以御精神，收魂魄，适寒温，和喜怒者也。"《类证治裁·卷三》说："脑为元神之府，精髓之海，实记忆所凭也。"除先天"元神"外，又有后天"识神"之说。识神是在"元神"的调控下，通过心的"任物"作用而进行的思维活动。张锡纯在《医学衷中参西录·人身神明诠》中说："脑中为元神，心中为识神。元神者，藏于脑，无思无虑，自然虚灵也；识神者，发于心，有思有虑，灵而不虚也。"脑主精神活动的功能正常，则精神饱满，意识清晰，思维灵敏，记忆力强，语言清晰，情志正常。反之，可出现或情感淡漠，或烦躁狂乱等意识思维及情志方面的异常。

（三）主感觉运动

目、耳、口、鼻、舌等五官，皆位于头面，与脑相通。因此，人的视、听、言、动、嗅等，皆与脑有密切关系。如《医林改错·脑髓说》中记载，"两耳通脑，所听之声归于脑"；"两目系如线长于脑，所见之物归于脑"；"鼻通于脑，所闻香臭归于脑"；小儿"至周岁，脑渐生……舌能言一二字"。《灵枢·海论》说："髓海不足，则脑转耳鸣，胫酸眩冒，目无所见，懈怠安卧。"脑髓充盈，感觉运动功能正常，则视物精明，听觉聪灵，嗅觉灵敏，感觉敏锐，语言流畅，运动自如。脑髓不足，脑主感觉、运动功能失常，可出现视物不明，听觉失聪，嗅觉不灵，感觉迟钝，肢体运动无力或失调等症。

藏象学说把脑的生理和病理统归于心而分属于五脏，其中与心、肝、肾三脏的关系尤其密切。因此，脑的病变，多从五脏论治。

二、女子胞

女子胞，又称胞宫、子宫、子脏、胞脏、子处等，位于小腹部，在膀胱之后，直肠之前，下口与阴道相连。女子胞的主要生理功能是主持月经和孕育胎儿。

（一）主持月经

月经，又称月信、月事、月水，是女子天癸来至后周期性子宫出血的生理现象。《素问·上古天真论》说：女子"二七而天癸至，任脉通，太冲脉盛，月事以时下，故有子。"《血证论·男女异同论》说："女子胞中之血，每月换一次，除旧生新。"约至49岁，肾气渐衰，天癸竭绝，月经闭止。月经的产生，是脏腑经脉气血及天癸作用于胞宫的结果。

（二）孕育胎儿

胞宫是女性孕育胎儿的器官。天癸至，月经来潮，正常排卵，若两精相合，则可形成胎孕。受孕之后，月经停止来潮，脏腑经络血气皆下注于冲任，到达胞宫以养胎，直至成熟而分娩。

女子月经来潮和孕育胎儿，是一个复杂的生理活动过程，与脏腑及经脉有着密切的联系，尤其与肾、心、肝、脾和冲、任二脉的关系最为密切。第一，肾中精气和"天癸"的作用。肾中精气的盛衰直接影响天癸的产生与衰竭，对女子胞的发育和生殖功能起着决定性作用。第二，心、肝、脾三脏的作用。月经的来潮，胎儿的孕育，均依赖于血液，而心主血、肝藏血、脾为气血生化之源而统血，当其功能失调时，均可引起女子胞的功能失常。肝失疏泄，气机不调，可出现月经紊乱、痛经等；若脾虚气血生化乏源或肝血亏虚，胞宫失养，可出现经少、经闭或者不孕等病证；若脾不统血或肝不藏血，可导致月经过多或者崩漏等病证。第三，冲、任二脉的作用。冲脉和任脉同起于胞中。冲脉与足少阴肾经并行，又与足阳明胃经相通，能调节十二经脉气血，故言"冲为血海""十二经脉之海"；任脉与足三阴经相会，调节一身之阴经，为"阴脉之海"，主妊养胎儿，为妇人妊养之本，故称"任主胞胎"。冲脉、任脉气血旺盛，注入女子胞，是月经来潮和孕育胎儿的基本保障。

总之，奇恒之腑虽与五脏没有表里配合关系，但其功能隶属于五脏，而且与奇经八脉关系密切，故奇恒之腑的病变，应结合五脏及经脉进行治疗。

【附】精室

男子之胞，名为"精室"，是男性生殖器官，具有藏精、生殖功能。精室为肾所主，与肾中精气的盛衰关系密切。精室所藏之精的有度施泄，受肝主疏泄功能的调控，此外还与冲脉、任脉、督脉等经脉相关。睾丸，又称外肾，亦称势，"宦者少时去其势，故须不生。势，阴丸也，此言宗筋，亦指睾丸而言"（丹波元简注《灵枢·五音五味》）。临床实践中，精少、精冷、精浊等精室病变，多从肾、肝、任脉、督脉论治。

第五节　脏腑之间的关系

藏象学说以五脏为中心，以精气血津液为物质基础，通过经络系统，将五脏、六腑、奇恒之腑沟通联系成有机整体。脏腑之间的关系是多重而复杂的，本节主要介绍脏与脏之间的关系、腑与腑之间的关系、脏与腑之间的关系。

一、脏与脏之间的关系

五脏既各司其职，又存在着密不可分的联系。五脏之间的关系以精气血津液为物质基础，其生理功能相互资生、相互制约及相互协调。

（一）心与肺

心与肺的关系，主要是气血互助，即心主行血和肺主呼吸之间的关系。

心主一身之血，肺主一身之气，两者相互协调，保证气血的正常运行，维持机体各脏腑组织的生理功能。心主血脉，而肺朝百脉，助心行血，是血液正常运行的必要条件；肺司呼吸功能的正常发挥也有赖于心主血脉，故又有"呼出心与肺"（《难经·四难》）之说。由于宗气具有贯心脉行血气、走息道行呼吸的生理功能，因此，积于胸中的宗气是联系心搏动和肺呼吸的中心环节。

心与肺的病变相互影响，常表现为气血失和。如心气不足，行血无力，心脉瘀阻，导致肺气壅滞，气失宣降，表现为咳嗽喘促、胸闷气短等；肺气不足，则血运行无力，导致心血瘀阻，表现为心悸心痛、胸闷气短、面唇青紫等症。

（二）心与脾

心与脾的关系，主要表现在血液生成与运行两个方面。

1. 血液生成　心主血，脾生血。脾主运化，为气血生化之源，脾气健运，则血液化生充足，而心有所主。心气推动血液运行全身，则脾得其养，心阳温煦脾阳，促进脾的运化功能。若脾失健运，化源不足，可导致血虚而心失所养。劳神思虑过度，不仅暗耗心血，又可损伤脾气，形成心脾两虚证。临床常见眩晕、心悸、失眠多梦、腹胀食少、体倦乏力、精神萎靡、面色无华等症，治之以补养心脾的归脾汤之类。

2. 血液运行　血液在脉中正常运行，既有赖于心气的推动，又依靠脾气的统摄，心主行血与脾主统血相反相成、协调平衡，维持着血液的正常运行。临床上，若心气不足，行血无力，或脾气虚损，统摄无权，均可导致血行失常，或见气虚血瘀，或见气不摄血的出血。

（三）心与肝

心与肝的关系，主要表现在血液运行和精神情志活动两个方面。

1. 血液运行　人体的血液，生化于脾，贮藏于肝，通过心运行全身。心主血脉，推动血行，则肝有所藏；肝藏血充足，疏泄有度，调节人体各部分的血量分配，也有利于心行血功能的正常进行。二者共同维持血液的正常运行。临床常见的血虚或血瘀病机，主要表现在心肝血虚及心肝血瘀方面。心血不足与肝血亏虚相互影响，导致心肝血虚，可见头晕目眩、心悸失眠、爪甲色淡、面色无华等症状。

2. 精神情志　心藏神，主宰精神情志活动；肝主疏泄，调畅精神情志，心肝协调，共同维持正常的精神情志活动。心血充盈，心神健旺，有助于肝气疏泄，情志调畅；肝气疏泄有度，情志畅快，亦有利于心神内守。病理上，心神不安与肝气郁结，心火亢盛与肝火亢逆，可两者并存或相互引动。前者可出现以精神恍惚、情绪抑郁为主症的心肝气郁证，后者则出现以心烦失眠、急躁易怒为主症的心肝火旺的病理变化。

（四）心与肾

心与肾的关系，主要表现为水火既济、精神互用、君相安位三个方面。

1. 水火既济　心居上焦，五行属火；肾居下焦，五行属水。心火必须下降于肾，与肾阳共同温煦肾阴，使肾水不寒；肾水必须上济于心，与心阴共同涵养心阳，使心火不亢，这种心肾阴阳水火上下交通、互济互制的关系，称为"心肾相交"，即"水火既济"。病理上，若心火独亢于上，不能下降于肾；或肾水亏虚于下，不能上济于心，则导致心肾阴虚火旺的"心肾不交"证，表现为心烦失眠、眩晕耳鸣、腰膝酸软、梦遗梦交、五心烦热等症状。

2. 精神互用 心藏神，神全可以统驭精气，神清则精固；肾藏精，精能化气生神，积精可以全神，二者相辅相成、相互为用。病理上，可见肾精与心神失调的精亏神逸的病机变化，表现为健忘、失眠、多梦、头昏、耳鸣及失精等病证。

3. 君相安位 心为君火，肾为相火。君火在上，如日照当空，为一身之主宰；相火在下，系阳气之根，为神明之基础。相火以君火为统帅，君火以相火为根本。君相二火协同配合，从而温煦脏腑、长养气血、交通经络，推动机体各项功能活动，共为全身生命活动之动力。病理上，君相之火不足，心阳虚与肾阳虚互为因果，导致心肾阳虚之证，可见心悸怔忡、腰膝酸冷、肢体浮肿、小便不利、形寒肢冷等症状。

（五）肺与脾

肺与脾的关系，主要表现在气的生成与津液代谢两个方面。

1. 气的生成 肺主呼吸，吸入自然界的清气；脾主运化，化生水谷之精气，二者在胸中化为宗气。后天之气的盛衰，主要取决于宗气的生成。所以，肺与脾的密切配合，是后天之气生成的主要来源，故有"肺为主气之枢，脾为生气之源"之说。肺气虚累及脾，脾气虚影响肺，可导致肺脾两虚证，症见少气懒言、咳喘无力、食少倦怠、腹胀便溏等。

2. 津液代谢 肺气宣降主行水，使津液正常输布与排泄；脾主运化生成与转输津液。肺脾两脏协调配合，相互为用，是保证津液正常输布与排泄的重要环节。脾失健运，津液停聚，上干于肺，影响肺气宣降，可见咳嗽、气喘、痰多等症，故有"脾为生痰之源，肺为贮痰之器"之说。反之，肺病日久，上病及中，也可致脾气虚损，出现纳食不化、腹胀、便溏，甚则水肿等病变。

（六）肺与肝

肺与肝的关系，主要体现在调节人体气机升降方面。

"肝生于左，肺藏于右"（《素问·刺禁论》），是对肝肺气机升降特点的概括。肝气以升发为宜，肺气以肃降为顺。一升一降，升降协调，对全身气机调畅、气血调和，起着重要的调节作用。

肺与肝的病变相互影响，如肝郁化火，木火刑金，出现咳嗽胸痛，甚则咯血等肝火犯肺之证。肺的气阴不足，失于清肃，金虚木侮，可见咳嗽气短、胸胁隐痛等症状。

（七）肺与肾

肺与肾的关系，主要表现在呼吸运动、津液代谢及阴液互资三个方面。

1. 呼吸运动 肺主呼吸，肾主纳气。肺主呼吸的功能需要纳气作用协助，以维持呼吸深度，故称"肺为气之主，肾为气之根"（《景岳全书·杂证谟》）。若肺气久虚，久病及肾，或肾气不足，摄纳无权，均可导致呼吸表浅、动则气喘、呼多吸少等肾不纳气的病机变化。

2. 津液代谢 肾为主水之脏，具有气化功能，其气化作用贯穿于水液代谢的始终；肺主通调水道，为水之上源。肺气宣发肃降而主行水的功能，有赖于肾中阳气的激发与推动；肾所主的水液，有赖于肺气肃降，使之下归于肾和膀胱。肺肾功能相互配合，对保证津液的正常输布与排泄具有重要作用。病理上，若肺宣肃失职，水液不能下输到肾及膀胱，则出现尿少、水肿；肾的气化失司，水气内停，寒水上泛射肺，可见水肿、尿少、咳喘不能平卧等。故《素问·水热穴论》说："其本在肾，其末在肺，皆积水也。"

3. 阴液互资 肺与肾母子相生，阴液互资，称为"金水相生"。肾阴为一身阴液的根本，肺阴依赖肾阴滋养而充盛。金能生水，肾阴亦赖肺阴不断充养。若肾阴不足，不能上滋肺阴，或肺阴亏虚，久虚及肾，可出现干咳少痰、声音嘶哑、潮热、五心烦热、颧红盗汗、腰酸耳鸣等肺肾阴虚之证。

（八）肝与脾

肝与脾的关系，主要表现在疏泄与运化的相互为用、藏血与统血的相互协调两个方面。

1. 疏泄与运化互用 肝主疏泄，调畅气机，协调脾胃升降，并泌泄胆汁，促进脾胃运化功能；脾气健运，水谷精微充足，气血生化有源，肝体得以濡养而使肝气冲和条达，有利于疏泄功能的发挥。若肝失疏泄，气机郁滞，易致脾失健运，可出现精神抑郁、胸闷太息、纳呆腹胀、肠鸣泄泻等肝脾不调之证；也可影响胃的降浊，出现胸胁胀满、恶心、呕吐等肝胃不和之证。此外，若脾胃湿热，郁蒸肝胆，则可形成黄疸。

2. 藏血与统血协调 肝主疏泄，调畅气机，促进血行；肝藏血，调节血量，防止出血，有助于脾统血；脾气健运，生血有源，且血不逸出脉外，则肝有所藏。若脾气虚弱，则血液生化无源而血虚；或脾不统血而出血，均可导致肝血不足。此外，肝不藏血可与脾不统血同时并见，临床称为"藏统失司"，可见各种虚性出血。

（九）肝与肾

肝与肾的关系，主要表现在肝肾同源、藏泄互用两个方面。

1. 肝肾同源 "肝肾同源"又称"乙癸同源"（以脏腑配天干与五行，肝属乙木，肾属癸水，故称）。

肝肾同源主要包括三方面的内容：①精血同源。肝藏血，肾藏精，精血同源于水谷精微，且能相互转化资生，故曰"精血同源"。肝血不足与肾精亏虚多相互影响，以致出现头昏目眩、耳聋耳鸣、腰膝酸软等肝肾精血两亏之证。②阴液互养。肾阴充盛，滋养肝阴，使肝阳不致上亢；肝阴充足，亦能补充肾阴。从五行学说而言，肾属水为母，肝属木为子，这种母子相生关系，称为水能涵木。若肾阴不足则累及肝阴，阴不制阳，水不涵木，易致肝阳上亢证，可见腰膝酸软、眩晕、中风等病证。③同具相火。相火与心之君火相对而言，一般认为相火源于命门，寄于肝、肾、胆和三焦等，尤其和肝肾关系密切。肝之相火称为"雷火"，肾之相火称为"龙火"。"龙雷之火"寓于肝肾之阴中，潜藏守位而不上亢。

2. 藏泄互用 肝主疏泄，肾主闭藏。肝肾之间存在着相互为用，相互制约的关系。肝气疏泄可使肾气闭藏而开阖有度，肾气闭藏可防止精液无故丢失。肝肾之间藏泄协调，从而调节女子的排卵、月经来潮和男子的排精功能。若肝肾藏泄失职，女子可见月经失调，月经量过多或过少，甚者闭经，或排卵障碍；男子可见阳痿、遗精、滑精或阳强不泄等。

此外，肾阳资助肝阳，温煦肝脉，可防肝脉寒滞。肾阳虚衰累及肝阳，导致肝脉寒滞，可见少腹冷痛、阳痿精冷、宫寒不孕等症。

综上可知，肝与肾之间的关系非常密切。临床上，肝或肾不足，或精血亏虚，或相火过亢，常常是肝肾并治，或滋水涵木，或滋补肝肾精血，或泻肝肾之火，都是以肝肾同源理论为依据。此外，根据肝主疏泄和肾司闭藏的脏性，以及五行母子补泻理论，又有"东方之木，无虚不可补，补肾即所以补肝；北方之水，无实不可泻，泻肝即所以泻肾"（《医宗必读·乙癸同源论》）之说。

（十）脾与肾

脾与肾的关系，主要表现在先天后天相互资生与津液代谢两个方面。

1. 先天后天相互资生 脾之健运，化生精微，需肾阳的温煦蒸化，所谓"脾如釜，命如薪"，即先天激发温养后天；肾中精气需脾胃运化的水谷精微不断充养，才能充盈和成熟，即后天补养培育先天。若脾虚后天之精乏源，不能充养先天，可见生长发育迟缓、早衰，或生殖功能异常等肾精亏虚之证；肾阳不足，不能温煦脾阳，或脾阳虚，累及肾阳，均可致脾肾阳虚，可见肢冷畏寒、脘腹冷痛、食少便溏、五更泄泻等。

2. 津液代谢 肾主水，主持调节全身津液代谢，肾之气化促进脾气运化水液；脾主运化，输布津液，使肾升清降浊得以实现，防止水湿停聚。脾失健运，水湿内生，可致肾虚水泛；而肾虚气化失司，水湿内蕴，也可影响脾的运化，最终均可导致尿少水肿、腹胀便溏、畏寒肢冷等脾肾两虚、水湿内停之证。

二、腑与腑之间的关系

胆、胃、小肠、大肠、膀胱、三焦的六腑之间的关系，主要体现于对饮食物的消化、吸收和排泄过程中的相互联系与密切配合。

饮食入胃，经胃腐熟而成食糜，下传小肠。小肠受盛，进一步消化，在胆汁的参与下，泌别清浊，清者（水谷精微）由脾转输以养全身；其中的水液经三焦渗入膀胱，经气化作用排出体外；浊者为食物残渣下传大肠，经燥化与传导作用，形成粪便，通过肛门排出体外。三焦不仅是水谷传化的通道，更重要的是三焦的气化，推动和支持着六腑传化功能的正常运行。六腑传化水谷，虚实更替，完成受纳、消化、吸收、传导和排泄过程，宜通而不宜滞，故《素问·五脏别论》有"胃实而肠虚""肠实而胃虚"的论述，说明饮食物在胃肠中须更替运化而不能久留，故有"六腑以通为用""腑病以通为补"之说。

六腑在病变上相互影响，如胃有实热，津液被灼，可致大肠传导不利而见大便燥结。大肠传导失常，肠燥便秘也可引起胃失和降，胃气上逆，出现嗳气、呕恶等症。胆疏泄不利，常可犯胃，出现胁痛、恶心、呕吐苦水、食欲不振等症。

三、脏与腑之间的关系

脏与腑的关系，是脏腑阴阳表里配合关系。脏属阴主里，腑属阳主表，一脏一腑，一阴一阳，一表一里，相互配合，组成心与小肠、肺与大肠、脾与胃、肝与胆、肾与膀胱的"脏腑相合"关系。

脏腑相合关系，其依据主要有四：①经脉属络。属脏的经脉络于所合之腑，属腑的经脉络于所合之脏，如手太阴肺经属肺络大肠，手阳明大肠经属大肠络肺，肺与大肠构成脏腑表里关系。②生理配合。脏行气于腑，腑输精于脏。五脏和六腑的功能相互配合。③病机相关。脏病可影响其相合的腑，腑病也可影响其相合的脏。④脏腑兼治。根据脏腑相合关系，临床上有脏病治腑、腑病治脏、脏腑同治等方法。

（一）心与小肠

心与小肠通过经脉相互属络构成表里关系。心与小肠的关系，主要体现为心主血脉和小肠化物之间的相互为用。

生理上，心主血脉，心阳的温煦，心血的滋养，有助于小肠的化物功能；小肠化物、泌别清浊，清者经脾上输心肺，化赤为血，滋养于心。

病理上，心经实火可循经下移于小肠，引起尿少、尿赤、尿痛等症状；而小肠有热，亦可循经上炎于心，出现心烦、失眠、舌赤、口舌生疮等症状。

（二）肺与大肠

肺与大肠通过经脉的相互属络构成表里关系。肺与大肠的关系，主要体现为肺气宣降与大肠传导之间的相互为用。

生理上，肺气宣通清肃下降，肺津下达，能促进大肠传导，有利于糟粕的排出；大肠传导正常，糟粕下行，亦有利于肺气的肃降。

病理上，肺气壅塞，失于肃降，津不下达，可引起腑气不通，而致大便秘结。若大肠实热，传导不畅，腑气不通，也可影响肺的宣降，出现胸满、咳喘等。肺气虚弱，气虚无力传导，可见大便艰涩难行，此为"气虚便秘"。

（三）脾与胃

脾与胃同居中焦，通过经脉的相互属络构成表里关系，脾胃同为气血生化之源，后天之本。脾与胃的关系，主要包括纳运协调、升降相因、燥湿相济等方面。

1.纳运协调　胃主受纳、腐熟水谷，是脾主运化的前提；脾主运化水谷并转输精微，为胃的继续受纳提供条件。《景岳全书·脾胃》说："胃司受纳，脾主运化，一运一纳，化生精气。"脾胃病常相互影响。若脾失健运，可导致胃纳不振，而胃气失和，也可导致脾运失常，出现纳少脘痞、腹胀泄泻等脾胃纳运失调之证。

2. 升降相因 脾气宜升，胃气宜降，二者相反而相成。脾气上升，则清气上布，有助于胃气的通降；胃气下降，则水谷下行，助脾气升运。脾气升则水谷之精微得以输布；胃气降则食糜及糟粕得以下行。脾胃之气升降相因，既保证了饮食纳运功能的正常进行，又维护着内脏位置的相对恒定。故《临证指南医案·脾胃门》中说："脾宜升则健，胃宜降则和。"

在病理上，若脾气不升反而下陷，可出现泄泻或内脏下垂等症状。胃失和降而上逆，可产生脘腹作胀、呕吐、呃逆等症状。即所谓"清气在下，则生飧泄；浊气在上，则生膜胀"（《素问·阴阳应象大论》）。

3. 燥湿相济 脾喜燥而恶湿，胃喜润而恶燥。故《临证指南医案·卷二》说："太阴湿土，得阳始运，阳明燥土，得阴自安。以脾喜刚燥，胃喜柔润故也。"胃津充足，才能受纳腐熟水谷，为脾之运化吸收水谷精微提供条件；脾不为湿困，才能健运不息，从而保证胃的受纳和腐熟功能不断地进行。若脾湿太过，湿阻中焦，可致纳呆、嗳气、呕恶、脘腹胀痛等胃气不降等；胃津或胃阴不足，亦可影响脾气健运，而见不思饮食、腹胀便秘、口渴等症。

（四）肝与胆

肝与胆通过经脉的相互属络构成表里关系。肝与胆的关系，主要表现在同司疏泄、共主勇怯等方面。

1. 同司疏泄 肝主疏泄，分泌胆汁；胆附于肝，藏泄胆汁。两者协调合作，疏利胆汁于小肠，帮助脾胃消化饮食物。如肝失疏泄，可影响胆汁的分泌和排泄；胆汁排泄不畅，亦会影响肝的疏泄，出现胁肋胀痛、恶心呕吐、口苦、黄疸等。

2. 共主勇怯 《素问·灵兰秘典论》说："肝者，将军之官，谋虑出焉。胆者，中正之官，决断出焉。"人之谋虑以肝血为基础，谋虑后做出决断需要胆气中正刚强。正如《类经·藏象类》所说："胆附于肝，相为表里，肝气虽强，非胆不断，肝胆相济，勇敢乃成。"肝胆配合共主勇怯。若肝胆疏泄失常，肝气郁滞，或胆郁痰扰，可见情志抑郁，或失眠多梦、惊恐胆怯等症状。

（五）肾与膀胱

肾与膀胱通过经脉的相互属络，构成表里关系。

肾为水脏，膀胱为水腑，共同完成尿液的生成、贮存与排泄。肾气充足，蒸化及固摄功能正常，则尿液正常生成，贮于膀胱并有度地排泄。膀胱贮尿排尿有度，也有利于肾气的主水功能。若肾气虚弱，蒸化无力，或固摄无权，可影响膀胱的贮尿排尿，而见尿少、癃闭或尿失禁。膀胱湿热，可影响肾，出现尿频、尿急、尿痛、腰痛等症。

【经文摘录】

《素问·灵兰秘典论》："黄帝问曰：愿闻十二脏之相使，贵贱何如？岐伯对曰：悉乎哉问也！请遂言之。心者，君主之官也，神明出焉。肺者，相傅之官，治节出焉。肝者，将军之官，谋虑出焉。胆者，中正之官，决断出焉。膻中者，臣使之官，喜乐出焉。脾胃者，仓廪之官，五味出焉。大肠者，传道之官，变化出焉。小肠者，受盛之官，化物出焉。肾者，作强之官，伎巧出焉。三焦者，决渎之官，水道出焉。膀胱者，州都之官，津液藏焉，气化则能出矣。凡此十二官者，不得相失也。故主明则下安，以此养生则寿，殁世不殆，以为天下则大昌。主不明则十二官危，使道闭塞而不通，形乃大伤，以此养生则殃，以为天下者，其宗大危，戒之戒之！"

《素问·六节藏象论》："帝曰：藏象何如？岐伯曰：心者，生之本，神之变也，其华在面，其充在血脉，为阳中之太阳，通于夏气。肺者，气之本，魄之处也，其华在毛，其充在皮，为阳中之少阴，通于秋气。肾者，主蛰，封藏之本，精之处也，其华在发，其充在骨，为阴中之太阴，通于冬气。肝者，罢极之本，魂之居也，其华在爪，其充在筋，以生血气，其味酸，其色苍，此为阴中之少阳，通于春气。脾、胃、大肠、小肠、三焦、膀胱者，仓廪之本，营之居也，名曰器，能化糟粕，转味而入出者也，其华在唇四白，其充在肌，其味甘，其色黄，此至阴之类，通于土气。凡十一藏取决于胆也。"

《素问·五脏别论》："黄帝问曰：余闻方士，或以脑髓为脏，或以肠胃为脏，或以为腑，敢问更相反，皆自谓是，不知其道，愿闻其说。岐伯对曰：脑、髓、骨、脉、胆、女子胞，此六者，地气之所生也，皆藏于阴而象于地，故藏而不泻，名曰奇恒之府。夫胃、大肠、小肠、三焦、膀胱，此五者，天气之所生也，其气象天，故泻而不藏，此受五脏浊气，名曰传化之腑，此不能久留，输泻者也。魄门亦为五脏使，水谷不得久藏。所谓五脏者，藏精气而不泻也，故满而不能实。六腑者，传化物而不藏，故实而不能满也。所以然者，水谷入口，则胃实而肠虚；食下，则肠实而胃虚。故曰实而不满，满而不实也。"

《素问·经脉别论》："食气入胃，散精于肝，淫气于筋。食气入胃，浊气归心，淫精于脉。脉气流经，经气归于肺，肺朝百脉，输精于毛皮。毛脉合精，行气于府。府精神明，留于四脏，气归于权衡。权衡以平，气口成寸，以决死生。饮入于胃，游溢精气，上输于脾；脾气散精，上归于肺；通调水道，下输膀胱。水精四布，五经并行，合于四时五脏阴阳，揆度以为常也。"

《灵枢·本输》："肺合大肠，大肠者，传道之腑；心合小肠，小肠者，受盛之腑；肝合胆，胆者，中精之腑；脾合胃，胃者，五谷之腑；肾合膀胱，膀胱者，津液之腑也。少阴属肾，肾上连肺，故将两脏。三焦者，中渎之腑也，水道出焉，属膀胱，是孤之腑也，是六腑之所与合者。"

《灵枢·本神》："肝藏血，血舍魂，肝气虚则恐，实则怒。脾藏营，营舍意，脾气虚则四肢不用，五脏不安；实则腹胀，泾溲不利。心藏脉，脉舍神，心气虚则悲，实则笑不休。肺藏气，气舍魄，肺气虚则鼻塞不利，少气；实则喘喝，胸盈仰息。肾藏精，精舍志，肾气虚则厥，实则胀，五脏不安。必审五脏之病形，以知其气之虚实，谨而调之也。"

【相关现代研究】

藏象学说是现代研究的重点。近年来，学者结合中医的整体观念，探讨肝主疏泄调畅情志的神经、内分泌机制，及其生理、病理物质基础；从干细胞及微环境角度、基因组学角度探讨"肾藏精"本质；从肿瘤微环境角度，研究健脾和胃法治疗或辅助治疗食管癌的作用机制等。

谢小峥等对于"肝主疏泄"调节精神情志、影响代谢的生理学基础总结了包括边缘系统论、激素论、应激反应论等多种观点。詹向红等提出肝疏泄失职是加速脑老化认知功能衰退进程的重要原因，其机制可能与长期反复的心理应激状态导致的人体端粒酶活性降低有关。

研究表明，"肾藏精"与在 NEI 网络整体调控下的内源性干细胞"沉默"休眠、"唤醒"激活、增殖分化以及多种内在机制和微环境因素密切相关。有研究报道，Klotho 作为抗衰老基因，携带有遗传信息，在肾脏表达丰富，参与调节钙磷和骨代谢。补肾中药和方剂，可以提高 Klotho 的表达，改善阿尔茨海默病和肾脏疾病的病理改变。因此，Klotho 基因具备了成为肾中所藏之精物质基础的潜能。

陈玉龙等研究健脾和胃的代表方剂六君子汤，发现其可改善食管癌小鼠的生存质量、保护脏器、防止食管组织损害；体外实验表明，六君子汤提取物对食管癌 Ec9706 细胞增殖有抑制作用，其抑制作用可能与调节 STAT3 信号通路有关。

对脏腑关系中"肺与大肠相表里"的临床研究，发现肠道功能紊乱可以导致肺脏损害，肺病患者可伴有肠的损伤。肺病以通腑治疗疗效肯定。实验研究进一步证实，肺病及肠咳嗽模型小鼠大肠组织存在氧化–抗氧化失衡，过氧化物氧化还原化酶–6（Prdx-6）基因或蛋白可能是肺与大肠之间沟通的"信号"。表明肺与大肠之间存在功能上的相互联系，进一步为中医"肺与大肠相表里"提供了物质基础。

主要参考文献

［1］谢小峥，杨梦蝶，陈健，等.中医肝藏功能及其脏腑关系的研究进展［J］.世界科学技术—中医药现代化，2018，20（12）：2185-2190.

［2］李宁，詹向红，刘永，等.长期负性情绪积累肝气郁结对轻度认知功能障碍患者端粒酶活性的影响［J］.中华中医药杂志，2019，34（4）：1671-1674.

［3］郑洪新，王拥军，李佳林，等."肾藏精"与干细胞及其微环境及 NEI 网络动态平衡关系［J］.中华中医药杂志，2012，27（9）：2267-2270.

［4］王长江，王平，王小琴，等.论 Klotho 基因与"肾藏精，生髓"的关系［J］.中华中医药杂志，2018，33（2）：459-461.

［5］吕翠田，董志斌，陈玉龙.六君子汤对 4- 硝基喹啉 -1- 氧化物诱导食管癌小鼠免疫调节的影响［J］.中华中医药杂志，2016，31（7）：2831-2834.

［6］崔姗姗，高小玲，王慧慧.六君子汤提取物抑制食管癌 Ec9706 细胞增殖及其对信号转导和转录活化因子 3 信号通路的影响［J］.中国全科医学，2016，19（24）：2948-2952.

［7］季幸姝，李燕舞，周福生，等.基于咳嗽模型小鼠相关差异蛋白表达探讨中医"肺与大肠相表里"研究［J］.广州中医药大学学报，2018，35（6）：1099-1103.

第五章 经 络

【导学】

经络学说是中医学理论体系中的重要内容，是古代医家在医疗实践中对人体生命活动规律的一个重要发现。经络将人体内外上下连成统一的有机整体，通过信息传递、整体调节，使机体保持协调平衡。

本章从经络的概念、经络系统的组成、经络的循行以及经络的生理功能等方面，介绍了中医学有关经络的基本理论知识。

学习要点：经络的概念、组成和生理功能；十二经脉的走向、交接规律、分布与表里关系、流注次序；奇经八脉的概念，督脉、任脉、冲脉、带脉的循行和主要功能。

第一节 概 述

经络学说，是研究人体经络的概念、经络系统的组成、循行分布、生理功能、病机变化及其与脏腑、形体官窍、气血津液等相互关系的学说，是中医学理论体系的重要组成部分。

经络学说素为历代医家所重视，正如《灵枢·经脉》所说："经脉者，所以能决死生，处百病，调虚实，不可不通。"经络学说不仅是针灸、推拿等学科的理论基础，对于中医临床各科的诊断和治疗，同样具有十分重要的指导作用。

一、经络的基本概念

经络，是经脉和络脉的总称，是运行全身气血、联络脏腑肢节官窍、沟通上下内外的通路。经脉的"经"，有路径之意，是经络系统的主干；络脉的"络"，有网络之意，是经脉的分支。经脉多以纵行为主，循行于较深的部位；络脉纵横交错，网络全身，深浅部位皆有分布，其中浮络循行于较浅的部位。经脉和络脉，相互沟通联系，将人体脏腑官窍，四肢百骸等连接成统一的有机整体。

二、经络系统的组成

经络系统由经脉、络脉组成。经脉包括十二经脉、奇经八脉，以及附属于十二经脉的十二经别、十二经筋、十二皮部；络脉包括十五络脉和浮络、孙络等（表5-1）。

表 5-1　经络系统的组成

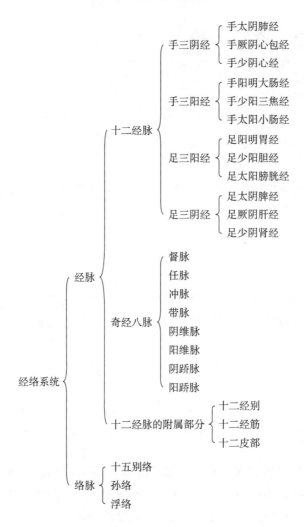

（一）经脉

经脉是经络系统中的主干，全身气血运行的主要通道。

十二经脉，又称"十二正经"，包括手三阳经、手三阴经、足三阳经、足三阴经。十二经脉起止有位，循行有规，交接有序，与脏腑有直接属络及表里关系，各有专属的穴位。

奇经八脉，包括督脉、任脉、冲脉、带脉、阴维脉、阳维脉、阴跷脉和阳跷脉，有统帅、联络和调节十二经脉的作用。奇经八脉中，只有督脉、任脉有明确循行路线与专属穴位，故十二经脉与任脉、督脉，合称为"十四经"。

十二经脉的附属部分：十二经别，是从十二经脉别行而离入出合、深入体腔的支脉，为十二经脉的最大分支，其生理作用、病机变化均与十二经脉相一致，故称"别行的正经"。十二经筋，是十二经脉之气濡养筋肉骨节的体系。十二皮部，是十二经脉功能活动反映于体表的部位。

（二）络脉

络脉，是经脉的分支而网络全身，有别络、浮络和孙络之分。

别络是络脉的主体。十二经脉与督脉、任脉各有一支别络，再加上脾之大络，合为"十五别络"。别络的主要功能是加强相为表里的两条经脉在体表的联系。

浮络，是循行于人体浅表部位且常浮现的络脉，即《灵枢·经脉》所谓"诸脉之浮而常见者"。其分布广泛，没有定位，起着沟通经脉，输达肌表的作用。

孙络，是最细小的络脉，即《灵枢·脉度》所谓"络之别者为孙"，属络脉的再分支，从别络分出，分布全身，难以计数，具有"溢奇邪，通荣卫"的作用（《素问·气穴论》）。

第二节　十二经脉

一、十二经脉的名称

十二经脉对称地分布于人体的左右两侧，分别循行于上肢或下肢的内侧或外侧，每一条经脉又分别属于一脏或一腑。因此，十二经脉的名称由手足、阴阳、脏腑三部分组成，命名原则如下。

上为手，下为足：手经行于上肢，足经行于下肢。起于或止于手的经脉，称"手经"；起于或止于足的经脉，称"足经"。

内为阴，外为阳：分布循行于四肢内侧的经脉，称"阴经"；分布循行于四肢外侧的经脉，称"阳经"。按照阴阳三分法，阴分为三阴：太阴、少阴、厥阴；阳分为三阳：阳明、太阳、少阳。手足各有三阴经：太阴经、少阴经、厥阴经；手足各有三阳经：阳明经、太阳经、少阳经。

脏属阴，腑属阳：十二经脉与六脏六腑各有特定的配属关系，六阴经属于脏，并冠以所属脏之名，如内属于肺则称"肺经"；六阳经属于腑，并冠以所属腑之名，如内属于胃则称"胃经"（表5-2）。

表5-2　十二经脉名称分类表

	阴经 （属脏络腑）	阳经 （属腑络脏）	循行部位 （阴经行于内侧、阳经行于外侧）	
手	太阴肺经	阳明大肠经	上肢	前缘
	厥阴心包经	少阳三焦经		中线
	少阴心经	太阳小肠经		后缘
足	太阴脾经*	阳明胃经	下肢	前缘
	厥阴肝经*	少阳胆经		中线
	少阴肾经	太阳膀胱经		后缘

* 在小腿下半部和足背部，肝经在前缘、脾经在中线。自内踝上八寸处交叉之后，脾经在前缘，肝经在中线。

二、十二经脉的走向与交接规律

（一）走向规律

《灵枢·逆顺肥瘦》说："手之三阴，从脏走手；手之三阳，从手走头；足之三阳，从头走足；足之三阴，从足走腹。"手三阴经均起于胸腔内脏，经上肢内侧走向手指末端，与手三阳经交会；手三阳经均起于手指末端，经上肢外侧走向头面部，与足三阳经交会；足三阳经均起于头面部，经躯干及下肢外侧走向足趾末端，与足三阴经交会；足三阴经均起于足趾末端，经下肢内侧走向腹胸，在胸腔内脏交于手三阴经。这样，十二经脉就构成了"阴阳相贯，如环无端"（《灵枢·营卫生会》）的循环路径。

（二）交接规律

1. 相为表里的阴经与阳经在四肢末端交接　手太阴肺经与手阳明大肠经在食指端交接，手少阴心经与手太阳小肠经在小指端交接，手厥阴心包经与手少阳三焦经在无名指端交接，足阳明胃经与足太阴脾经在足大趾交接，足太阳膀胱经与足少阴肾经在足小趾交接，足少阳胆经与足厥阴肝经在足大趾爪甲后丛毛处交接。

2. 同名的手足阳经在头面部交接　手阳明大肠经和足阳明胃经交接于鼻翼旁，手太阳小肠经和足太阳膀胱经交接于目内眦，手少阳三焦经和足少阳胆经交接于目外眦。

3. 足、手阴经在胸中交接　足太阴脾经与手少阴心经交接于心中，足少阴肾经与手厥阴心包经交接于胸中，足厥阴肝经与手太阴肺经交接于肺中（图 5–1）。

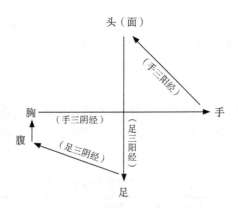

图 5–1　十二经脉走向交接规律示意图

三、十二经脉的分布规律

十二经脉左右对称分布于人体两侧，每条经脉虽有迂回曲折，或交错出入，但基本上为纵行。十二经脉在身体不同部位的分布规律如下。

（一）四肢部的分布

手经行于上肢，足经行于下肢；阴经行于内侧面，阳经行于外侧面。

按正立姿势，两臂自然下垂、拇指向前的体位，四肢部的分布规律为手足阴经为太阴在前缘、厥阴在中线、少阴在后缘；手足阳经为阳明在前缘、少阳在中线、太阳在后缘。但足厥阴肝经有例外，即内踝尖上八寸以下为厥阴行于前，太阴行于中，少阴仍在后。

（二）头面部的分布

手三阳经从手走头，足三阳经从头走足，手足六阳经均行经头面部，故称"头为诸阳之会"。头面部主要分布的是手足阳经，其分布特点是阳明经行于面部、额部，少阳经行于头侧部，太阳经行于面颊、头顶及头后部。

（三）躯干部的分布

手三阴经均从胸部行至腋下；手三阳经行于肩和肩胛部。

足三阳经自上而下走行，其中阳明经行于前（胸腹面），太阳经行于后（背腰面），少阳经行于躯体两侧。足三阴经自下而上均行于腹胸面。

十二经脉在腹胸面的分布，自内向外的顺序为足少阴肾经、足阳明胃经、足太阴脾经、足厥阴肝经。

四、十二经脉的表里关系

十二经脉的阳经与阴经之间，通过经脉与脏腑的相互属络，以及经别和别络的互相沟通，组成六对"表里相合"关系。《素问·血气形志》说："足太阳与少阴为表里，少阳与厥阴为表里，阳明与太阴为表里，是为足阴阳也。手太阳与少阴为表里，少阳与心主为表里，阳明与太阴为表里，是为手之阴阳也。"

阴经为里，属于脏；阳经为表，属于腑。互为表里的阴经与阳经相互属络，如手太阴肺经属肺络大肠，手阳明大肠经属大肠络肺等，以此类推（表5-3）。

表5-3 十二经脉表里关系表

表	手阳明大肠经	手少阳三焦经	手太阳小肠经	足阳明胃经	足少阳胆经	足太阳膀胱经
里	手太阴肺经	手厥阴心包经	手少阴心经	足太阴脾经	足厥阴肝经	足少阴肾经

五、十二经脉的流注次序

十二经脉依次衔接，首尾相贯，如环无端。因此，经脉中的气血也是依次流注，循环不休。由于全身气血主要由中焦脾胃运化的水谷之精化生，故十二经脉气血的流注是从起于中焦的手太阴肺经开始，依次流注各经，最后流注到足厥阴肝经，复再回流到手太阴肺经而进入下一轮循环（表5-4）。

表 5-4　十二经脉气血流注次序表

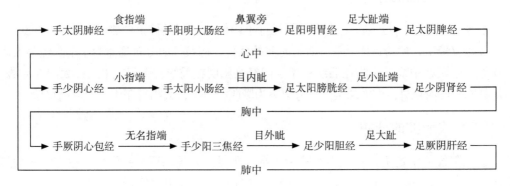

【附】十二经脉的循行部位

（一）手太阴肺经

起于中焦（胃），下络大肠，还循胃口（下口幽门，上口贲门），向上通过膈肌，入属肺，从肺系（支气管、气管及喉咙等）横行至胸部外上方（中府穴），出腋下，沿上肢内侧前缘下行，过肘窝，入寸口，上鱼际，直出拇指桡侧端（少商穴）。

分支：从手腕的后方（列缺穴），沿掌背侧前行，走向食指桡侧端（商阳穴），交于手阳明大肠经（图 5-2）。

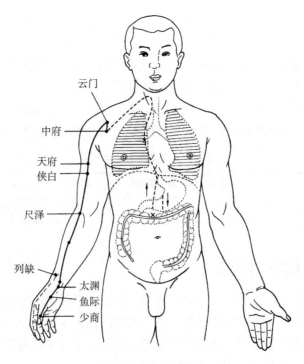

图 5-2　手太阴肺经

（二）手阳明大肠经

起于食指桡侧端（商阳穴），沿食指桡侧上行，经合谷穴，行于上肢外侧前缘，上至肩关节前缘，过肩后，至第七颈椎棘突下（大椎穴），再向前下行入锁骨上窝（缺盆穴），进入胸腔，络肺，向下通过膈肌，下行属大肠。

分支：从锁骨上窝（缺盆穴）上行，经颈部至面颊，入下齿中，复返出夹口角两旁，左右交叉于人中（右脉左行，左脉右行），分别至对侧鼻翼旁（迎香穴），交于足阳明胃经（图5-3）。

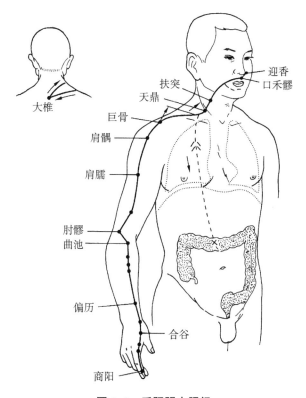

图5-3 手阳明大肠经

（三）足阳明胃经

起于鼻翼旁（迎香穴），夹鼻上行，左右交会于鼻根部，旁行入目内眦，与足太阳经相交，向下沿鼻柱外侧下行（承泣、四白），入上齿中，还出。

夹口两旁，环绕口唇，左右相交于颏唇沟（承浆穴），再向后沿下颌骨后下缘到大迎穴处，上行过耳前，经上关穴，沿发际（头维穴），到额颅中部（会神庭）。

分支：从颌下缘（大迎穴）分出，下行到喉结旁人迎穴，沿喉咙向下后行至大椎，折向前行，入缺盆，深入胸腔，下行穿过膈肌，属胃，络脾。

直行者：从缺盆出体表，沿乳中线下行，夹脐两旁（旁开2寸），下行至腹股沟处气街（气冲穴）。

分支：从胃下口幽门处分出，在腹腔内下行到气街，与来自缺盆的直行之脉会合，下行于大腿前外侧，经膝髌，沿胫骨前缘外侧下行至足背，进入第二趾外侧端（厉兑穴）。

分支：从膝下3寸处（足三里穴）分出，下行至第三足中趾外侧端。

分支：从足背（冲阳穴）分出，前行进入足大趾内侧端（隐白穴），交于足太阴脾经（图5-4）。

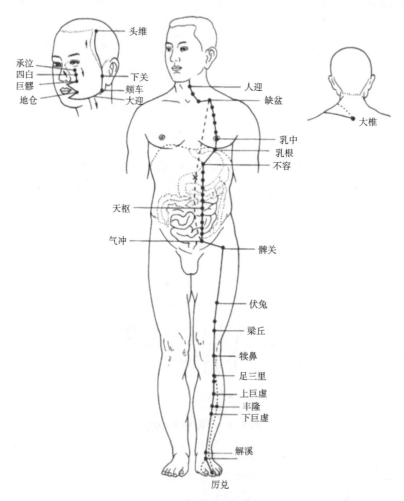

图 5-4　足阳明胃经

（四）足太阴脾经

起于足大趾内侧端（隐白穴），沿大趾内侧赤白肉际，经过内踝前缘（商丘穴），沿小腿内侧正中线上行，在内踝尖上8寸处交叉，行于足厥阴肝经之前，上行沿大腿内侧前缘，进入腹中，属脾，络胃，再向上穿过膈肌，沿食道两旁上行，夹咽两旁，连舌本，散舌下。

分支：从胃别出，上行通过膈肌，注入心中，交于手少阴心经（图5-5）。

（五）手少阴心经

起于心中，出行后属心系（心与其他脏腑相连的脉络），向下穿过膈肌，络小肠。

分支：从心系分出，夹食道上行，连于目系（目与脑相连的脉络）。

直行者：从心系出来，退回上行经过肺，向下浅出腋下（极泉穴），沿上肢内侧后缘，过肘中，经掌后锐骨端，沿小鱼际内侧直至小指桡侧端（少冲穴），交于手太阳小肠经（图5-6）。

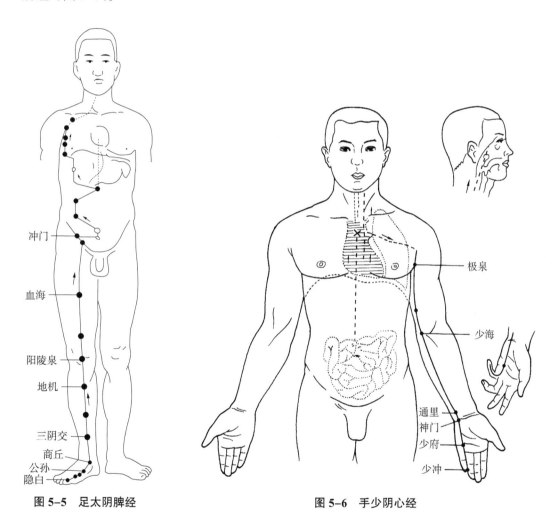

图5-5　足太阴脾经　　　　　　　　　　图5-6　手少阴心经

（六）手太阳小肠经

起于小指尺侧端（少泽穴），沿手背尺侧上腕部（阳谷穴），沿上肢外侧后缘，过肘部，出于肩关节后面（肩贞穴），绕行于肩胛部，交会于大椎穴，向前行向下入缺盆，深入胸腔，络心，再沿食道穿过膈肌，到达胃部，属小肠。

分支：从缺盆分出，沿颈侧下颌角上到面颊部，至目外眦后，折入耳中（听宫穴）。

分支：从面颊部分出，向上行于目眶下，至目内眦（睛明穴），交于足太阳膀胱经（图 5-7）。

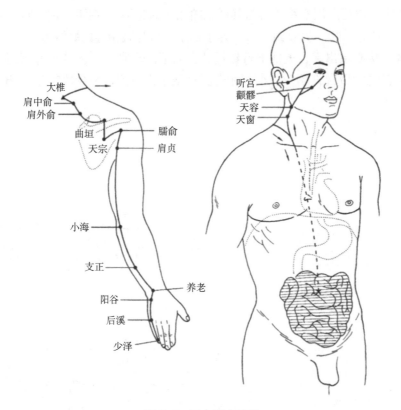

图 5-7　手太阳小肠经

（七）足太阳膀胱经

起于目内眦（睛明穴），向上到达额部，左右交会于头顶部（百会穴）。

分支：从头顶部分出，至耳上角部。

直行者：从头顶部分出（百会穴），向后行至枕骨处，进入颅腔，络脑，再浅出后下行到项部（天柱穴），下行交会于大椎穴，再分左右沿脊柱两旁、距后正中线 1.5 寸直线下行，达腰部（肾俞穴），进入脊柱两旁的肌肉（膂），深入腹腔，络肾，属膀胱。

分支：从腰部（肾俞穴）分出，继续沿脊柱两旁、距后正中线 1.5 寸下行，穿过臀部，从大腿后侧外缘下行至腘窝中（委中穴）。

分支：从项部（天柱穴）分出下行，经肩胛内侧附分穴，沿脊柱两侧、距后正中线 3 寸下行，至髀枢。经大腿后侧至腘窝中，与前一支脉会合，然后下行穿过腓肠肌，出走于足外踝后，沿足背外侧缘至足小趾外侧端（至阴穴），交于足少阴肾经（图 5-8）。

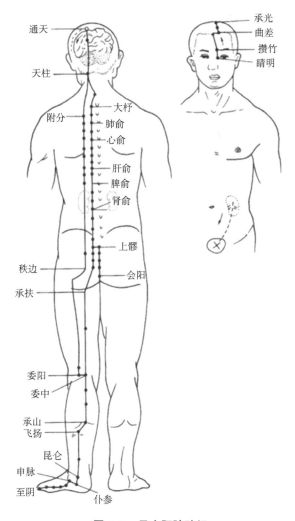

图 5-8 足太阳膀胱经

（八）足少阴肾经

起于足小趾下，斜行足心（涌泉穴），出于舟骨粗隆之下（然谷穴），沿内踝后，分出进入足跟，向上沿小腿内侧后缘，至腘内侧，上股内侧后缘入脊内（长强穴），穿过脊柱至腰部，属肾，络膀胱。

直行者：从肾上行，穿过肝和膈肌，进入肺，沿喉咙，夹舌根两旁。

分支：从股内侧后缘大腿根部分出，向前从耻骨联合上缘出体腔，沿腹中线两侧0.5寸上行，夹脐，抵胸部前，直到锁骨下（俞府穴）。

分支：从肺中分出，络心，注入胸中，交于手厥阴心包经（图5-9）。

（九）手厥阴心包经

起于胸中，出属心包络，下行穿过膈肌，依次络于上、中、下三焦。

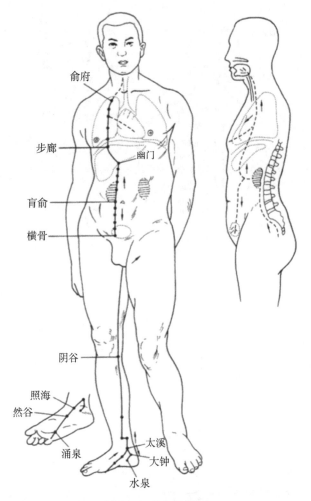

俞府

步廊

幽门

肓俞

横骨

阴谷

照海

然谷

涌泉

太溪

大钟

水泉

图 5-9　足少阴肾经

分支：从胸中分出，浅出胁部，当腋下 3 寸处（天池穴），向上至腋窝下，沿上肢内侧中线入肘，过腕入掌中（劳宫穴），沿中指桡侧，出中指桡侧端（中冲穴）。

分支：从掌中分出，沿无名指尺侧端，交于手少阳三焦经（关冲穴）（图 5-10）。

（十）手少阳三焦经

起于无名指尺侧端（关冲穴），向上沿无名指尺侧至手腕背面（阳池穴），上行前臂外侧尺、桡骨之间，过肘尖，沿上臂外侧上行至肩后部（肩髎穴），向前行入缺盆，布于膻中，散络心包，穿过膈肌，依次属上、中、下三焦。

分支：从膻中分出，上出缺盆，至肩部，左右交会于大椎穴，分开上行至项，沿耳后（翳风穴），直上出耳上角，然后屈曲向下经面颊部至目眶下。

分支：从耳后分出，进入耳中，出走耳前，经上关穴前，在面颊部与前一分支相交，至目外眦（瞳子髎穴），交于足少阳胆经（图 5-11）。

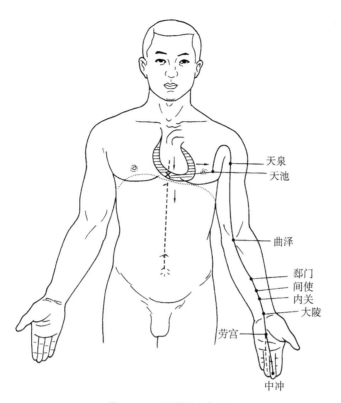

图 5-10 手厥阴心包经

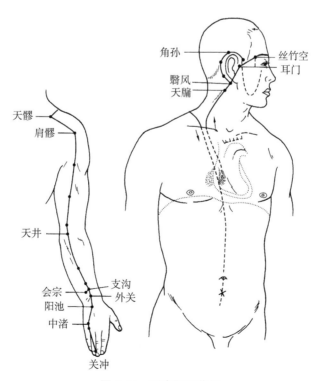

图 5-11 手少阳三焦经

（十一）足少阳胆经

起于目外眦（瞳子髎穴），上至额角（颔厌穴），折向下到耳前上方，绕到耳后下方（完骨穴），复外折向上行，经额部至眉上（阳白穴），又折向后行至枕骨下风池穴，沿颈部侧面下行到达肩上，左右交会于大椎穴，分开前行入缺盆。

分支：从耳后完骨穴分出，经翳风穴进入耳中，出走于耳前，过听宫穴至目外眦后方。

分支：从目外眦分出，下行至下颌部的大迎穴处，与手少阳经的支脉相合，上行至目眶下。向下经过下颌角部（颊车穴），下行到颈部，经颈前人迎穴，与前脉会合于缺盆，下入胸腔，穿过膈肌，络肝，属胆，沿胁里浅出气街，绕毛际，横向至髋关节（环跳穴）处。

直行者：从缺盆下行至腋，沿侧胸，过季胁（日月穴），下行至髋关节（环跳穴）处与前脉会合，再向下沿大腿外侧、膝关节外缘，行于腓骨前面，直下至腓骨下端，出外踝之前，沿足背下行，出于足第四趾外侧端（窍阴穴）。

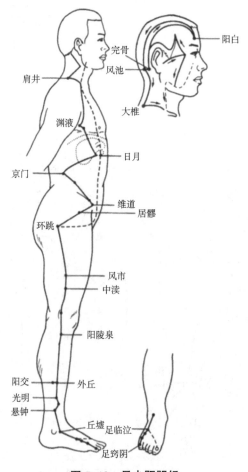

图 5-12　足少阳胆经

分支：从足背（临泣穴）分出，前行出足大趾外侧端，折回穿过爪甲，分布于足大趾爪甲后丛毛处，交于足厥阴肝经（图 5-12）。

（十二）足厥阴肝经

起于足大趾爪甲后丛毛处，向上沿足背至内踝前 1 寸处（中封穴），向上沿胫骨内缘，在内踝上 8 寸处交出足太阴脾经之后，上行过膝内侧，沿大腿内侧中线进入阴毛中，绕阴器，抵少腹，进入腹腔，夹胃两旁，属肝，络胆。向上穿过膈肌，分布于胁肋部，沿喉咙之后，向上进入鼻咽部，上行连于目系，出于额，上行与督脉会于头顶部。

分支：从目系分出，下行于颊里，环绕在口唇之内。

分支：从肝分出，穿过膈肌，向上注入肺，交于手太阴肺经（图 5-13）。

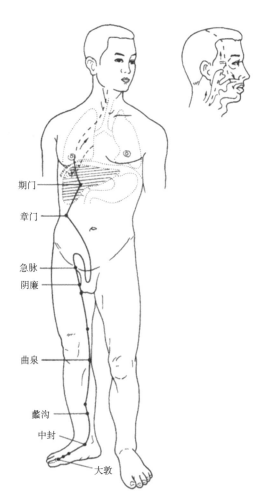

图 5-13 足厥阴肝经

第三节　奇经八脉

奇经八脉是十二经脉之外的重要经脉，交叉贯穿于十二经脉之间，在人体经络系统中发挥着统率、联系、调节等重要作用。

一、奇经八脉的基本概念

奇经八脉，包括督脉、任脉、冲脉、带脉、阴跷脉、阳跷脉、阴维脉、阳维脉，是十二经脉之外"别道奇行"的经脉，其分布不像十二经脉那样规则，与脏腑没有直接的相互属络，相互之间也没有表里相合关系。故《难经·二十七难》说："凡此八脉者，皆不拘于经，故曰奇经八脉也。"

二、奇经八脉的分布和功能特点

（一）分布特点

奇经八脉走向和分布特点，主要有四个方面：其一，除带脉外，均自下向上走行。其二，奇经八脉纵横交错地循行分布于十二经脉之间，但上肢没有奇经的分布。其三，带脉、督脉、任脉都只有一条而单行，冲脉除小部分外也是单行的。督、任、冲三脉皆起于胞中，称为"一源三歧"：督脉行于后正中线，上至头面；任脉行于前正中线，上抵颏部；冲脉行于腹胸部、脊柱前及下肢内侧。带脉横行腰腹。其四，阴阳跷脉和阴阳维脉分布左右对称：阳跷脉行于下肢外侧、腹胸侧后及肩、头部；阴跷脉行于下肢内侧、腹胸及头目。阳维脉行于下肢外侧、肩和头项；阴维脉行于下肢内侧、腹部和颈部。

（二）功能特点

1. 密切十二经脉的联系　奇经八脉在循行分布过程中，不但与十二经脉交叉相接，加强十二经脉之间的联系，补充十二经脉在循行分布上的不足，而且对十二经脉的联系还起到分类组合及统领作用。如督脉与手足六阳经交会于大椎穴，统率诸阳经；任脉与足三阴经交会于脐下关元穴，足三阴经又接手三阴经，故任脉通过与手足六阴经的密切联系而统率诸阴经；冲脉通行上下前后，渗灌三阴三阳；带脉约束纵行诸经，沟通腰腹部的经脉；阳维脉维络诸阳经，联络所有阳经与督脉相合；阴维脉维络诸阴经，联络所有阴经与任脉相会；阳跷、阴跷脉左右成对，有"分主一身左右阴阳"之说。

2. 调节十二经脉的气血　十二经脉气血有余时，则流注于奇经八脉，蓄以备用；十二经脉气血不足时，可由奇经溢出予以补充。《难经·二十八难》说："沟渠满溢，流于深湖……人脉隆盛，入于八脉而不环周。"

3. 与某些脏腑密切相关　奇经与肝、肾等脏及女子胞、脑、髓等奇恒之腑的关系较为密切，相互之间在生理和病理上均有一定的联系。

三、奇经八脉的循行和基本功能

（一）督脉

1. 循行部位　起于胞中，下出会阴，沿脊柱里面上行，至项后风府穴处，进入颅内，络脑，并由项沿头部正中线，经头顶、额部、鼻部、上唇，到上唇系带（龈交穴）处。

分支：从脊柱后面分出，络肾。

分支：从小腹内部直上，贯脐中央，上贯心，到喉部，再向上到下颌部，环绕口唇。向上至两眼下部的中央（图 5-14）。

2. 基本功能　督，有总管、统率的含义。

（1）调节阳经气血　督脉行于背部正中，多次与手足三阳经及阳维脉交会，对全身阳经起到调节作用，故称为"阳脉之海"。

（2）反映脑、髓和肾的功能　督脉循行于脊里，上行入脑，并从脊里分出络肾。督脉与脑、髓和肾的功能活动密切相关。

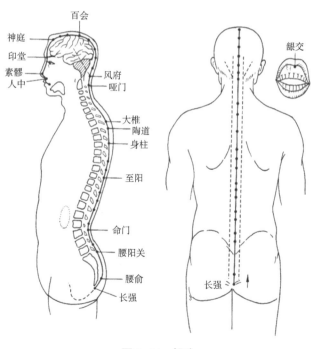

图 5-14　督脉

（二）任脉

1. 循行部位　起于胞中，下出会阴，经阴阜，沿腹部和胸部正中线上行，至咽喉，上行至下颌部，环绕口唇，沿面颊，分行至目眶下。

分支：从胞中出，向后与冲脉相并，行于脊柱前（图 5-15）。

2. 基本功能　任，有担任、妊养的含义。

（1）调节阴经气血　任脉行于腹面正中线，多次与足三阴经及阴维脉交会，总任阴脉之间的相互联系，调节阴经的气血，故称为"阴脉之海"。

（2）"任主胞胎"任脉起于胞中，与女子月经来潮及妊养、生殖功能有关。任脉为妇人生养之本，故有"任主胞胎"之说。

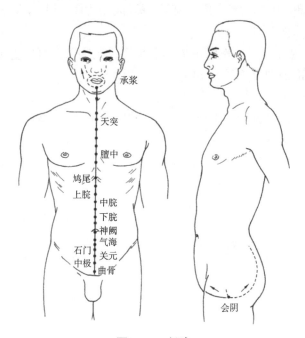

图 5-15　任脉

（三）冲脉

1. 循行部位　起于胞中，下出会阴后，从气街起与足少阴经相并，夹脐上行，散布于胸中，再向上行，经喉，环绕口唇，到目眶下。

分支：从少腹输注于肾下，浅出气街，沿大腿内侧进入腘窝，再沿胫骨内侧，下行到足底。

分支：从内踝后分出，向前斜入足背，进入大趾。

分支：从胞中分出，向后与督脉相通，上行于脊柱内（图 5-16）。

2. 基本功能　冲，有要冲、要道的含义。

（1）调节十二经气血　冲脉上行于头，下至于足，前布于胸腹，后行于背，贯穿全身，为一身气血之要冲，能容纳和调节十二经脉气血，故称为"十二经脉之海"。

（2）与女子月经及生殖功能有关　冲脉起于胞中，又为"血海"，与妇女月经来潮及生殖能力有着密切的关系。《素问·上古天真论》曰："任脉通，太冲脉盛，月事以时下，故有子。"冲、任二脉气血旺盛，其血下注于胞中，月经才能如期而至，胚胎才能得以充足滋养。

（四）带脉

1. 循行部位　起于季胁，斜向下行到带脉穴，绕身一周，并于带脉穴处再向前下方沿髂骨上缘斜行到少腹（图 5-17）。

2. 基本功能　带脉围腰一周，状如束带，以约束纵行诸脉，调节脉气，使纵行诸脉之脉气不下陷。又主司妇女带下。

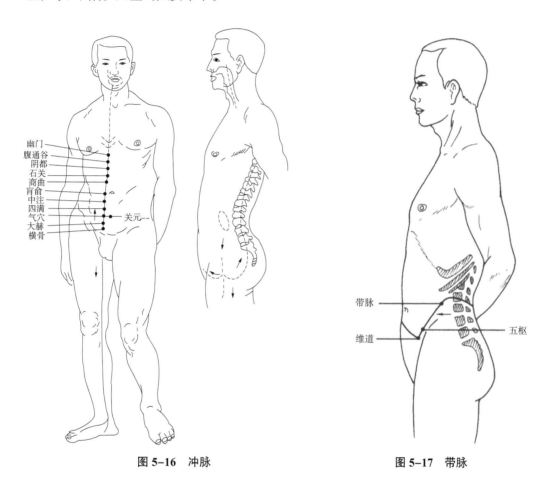

幽门
腹通谷
阴都
石关
商曲
肓俞
中注
四满
气穴
大赫
横骨

关元

带脉

维道

五枢

图 5-16　冲脉　　　　　　　　　　　　图 5-17　带脉

（五）阴跷脉和阳跷脉

1. 循行部位　跷脉左右成对。阴跷脉、阳跷脉均起于足踝下。

阴跷脉起于内踝下照海穴处，沿内踝后直上小腿、大腿内侧，经前阴，沿腹、胸入缺盆，出行于人迎穴之前，经鼻旁，到目内眦，与手足太阳经、阳跷脉会合（图 5-18）。

阳跷脉起于外踝下申脉穴处，沿外踝后上行，经腹部，沿胸部后外侧，经肩部、颈外侧，上夹口角，到达目内眦，与手足太阳经、阴跷脉会合，再上行进入发际，向下到达耳后，与足少阳胆经会于项后（图 5-19）。

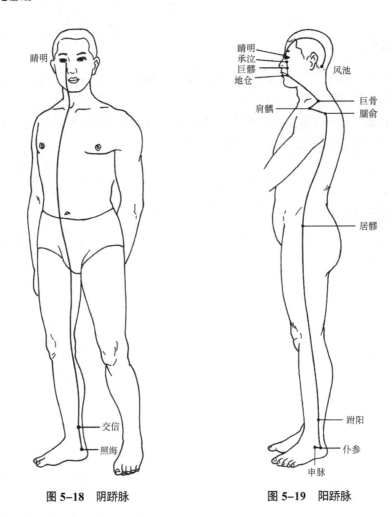

图 5-18　阴跷脉　　　　　　　　　图 5-19　阳跷脉

2. 基本功能　跷，有轻捷矫健的含义。

（1）主下肢运动　跷脉从下肢内外侧分别上行头面，具有交通一身阴阳之气和调节肌肉运动的功能，主要能使下肢运动灵活跷健。

（2）司眼睑开阖　由于阴阳跷脉交会于目内眦，故跷脉具有濡养眼目和司眼睑开阖的作用。

（六）阴维脉和阳维脉

1. 循行部位　阴维脉起于小腿内侧足三阴经交会之处，沿下肢内侧上行，至腹部与足太阴脾经同行，到胁部与足厥阴肝经相合，然后上行至咽喉，与任脉相会（图 5-20）。

阳维脉起于外踝下，与足少阳胆经并行，沿下肢外侧向上，经躯干部后外侧，从腋后上肩，经颈部、耳后，前行到额部，分布于头侧及项后，与督脉会合（图 5-21）。

2. 基本功能　维，有维系、维络的含义。

阴维脉在循行过程中与足三阴经相交会，并最后合于任脉；阳维脉在循行过程中与足三阳经相交会，并最后合于督脉。因此，阴维脉有维系联络全身阴经的作用；阳维脉有维系联络全身阳经的作用。

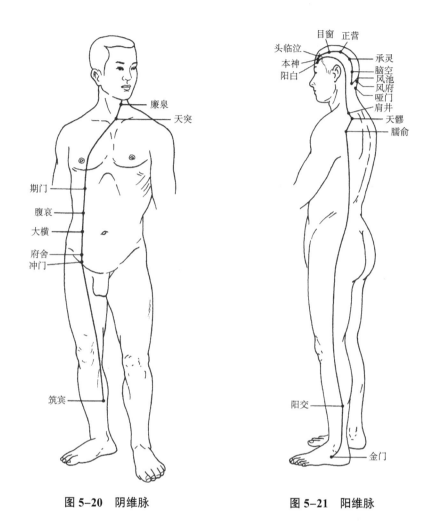

图 5-20 阴维脉　　　　图 5-21 阳维脉

第四节　经别、经筋、皮部、别络

一、十二经别

十二经别，即别行的正经，是从十二经脉别行分出，深入躯体深部，循行于胸、腹及头部的重要支脉。

（一）十二经别循行分布特点

十二经别，多分布于肘膝、脏腑、躯干、颈项及头部，循行分布特点可用"离、入、出、合"加以概括。十二经别多从十二经脉的四肢肘膝以上部位别出（离），向心性深入胸腹腔与相关脏腑联系（入），再浅出体表而上头面部（出），阴经的经别合于相表里的阳经经别，该阳经经别再合于本阳经（合）。每一对相表里的经别组成一合，十二经别分手足三阴、三阳组成六对，称为"六合"。

（二）十二经别的生理功能

十二经别循行布散范围较广，能够循行到十二经脉所不及之处，其作用主要有以下几个方面。

1. 加强十二经脉表里两经在体内的联系　十二经脉中阳经为表、阴经为里，在循行分布和功能活动上，表里两经关系密切，十二经别则通过其循行分布，加强了十二经脉中互为表里两经在体内的联系。

2. 加强体表与体内、四肢与躯干的向心性联系　十二经别一般都是从十二经脉的四肢分出，进入体内后又都呈向心性循行，扩大了经络的联系以及加强由外向内的信息传递。

3. 加强足三阴、足三阳经脉与心的联系　足三阴、足三阳的经别循行过腹、胸，除加强了腹腔内脏腑的表里联系外，又都与胸腔内的心相联系，为"心为五脏六腑之大主"提供了理论依据。

4. 加强了十二经脉与头面部的联系　十二经脉主要是六条阳经分布于头面部，而十二经别中六条阳经及六条阴经的经别均上达头面部，这样，加强了十二经脉与头部的联系，为"十二经脉，三百六十五络，其血气皆上于面而走空窍"（《灵枢·邪气脏腑病形》）的理论奠定了基础，并且为近代发展的耳针、面针、鼻针等提供了一定的理论依据。

5. 扩大十二经脉的主治范围　由于十二经别的分布弥补了十二经脉所不到之处，因而相应扩大了经络穴位的主治范围。如足太阳经脉并不达到肛门，但该经的经别"别入于肛"，所以足太阳经的承山、承筋等穴，可治肛门疾病。

二、十二经筋

十二经筋是十二经脉之气濡养筋肉、关节的体系，经筋有连缀四肢百骸、主司关节运动的作用。

（一）十二经筋循行分布特点

十二经筋的循行特点可以用"结、聚、散、络"加以概括。所谓"结、聚、散、络"，是指十二经筋起于四肢末端，盘旋结聚于关节，布于胸背，终于头身。从总体分布来看，其循行与十二经脉的体表循行基本一致，但十二经筋走向是从四肢末端向心循行。

（二）十二经筋的生理功能

十二经筋主要作用是约束骨骼、主司关节运动。如《素问·痿论》说："宗筋主束骨而利机关也。"十二经筋除附于骨骼外，还满布于躯体和四肢的浅部，延伸十二经脉在体表的循行，加强经络系统对肢体的连缀作用，且深入体内，对脏腑与周身各部分组织起到一定的保护作用。

三、十二皮部

十二皮部是十二经脉功能活动反映于体表的部位。

十二经脉及其所属络脉，在体表有一定分布范围，十二皮部就是十二经脉及其所属络脉在体表的分区。皮部受十二经脉及其络脉气血的濡养滋润而维持正常生理功能。皮部位于人体最浅表部位，与外界直接接触，并依赖布散于体表的卫气，发挥其抗御外邪的作用。

观察不同部位皮肤的色泽和形态变化，有助于诊断某些脏腑、经络的病变。在皮肤一定部位施行贴敷、艾灸、热熨、梅花针等疗法，可治疗内在脏腑的病变。这是皮部理论在诊断和治疗方面的应用。

四、十五别络

别络，是络脉中的较大者，是络脉的主体，对全身无数细小的络脉起着主导作用。别络有十五条，即十二经脉各有一条，加上任脉、督脉的络脉和脾之大络。《素问·平人气象论》提出"胃之大络，名曰虚里"，如再加上胃之大络，又可称为"十六别络"。从别络分出的细小络脉称为"孙络"，分布在皮肤表面的络脉称为"浮络"。

（一）十五别络的循行分布特点

十二经脉的别络从肘膝关节以下分出后，阴经的别络均络于阳经，阳经的别络均络于阴经。别络循行于四肢，或上行头面，或进入躯干，与内脏有某些联系，但均没有固定的属络关系。

（二）十五别络的生理功能

1. 加强十二经脉表里两经在体表的联系　阴经的别络走向阳经，阳经的别络走向阴经，沟通和加强了表里两经的联系。

别络和经别都有加强表里两经联系的作用，但有一定的区别：①别络从四肢肘膝关节以下分出，大多分布于体表，虽然也有进入胸腹腔和内脏，但都没有固定的属络关系；经别多从四肢肘膝关节以上分出，循行多深入体腔内部，然后浅出体表。②别络着重沟通体表的阳经和阴经，经别则既能密切表里经在体内的沟通连接，又能加强其脏腑的属络关系。③别络和经别联系表里经的方式也不同，经别是借阴经经别会合于阳经经别的方式进行联系，突出了阳经的统率作用；别络则是阴经与阳经相互交通而联络。④经别没有所属穴位，也没有所主病证；别络有络穴，并有所主病证，在针刺选穴上有特殊意义。

2. 加强人体前、后、侧面联系，统率其他络脉　十二经脉的别络，其脉气汇集于十二经的"络穴"；督脉的别络散布于背部和头部，别走太阳；任脉的别络散布于腹部；脾之大络散布于胸胁部。故别络可加强十二经脉及任、督二脉与躯体组织的联系，尤其是加强人体前、后、侧面的联系，并统率其他络脉以渗灌气血。

3. 渗灌气血以濡养全身　孙络、浮络等络脉从别络等大的络脉分出后，呈网状扩散，遍布全身。循行于经脉中的气血，通过别络的渗灌作用注入孙络、浮络，并逐渐扩散到全身，起到濡养作用。

第五节　经络的生理功能和应用

一、生理功能

经络是人体内的一个重要系统，具有联络脏腑肢节，沟通表里上下；运行气血，濡养脏腑组织；感应传导以及调节人体各部分功能平衡等生理功能。

（一）沟通联系作用

人体是由脏腑、形体、官窍、经脉组成，它们虽各有不同的生理功能，但又共同进行着有机的整体活动，机体内外上下相互联系、有机配合，正是依赖经络的起止、上下、循行、出入、夹贯、属络、交、连、支、布、散等沟通联系作用实现的。其沟通联系作用主要表现在：

1. 脏腑与体表肢节之间的联系　主要是通过十二经脉实现的，《灵枢·海论》说："夫十二经脉者，内属于腑脏，外络于肢节。"十二经脉中，手之三阴三阳经脉，循行于上肢内外侧；足之三阴三阳经脉，循行于下肢内外侧。每条经脉对内与脏腑发生特定的属络关系，对外联络筋肉、关节和皮肤，即十二经筋与十二皮部。从而使脏腑与体表肢节内外上下相互贯通，成为一个统一的整体。

2. 脏腑与官窍之间的联系　十二经脉内属于脏腑，在循行分布过程中，又经过口眼耳鼻舌及二阴等官窍，如《灵枢·邪气脏腑病形》说："十二经脉，三百六十五络，其血气皆上于面而走空窍。"五官九窍同内脏之间，通过经脉的沟通而联系起来。例如，手少阴心经属心、络小肠、上连"目系"，其别络上行于舌；足厥阴肝经属肝、络胆、上连"目系"；足阳明胃经属胃、络脾、环绕口唇等。

3. 脏腑之间的联系　十二经脉中的每一经脉都分别属络于一脏一腑，又通过经别和别络加强相表里脏腑之间的联系。有的经脉还联系多个脏腑，如肾经贯肝，入肺，络心，注胸中接心包。也有多条经脉同入一脏，如肺经属肺，大肠经络肺，肝经注肺，肾经入肺等。此外，还有经别补正经之不足，如胃经、胆经及膀胱经的经别都通过心。这样就构成了脏腑之间的多种联系。

4. 经脉之间的联系　十二正经阴阳表里相接，有一定的衔接和流注次序。十二正经与奇经八脉之间纵横交错，奇经八脉之间又彼此相互联系，从而构成了经脉与经脉之间的多种联系。如十二正经的手足三阳经均交会于督脉；十二正经的手足三阴经均交会于任脉；冲脉前与任脉相并于胸中，后则通督脉，督、任两脉又通会于十二经脉，故冲脉能容纳来自十二经脉的气血；督、任、冲三脉都起于胞中。这些都说明经脉之间的复杂联系。

（二）运行气血作用

各脏腑形体官窍及经络自身，均需气血濡养，才能发挥其各自的功能。《灵枢·本脏》说："经脉者，所以行血气而营阴阳，濡筋骨，利关节者也。"《灵枢·脉度》说："阴脉荣其脏，阳脉荣其腑，如环之无端，莫知其纪，终而复始。其流溢之气，内溉脏腑，外濡腠理。"正是由于经络的运输渗灌，使五脏六腑、四肢百骸都能得到气血的濡养，从而进行正常的功能活动。

（三）感应传导作用

感应传导，是指经络系统具有感应及传导各种信息的作用。如对经穴刺激引起的感应及传导，又称为"针感""经络感传""经络现象"，《黄帝内经》称为"气至"，即"得气"，表现为局部酸、麻、重、胀等感觉，有时还会沿一定线路传导。经络的感应传导作用，是通过运行于经络之中的经气对信息的感应传导实现的。经气，是一身之气分布于经络者，具有感受、负载和传递信息的作用。经气是信息的载体，各种治疗刺激及信息可以随经气到达病所，起到调整疾病虚实的作用，故《灵枢·九针十二原》强调"刺之要，气至而有效"。

人的生命活动是一个非常复杂的过程，时刻都进行着生命信息的发出、交换和传递。经络犹如机体的信息传导网络，能感受并传导各种生命活动信息，反映和调节脏腑形体官窍的功能状态。如肌表受到某种外界刺激（如针刺、按摩等），这些信息就会由经络中的经气感受和负载，并沿经络传送至内脏，根据信息的性质和强度的不同，产生或补或泻的作用。内脏功能活动或病机变化的信息，亦可由经络中的经气感受并传达于体表，反映出不同的症状和体征，这也是"有诸内必形诸外"的主要生理基础。

（四）调节平衡作用

经络能运行气血和协调阴阳，可使机体的功能活动保持相对的平衡。当人体发生疾病时，出现气血不和或阴阳偏盛偏衰等证候，即可运用针灸等治疗方法以激发经络的调节作用，以"泻其有余，补其不足，阴阳平复"（《灵枢·刺节真邪》）。如针刺手厥阴心包经的内关穴，既可使心动加速，又可抑制心动过速，故该穴在临床上既可治心动过缓，又可治心动过速。可见，经脉的这种调节作用是一种良性双向调整作用，在针灸、推拿等疗法中具有重要意义。

二、临床应用

经络学说不仅用以阐释人体的生理功能，并且广泛用以阐释人体的病理变化，指导疾病的诊断和治疗。

（一）阐释病机变化

在疾病状态下，经络是传递病邪和反映病变的途径。《素问·皮部论》说："邪客于皮则腠理开，开则邪客于络脉，络脉满则注于经脉，经脉满则入舍于腑脏也。"说明经络是外邪从皮毛腠理内传于脏腑的传变途径。经络不仅是外邪由表入里的途径，通过经络传导，内脏的病变也可以反映于外表，表现在某些特定的部位或与其相应的官窍。如肝气郁结常见两胁、少腹胀痛，因为足厥阴肝经抵小腹、布胸胁；真心痛，不仅表现为心前区疼痛，且常引及上肢内侧后缘，是由于手少阴心经行于上肢内侧后缘之故。其他如足阳明胃经入上齿中，故胃火可见牙龈肿痛；足厥阴肝经连目系，故肝火上炎可见目赤等。

由于脏腑之间有经脉沟通联系，所以经络还可以成为脏腑之间病变相互影响的途径。如足厥阴肝经夹胃、注肺中，所以肝病可以犯胃、犯肺；足少阴肾经入肺、络心，所以肾虚水泛可以凌心、射肺。互为表里的两经属络于相同的脏腑。因此，相表里的脏腑在病理上常相互影响，如心火可下移小肠；大肠实热，腑气不通，可使肺气不利而喘咳胸满等，都是经络传导的反映。

（二）指导临床诊断

经络有一定的循行路线，属络相应脏腑，内脏的疾病可通过经络反映于相应的形体部位。根据疾病症状出现的部位，结合经络循行的部位及所联系的脏腑，做出相应疾病的诊断。例如两胁疼痛，多为肝胆疾病；缺盆中痛，常是肺的病变。又如头痛，痛在前额者，多与阳明经有关；痛在两侧者，多与少阳经有关；痛在后头及项部者，多与太阳经有关；痛在颠顶者，多与厥阴经有关。《伤寒论》的六经辨证，也是在经络学说的基础上发展起来的辨证体系。

有些脏腑经络的疾病，反映在经络循行部位时，并没有像上述那样有明显的征象，需要医生切、按、触摸甚至要借助多种仪器才能检测出其异常反应。如在临床实践中，发现在经络循行部位，或在经气聚集的某些穴位，常见明显的压痛，或结节状、条索状反应物，或局部皮肤出现某些形态变化等，也常有助于疾病的诊断。如肺脏有病时可在肺俞穴出现结节或中府穴处表现出压痛；肠痈可在阑尾穴处表现出压痛；长期营养不良的患者，可在脾俞穴处见到异常变化等。《灵枢·官能》说："察其所痛，左右上下，知其寒温，何经所在。"说明经络对临床诊断具有重要意义。

（三）指导疾病治疗

经络学说被广泛用以指导临床各科的治疗，是针灸、推拿、药物疗法的理论基础。

针灸与推拿疗法，主要是根据某一经或某一脏腑的病变，在病变的邻近部位或经络循行的远处部位上取穴，通过针灸或推拿，以调整经络气血的功能活动，达到治疗的目的。而穴位的选取，必须按经络学说进行辨证，判定疾病属于何经后，根据经络的循行分布路线和联系范围来取穴，这就是"循经取穴"。

药物治疗也要以经络为渠道，通过经络的传导转输，才能使药到病所，发挥其治疗作用。药物的四气、五味理论，与经络学说的关系十分密切。经络的十二经脉病候，按经脉、脏腑对病证的寒热虚实进行总结归纳，对后世脏腑经络辨证论治，应用药物的四气、五味理论正确遣药有很大的启发作用。

在临床中，不同的脏腑、经络病证，对药物有特殊的要求和选择，这就产生了药物归经理论。北宋寇宗奭在前人的五味入五脏、五味走五体、五色补五脏等认识的基础上，提出了药物归经的理论。有了归经理论，就能把药物的特殊功效更加细微地反映出来，从而更准确地指导临床对复杂多变病证的治疗。如同是泻火药，可以将其再细分，黄连泻心火，黄芩泻肺火、大肠火，柴胡泻肝胆火、三焦火，白芍泻脾火，知母泻肾火，木通泻小肠火，石膏泻胃火等。金元时期的张洁古、李杲根据经络学说，提出了"引经报使"理论。如治疗头痛，属太阳经的可用羌活，属阳明经的可用白芷，属少阳经的可用柴胡。羌活、白芷、柴胡，不仅分别归入手足太阳、阳明、少阳经，而且能引导其他药物归入上述各经而发挥治疗作用。

此外，用于临床的耳针、电针、穴位埋线及穴位结扎等治疗方法，都是以经络学说为理论基础的治疗方法。

【经文摘录】

《灵枢·经脉》："雷公曰：愿卒闻经脉之始生。黄帝曰：经脉者，所以能决死生，处百病，调虚实，不可不通。

肺手太阴之脉，起于中焦，下络大肠，还循胃口，上膈属肺，从肺系横出腋下，下循臑内，行少阴、心主之前，下肘中，循臂内上骨下廉，入寸口，上鱼，循鱼际，出大指之端；其支者，从腕后直出次指内廉，出其端。"

《灵枢·经脉》："大肠手阳明之脉，起于大指次指之端，循指上廉，出合谷两骨之间，上入两筋之中，循臂上廉，入肘外廉，上臑外前廉，上肩，出髃骨之前廉，上出于柱骨之会上，下入缺盆，络肺，下膈，属大肠；其支者，从缺盆上颈贯颊，入下齿中，还出夹口，交人中，左之右，右之左，上夹鼻孔。"

《灵枢·经脉》："胃足阳明之脉，起于鼻之交頞中，旁纳太阳之脉，下循鼻外，入上齿中，还出夹口环唇，下交承浆，却循颐后下廉，出大迎，循颊车，上耳前，过客主人，循发际，至额颅；其支者，从大迎前下人迎，循喉咙，入缺盆，下膈，属胃，络脾；其直者，从缺盆下乳内廉，下夹脐，入气街中；其支者，起于胃口，下循腹里，下至气街中而合，以下髀关，抵伏兔，下膝髌中，下循胫外廉，下足跗，入中指内间；其支者，下膝三寸而别，下入中指外间；其支者，别跗上，入大指间，出其端。"

《灵枢·经脉》："脾足太阴之脉，起于大指之端，循指内侧白肉际，过核骨后，上内踝前廉，上踹内，循胫骨后，交出厥阴之前，上膝股内前廉，入腹，属脾络胃，上膈，夹咽，连舌本，散舌下；其支者，复从胃别上膈，注心中。"

《灵枢·经脉》："心手少阴之脉，起于心中，出属心系，下膈，络小肠；其支者，从心系上夹咽，系目系；其直者，复从心系却上肺，下出腋下，下循臑内后廉，行太阴、心主之后，下肘内，循臂内后廉，抵掌后锐骨之端，入掌内后廉，循小指之内出其端。"

《灵枢·经脉》："小肠手太阳之脉，起于小指之端，循手外侧上腕，出踝中，直上循臂骨下廉，出肘内侧两骨之间，上循臑外后廉，出肩解，绕肩胛，交肩上，入缺盆，络心，循咽，下膈，抵胃，属小肠；其支者，从缺盆循颈上颊，至目锐眦，却入耳中；

其支者，别颊上颇抵鼻，至目内眦，斜络于颧。"

《灵枢·经脉》："膀胱足太阳之脉，起于目内眦，上额交巅；其支者，从巅至耳上角；其直者，从巅入络脑，还出别下项，循肩髆内，夹脊抵腰中，入循膂，络肾属膀胱；其支者，从腰中下夹脊，贯臀入腘中；其支者，从髆内左右，别下贯胛，夹脊内，过髀枢，循髀外，从后廉下合腘中，以下贯腨内，出外踝之后，循京骨，至小指外侧。"

《灵枢·经脉》："肾足少阴之脉，起于小指之下，邪走足心，出于然骨之下，循内踝之后，别入跟中，以上腨内，出腘内廉，上股内后廉，贯脊，属肾络膀胱；其直者，从肾上贯肝膈，入肺中，循喉咙，夹舌本；其支者，从肺出络心，注胸中。"

《灵枢·经脉》："心主手厥阴心包络之脉，起于胸中，出属心包络，下膈，历络三焦；其支者，循胸出胁，下腋三寸，上抵腋下，下循臑内，行太阴少阴之间，入肘中，下臂，行两筋之间，入掌中，循中指出其端；其支者，别掌中，循小指次指出其端。"

《灵枢·经脉》："三焦手少阳之脉，起于小指次指之端，上出两指之间，循手表腕，出臂外两骨之间，上贯肘，循臑外上肩，而交出足少阳之后，入缺盆，布膻中，散络心包，下膈，循属三焦，其支者，从膻中上出缺盆，上项，系耳后，直上出耳上角，以屈下颊至颇；其支者，从耳后入耳中，出走耳前，过客主人前，交颊，至目锐眦。"

《灵枢·经脉》："胆足少阳之脉，起于目锐眦，上抵头角，下耳后，循颈，行手少阳之前，至肩上，却交出手少阳之后，入缺盆；其支者，从耳后入耳中，出走耳前，至目锐眦后；其支者，别锐眦，下大迎，合于手少阳，抵于颇，下加颊车，下颈，合缺盆，以下胸中，贯膈，络肝属胆，循胁里，出气街，绕毛际，横入髀厌中；其直者，从缺盆下腋，循胸过季胁，下合髀厌中，以下循髀阳，出膝外廉，下外辅骨之前，直下抵绝骨之端，下出外踝之前，循足跗上，入小指次指之间；其支者，别跗上，入大指之间，循大指歧骨内出其端，还贯爪甲，出三毛。"

《灵枢·经脉》："肝足厥阴之脉，起于大指丛毛之际，上循足跗上廉，去内踝一寸，上踝八寸，交出太阴之后，上腘内廉，循股阴，入毛中，环阴器，抵小腹，夹胃，属肝络胆，上贯膈，布胁肋，循喉咙之后，上入颃颡，连目系，上出额，与督脉会于巅；其支者，从目系下颊里，环唇内；其支者，复从肝别贯膈，上注肺。"

【相关现代研究】

经络学说是中医整体观的重要组成部分，是针灸学科的理论基础和核心，指导着中医和针灸的临床实践活动。正确理解和把握经络的内涵，是进行经络研究最根本的基础。

经脉低电阻、高声传导、发光、高温等特性被发现，以及循经感传、循经皮肤病、循经性疼痛及循经性感觉异常均与古籍中记载的经脉线相吻合，人们对经络现象的客观存在已不再怀疑。目前国内外学者对于经络开展了大量的科学研究，从不同的学科和角度提出了许多理论，形成三个稳定的研究方向，即循经感传等经络现象及其形成机理、经脉脏腑相关及其联系途径、经脉循行路线的客观检测显示及其理化特性的研究。这些对经络大量科学实验和临床实践研究中，研究结果大致有筋膜肌腱论、能量论、神经论、体液论、否定论等，但迄今为止，经络的本质仍缺乏定论。

尽管对于经络实质的研究至今仍没有完全定论，但其在临床中发挥的作用却至关重要。经络是一个整体系统，不能分割开来看，其特有的生理功能决定它不是由简单的某一组织构成，不能用现代医学发现的某种客观物质片面的解释经络系统，如现代医学发现的血管、淋巴等。因此，在研究中应把握其整体性，结合其功能性以全新的视角来认识经络。临床是针灸与经络研究的源泉，医学知识和现代科学理论研究是探索未知的先导，实验研究则是揭示本质的必要手段，并为理论研究提供强有力的实验支持，为临床提供科学实验依据，经络的研究应倾向于运用严格的现代针灸临床实验方法加以检验，但也不能仅依靠实验方法来检验，经络创立之初是以人为对象，并且有"天人合一"的思想在里面。因此，充分结合历史背景、文化特点等因素来考虑，如果依靠实验医学，经络与实验医学之间在基本事实的认定方面常有不同，因而实验所揭示的经络极可能与经脉的实际存在状态相去甚远，须探究新的研究方法。对经络的研究要以中医基础理论、中医经络理论和中医整体观系统论为指导，将理论的整合、实验的支持和临床的启迪与验证相结合，进行多学科多角度的探索，由此对临床现象和经络功能活动的规律进行阐释。

主要参考文献

［1］许金森.经络研究的现状与展望［J］.中华中医药杂志，2016，31（11）：4355-4360.

［2］宋亚芳，裴丽霞，李丹丹，等.对现代经络实质研究方向的质疑［J］.中华中医药杂志，2017，32（07）：2891-2894.

［3］董雅婷，谭亚芹.中医经络生理功能探讨——中医中药事业的充实［J］.世界最新医学信息文摘，2018，18（61）：134-135.

附 体质

体质学说是以中医理论为指导，研究人体体质的概念、形成、特征、类型及其与疾病发生、发展、诊断、治疗和预防关系的理论体系。体质影响着人对环境的适应能力、对疾病的抵抗能力，以及发病过程中对某些致病因素的易感性和病理过程中疾病发展的倾向性等，进而影响着某些疾病的证候类型和个体对治疗措施的反应性，从而使人体的生命过程带有明显的个体特异性。

一、体质的概念与特点

（一）概念

体质是指个体在先天禀赋和后天获得的基础上所形成的形态结构、生理功能和心理状态方面综合的相对稳定的特性。体质通过人体形态结构、生理功能和心理状态的差异性表现出来。

中医体质理论渊源于《黄帝内经》，古代文献中和"体质"相关的、用以说明个体特性的术语很多。如《黄帝内经》提出"质""素"；唐《备急千金要方》提出"素禀"；宋代《妇人大全良方》提出"气质"；明代张介宾称为"禀赋"等。

脏腑经络及精气血津液是体质形成的生理学基础，脏腑盛衰偏颇的不同决定体质的差异。影响体质的因素有先天禀赋、年龄因素、性别因素、饮食因素、劳逸因素、情志因素、地理因素、疾病针药等。

（二）体质的特点

1. 先天遗传性 "人之始生……以母为基，以父为楯"（《灵枢·天年》）。父母之精是生命个体形成的基础。个体的外表形态、精神情志、脏腑功能等特质均与父母的先天遗传有关。先天因素维持着个体体质的相对稳定，是决定体质形成和发展的根本原因。

2. 个体差异性 体质特征因人而异，有显著的个体差异性。它通过人体的形态结构、生理功能和心理状态的差异现象表现出来。因此，体质的个体差异多样性是体质学说研究的核心问题。

3. 形神一体性 复杂多样的体质差异反映着人体精神活动和生理活动的基本特征，是特定的生理特性与心理特性的综合，是对个体身心特性的概括。

4. 群类趋同性 同一种族或聚居在同一地域的人，因为生存环境和生活习惯相同，遗传背景和生存环境具有同一性，从而使人群的体质具有相同或类似的特点。

5. 相对稳定性 个体禀承于父母的遗传信息，在生命过程中遵循某种既定的内在规律，呈现出与亲代类似的特征，这些特征一旦形成，不会轻易改变，使得生命过程一定阶段中体质具有相对的稳定性。另外，长期稳定的环境也是维持体质相对稳定的重要因素。

6. 动态可变性 先天禀赋决定着个体体质的相对稳定性，后天因素又使体质具有可变性。体质的可变性体现在：一是机体随着年龄的变化呈现出特有的体质特点；二是机体随着外界因素的变化呈现出的体质状态的变化。两种变化常同时存在，相互影响，这种可变性是进行体质状态干预的依据。

二、体质的构成要素

体质由形态结构、生理功能和心理状态三方面构成。

（一）形态结构的差异性

形态结构的差异性包括外部形态结构（由体表形态等构成）和内部形态结构（由脏腑、经络、气血津液等构成）。体表形态是个体外观形态的特征，包括体格、体型、体重、性征、体姿、面色、唇色、毛发等。体格反映人体生长发育水平、营养状况和锻炼程度的状态，通过测量身体各部分的大小、形状、匀称程度，以及体重、胸围、肩宽、骨盆宽度等来判断。体型指身体各部位大小比例的形态特征。观察体表形态，主要观察形体肥瘦、皮肉厚薄、肤色之苍嫩的差异等。

（二）生理功能的差异性

形态结构是产生生理功能的基础，个体不同的形态结构特点决定着机体生理功能的差异，而机体生理功能的个性特征，又会影响其形态结构，引起一系列相应的改变。

人体的生理功能及表现，如心率、心律、气色、脉象、舌象、呼吸、食欲、体温、二便、生育能力、女子月经、形体的动态及活动能力、睡眠状况、感觉等，均是脏腑经络及精气血津液生理功能的反映，是了解体质状况的重要内容。

（三）心理状态的差异性

心理是感觉、知觉、情感、记忆、思维、性格、能力等的总和，属于中医学神的范畴。形态结构和脏腑功能活动的差异，总会表现为某种特定的情感与认知活动特点。如《灵枢·阴阳二十五人》言具有"圆面、大头、美肩背、大腹、美股胫、小手足、多肉、上下相称"等形态特征的土型之人，多表现为"安心、好利人、不喜权势、善附人"等心理特征。人的心理特征不仅与形态、功能有关，而且与个人生活经历以及所处的社会文化环境有着密切的联系。

三、体质的分类

体质差异是先天禀赋与后天因素共同作用的结果。把握个体的体质差异规律及体质特征，对临床实践有重要的指导意义。

（一）体质的分类方法

历代医家从不同角度对人的体质进行了分类与阐述。《黄帝内经》提出太少阴阳分类法、五行分类法、形态与功能特征分类法、心理特征分类法（包括刚柔分类法、勇怯分类法、形态苦乐分类法）等。明代张介宾等采用藏象阴阳分类法，叶天士等以阴阳属性分类，章虚谷则以阴阳虚实分类。现代医家多从临床实践出发进行分类，有四分法、五分法、六分法、七分法、九分法、十二分法等。

（二）常见体质的分类与特征

体质的分类，是以整体观念为指导，以阴阳五行学说为思维方法，以藏象及气血津液为理论基础而进行的。阴阳分类法是最基本的体质分类方法。

1. 阴阳平和质　是功能较为协调的体质类型，属于理想体质。体质特征为：身体强壮，胖瘦适度；面色与肤色虽有五色之偏，但都明润含蓄；目光有神，性格开朗；食量适中，二便通调；夜眠安和，精力充沛，反应灵活，思维敏捷，工作潜力大；自身调节和对外适应能力强；舌红润，苔薄白，脉象缓匀有神。阴阳平和质者不易感受外邪，较少生病。即使患病，易于治愈，康复亦快。如果后天调养得宜，无暴力外伤及不良生活习惯，其体质不易改变，易获长寿。

2. 偏阳质　是指具有亢奋、偏热、多动等特点的体质类型。体质特征为：形体适中或偏瘦，但较结实；面色多略偏红或微苍黑，或呈油性皮肤；性格外向，喜动好强，易急躁，自制力较差；食量较大，消化吸收功能健旺；大便易干燥，小便易黄赤；平时畏热喜冷，或体温略偏高，动则易出汗，喜饮水；唇、舌偏红，苔薄易黄，脉多偏阳；精力旺盛，动作敏捷，反应灵敏，性欲较强。偏阳质者易感风、暑、热等阳邪，发病后多表现为热证、实证，并易化燥伤阴；皮肤易生疮疖；内伤杂病多见火旺、阳亢或兼阴虚之证；容易发生眩晕、头痛、心悸、失眠及出血等病证。此类体质的人阳气偏亢，多动少静，若调养不当，如操劳过度，思虑不节，纵欲失精，嗜食烟酒、辛辣等，必将加速阴伤，发展演化为阳亢、阴虚、痰火等病理性体质。

3. 偏阴质　是指具有抑制、偏寒、多静等特点的体质类型。体质特征为：形体适中或偏胖，但较弱，容易疲劳；面色偏白而欠华；性格内向，喜静少动，或胆小易惊；食量较小，消化吸收功能一般；平时畏寒喜热，或体温偏低；精力偏弱，动作迟缓，反应较慢，性欲偏弱。偏阴质者，易感寒、湿等阴邪，发病后多表现为寒证、虚证；表证易传里或直中内脏；冬天易生冻疮；内伤杂病多见阴盛、阳虚之证。长期发展，易致阳气虚弱，脏腑功能偏衰，水湿内生，从而形成阳虚、痰湿、水饮等病理性体质。

【附】现代九种常见体质的分类（中华中医药学会标准）

（1）平和质

总体特征：阴阳气血调和，以体态适中、面色红润、精力充沛等为主要特征。

形体特征：体形匀称健壮。

常见表现：面色、肤色润泽，头发稠密有光泽，目光有神，鼻色明润，嗅觉灵敏，唇色红润，不易疲劳，精力充沛，耐受寒热，睡眠良好，胃纳佳，二便正常，舌色淡红，苔薄白，脉和缓有力。

心理特征：性格随和开朗。

发病倾向：平素患病较少。

对外界环境适应能力：对自然环境和社会环境适应能力较强。

（2）气虚质

总体特征：元气不足，以疲乏、气短、自汗等气虚表现为主要特征。

形体特征：肌肉松软不实。

常见表现：平素语音低弱，气短懒言，容易疲乏，精神不振，易出汗，舌淡红，舌边有齿痕，脉弱。

心理特征：性格内向，不喜冒险。

发病倾向：易患感冒、内脏下垂等病，病后康复缓慢。

对外界环境适应能力：不耐受风、寒、暑、湿邪。

（3）阳虚质

总体特征：阳气不足，以畏寒怕冷、手足不温等虚寒表现为主要特征。

形体特征：肌肉松软不实。

常见表现：平素畏冷，手足不温，喜热饮食，精神不振，舌淡胖嫩，脉沉迟。

心理特征：性格多沉静、内向。

发病倾向：易患痰饮、肿胀、泄泻等病，感邪易从寒化。

对外界环境适应能力：耐夏不耐冬，易感风、寒、湿邪。

（4）阴虚质

总体特征：阴液亏少，以口燥咽干、手足心热等虚热表现为主要特征。

形体特征：体形偏瘦。

常见表现：手足心热，口燥咽干，鼻微干，喜冷饮，大便干燥，舌红少津，脉细数。

心理特征：性情急躁，外向好动，活泼。

发病倾向：易患虚劳、失精、不寐等病，感邪易从热化。

对外界环境适应能力：耐冬不耐夏，不耐受暑、热、燥邪。

（5）痰湿质

总体特征：痰湿凝聚，以形体肥胖、腹部肥满、口黏苔腻等痰湿表现为主要特征。

形体特征：体形肥胖，腹部肥满松软。

常见表现：面部皮肤油脂较多，多汗且黏，胸闷，痰多，口黏腻或甜，喜食肥甘甜黏，苔腻，脉滑。

心理特征：性格温和、稳重，善于忍耐。

发病倾向：易患消渴、中风、胸痹等病。

对外界环境适应能力：对梅雨季节及潮湿环境适应能力差。

（6）湿热质

总体特征：湿热内蕴，以面垢油光、口苦、苔黄腻等湿热表现为主要特征。

形体特征：形体中等或偏瘦。

常见表现：面垢油光，易生痤疮，口苦口干，身重困倦，大便黏滞不畅或燥结，小便短黄，男性易阴囊潮湿，女性易带下增多，舌质偏红，苔黄腻，脉滑数。

心理特征：容易心烦急躁。

发病倾向：易患疮疖、黄疸、热淋等病。

对外界环境适应能力：对夏末秋初湿热气候的潮湿或气温偏高环境较难适应。

（7）血瘀质

总体特征：血行不畅，以肤色晦黯、舌质紫黯等血瘀表现为主要特征。

形体特征：胖瘦均见。

常见表现：肤色晦黯，色素沉着，容易出现瘀斑，口唇黯淡，舌黯或有瘀点，舌下络脉紫黯或增粗，脉涩。

心理特征：易烦，健忘。

发病倾向：易患癥瘕及痛证、血证等。

对外界环境适应能力：不耐受寒邪。

（8）气郁质

总体特征：气机郁滞，以神情抑郁、忧虑脆弱等气郁表现为主要特征。

形体特征：形体瘦者为多。

常见表现：神情抑郁，情感脆弱，烦闷不乐，舌淡红，苔薄白，脉弦。

心理特征：性格内向不稳定，敏感多虑。

发病倾向：易患脏躁、梅核气、百合病及郁证等。

对外界环境适应能力：对精神刺激适应能力较差，不适应阴雨天气。

（9）特禀质

总体特征：先天失常，以生理缺陷、过敏反应等为主要特征。

形体特征：过敏体质者一般无特殊形体特征，先天禀赋异常者或有畸形，或有生理缺陷。

常见表现：过敏体质者常见哮喘、风团、咽痒、鼻塞、喷嚏等，患遗传性疾病者有垂直遗传、先天性、家族性特征，患胎传性疾病者具有母体影响胎儿个体生长发育及相关疾病特征。

心理特征：随禀质不同情况各异。

发病倾向：过敏体质者易患哮喘、荨麻疹、花粉症及药物过敏等，遗传性疾病如血友病、先天愚型等，胎传性疾病如五迟、五软、解颅、胎惊等。

对外界环境适应能力：适应能力差，如过敏体质者对易致过敏季节适应能力差，易引发宿疾。

四、体质学说的应用

（一）说明个体对某些病因的易感性和发病倾向性

体质能够反映机体阴阳寒热的盛衰偏颇，故影响着个体对某些病邪的易感性、耐受性。一般而言，偏阳质者易感受风、暑、热之邪而耐寒；偏阴质者易感受寒湿之邪而耐热。同时体质还影响着发病的倾向性。小儿脏腑娇嫩，体质未壮，易患咳喘、腹泻、食积等疾；年高之人，五脏精气多虚，体质转弱，易患痰饮、咳喘、眩晕、心悸、消渴等病；肥人或痰湿内盛者，易患中风、眩晕；瘦人或阴虚之体，易罹肺痨、咳嗽诸疾。

（二）阐释发病原理

邪正交争是疾病发生的基本原理。疾病发生与否，主要取决于正气的盛衰，而体质是正气盛衰偏颇的反映。因此，体质强弱决定着发病与否及发病情况。一般而言，体质强壮者正气旺盛，抗病力强，邪气难以侵入致病；体质羸弱者正气虚弱，抵抗力差，邪气易于乘虚侵入而发病。

（三）解释病理变化

不同体质有其潜在的、相对稳定的倾向性，可称之为"质势"。人体受邪后产生相应的病理变化，不同致病因素有不同的病理演变趋势，可称之为"病势"。病势的发展常受到质势的影响，称之为"质化"，亦即从化，指病情随体质而变化。从化的一般规律是：素体阴虚阳亢者，受邪后多从热化；阳虚阴盛者，受邪后多从寒化；津亏血耗者，易致邪从燥化；气虚湿盛者，受邪后多从湿化。

疾病的变化和发展趋势、预后、转归也受到体质的影响。体质强者正气足，抗邪能力强，发病多为正邪斗争剧烈的实证，病势虽急，但不易传变，疾病易于治愈，病程短，预后良好；体质虚者正气不足，感邪易深入，病情多变，多难治愈，病程长，预后多不良。

（四）指导辨证

体质决定着发病后临床证候类型的倾向性，是证候形成的内在基础。首先，感受相同的致病因素或患同一种疾病，因个体体质的差异可表现出阴阳表里寒热虚实等不同的证候类型，即同病异证。如同样感受寒邪，素体强壮，正气可以御邪于肌表者，表现为恶寒发热，头身疼痛，苔薄白，脉浮等风寒表证；而素体阳虚，正不胜邪者，一发病就出现寒邪直中脾胃的畏寒肢冷，纳呆食减，腹痛泄泻，脉象缓弱等脾阳不足之证。同时，异病同证的产生也与体质密切相关。感受不同病因或患不同疾病，但因体质相类，常表现出相同或类似的证候类型，即异病同证。如泄泻和水肿，皆可表现出脾肾阳虚之证。可见，同病异证与异病同证，主要是以体质的差异为生理基础。

（五）指导治疗

体质特征在一定程度上决定着疾病的证候类型和个体对治疗反应的差异性，所以在治疗中，必须重视患者的体质状态。针对证候的治疗实际上包含了对体质内在偏颇的调整，是根本的治疗，也是治病求本的反映。同时，针药宜忌也需要考虑体质因素。如偏阳质者多发实热证候，当慎用温热伤阴之剂；偏阴质者多发实寒证候，当慎用寒凉伤阳之药。一般来说，体质强壮者，对药物耐受性强，剂量宜大，用药可峻猛；体质瘦弱者，对药物耐受性差，剂量宜小，药性宜平和。针刺治疗也要依据患者体质施以补泻之法，体质强壮者，多实证，当用泻法；体质虚弱者，多虚证，当用补法。

（六）指导养生

养生要根据各自不同的体质特征，选择相应的措施和方法，纠正其体质之偏，以达延年益寿目的。如在食疗方面，体质偏阳者宜凉忌热；体质偏阴者宜温忌寒；形体肥胖者多痰湿，宜清淡忌肥甘。精神调摄方面如气郁质者，应注意情感上的疏导，消解其不良情绪；阳虚质者，多萎靡不振、自卑而缺乏勇气，应帮其树立生活信心等。

第六章　病　因

【导学】

中医学通过观察比较大量生理、病理之"象"和运用"辨证求因"这一特有思维方法，将导致疾病的复杂原因分为外感病因、内伤病因、病理产物性病因及其他病因四大类，并结合临床实际认识这些致病原因的性质及致病特点。

本章从病因的概念、认识病因的方法、病因的不同分类，以及各种病因的性质和致病特点四个方面，介绍中医学对导致人体致病因素的认识。学习中应注意取象比类、辨证求因等认识病因的思维方法。

学习要点：中医学认识病因的主要方法，中医病因的分类（外感病因、内伤病因、病理产物病因、其他病因），各种病因的性质及其主要致病特点。

病因，是指引起疾病发生的原因，又称为致病因素、病邪等。《医学源流论·病同因别论》说："凡人之所苦谓之病，所以致此病者谓之因。"病因学说是研究各种病因的概念、形成、性质、致病特点及所致病证临床表现的理论。

中医对病因的认识，起源较早。《左传·昭公元年》记载了秦国名医医和提出的"六气病源"说，被认为是病因学说的创始。《黄帝内经》提出了阴阳分类法，《素问·调经论》指出："夫邪之生也，或生于阴，或生于阳。其生于阳者，得之风雨寒暑。其生于阴者，得之饮食居处，阴阳喜怒。"宋代陈无择著《三因极一病证方论》提出了"三因学说"，称六淫邪气为"外所因"，情志所伤为"内所因"，而饮食劳倦、跌仆金刃，以及虫兽所伤等则为"不内外因"。这种把致病因素与发病途径结合起来进行研究的分类方法更趋合理，对后世影响很大。目前根据疾病的发生途径、形成过程，将病因分为外感病因、内伤病因、病理产物性病因、其他病因四大类。

中医学探求病因的主要方法：其一，问诊求因。了解作为致病因素的客观条件，如外感六淫、情志内伤、饮食所伤、外伤等。其二，辨证求因。辨证求因又称"审证求因"，是以临床表现为依据，通过分析疾病的症状、体征来推求病因。辨证求因是中医探求病因的特有方法。

第一节　外感病因

外感病因是指来源于自然界，多从肌表、口鼻侵入人体而发病的病因，主要包括六淫和疠气。

一、六淫

（一）六淫的概念及共同致病特点

1.六淫的概念　六淫，即风、寒、暑、湿、燥、火（热）六种外感病邪的统称。风、寒、暑、湿、燥、火（热）是自然界六种不同的气候变化，在正常的情况下，称为"六气"，对人体是无害的。只有在气候异常变化，超越了人体的适应能力，或者气候正常，但人体正气不足，抵抗力下降，而导致疾病发生时，六气即成为致病因素，称为"六淫"或"六邪"。

2.六淫致病的共同特点

（1）外感性　六淫致病，其侵犯途径多从肌表、口鼻而入，或两者同时受邪。如风寒湿邪易犯人肌表，温热燥邪易自口鼻而入等。由于六淫邪气均自外界侵犯人体，故称其为外感致病因素，所致疾病亦称为"外感病"。

（2）季节性　六淫致病常具有明显的季节性。如春季多风病，夏季多暑病，长夏多湿病，秋季多燥病，冬季多寒病等。由于气候异常变化的特殊性，因而夏季也可见寒病，冬季也可有热病。

（3）地域性　六淫致病与生活、工作的区域环境密切相关。如西北多燥病、东北多寒病、江南多湿热病；久居潮湿环境多湿病；长期高温环境作业，多致燥热或火邪为病等。

（4）相兼性　六淫邪气既可单独伤人致病，又可两种以上同时侵犯人体而为病。如风热感冒、暑湿感冒、湿热泄泻、风寒湿痹等。《素问·痹论》说："风寒湿三气杂至，合而为痹也。其风气胜者为行痹，寒气胜者为痛痹，湿气胜者为着痹也。"

此外，六淫在发病过程中，不仅可以互相影响，而且在一定的条件下可以相互转化。如寒邪入里可以化热，暑湿日久可以化燥伤阴等。

（二）六淫的性质和致病特点

风、寒、暑、湿、燥、火（热）各自的性质和致病特征，主要是运用取象比类的思维方法，即以自然界之气象、物候与人体病变过程中的临床表现相比类，经过反复临床实践的验证，不断推演、归纳、总结出来的。

1.风邪　自然界的风是一种无形的流动的气流。因此，自然界中具有轻扬、开泄、善动不居特性的外邪，称为风邪。风为春季的主气，故风邪为病，以春季为多见。但四季皆有风，故风邪引起的疾病，不单局限于春季。

风邪的性质和致病特点如下。

（1）风为阳邪，轻扬开泄，易袭阳位　风邪具有轻扬、发散、透泄、向上、向外的特性，故为阳邪。风性开泄，指其伤人易使腠理不固而汗出、恶风。风邪侵袭，常伤及人体属阳的部位（头面、咽喉、肌表等），故《素问·太阴阳明论》说："伤于风者，上先受之。"可见头痛、咽痒咳嗽、面目浮肿等症状。

（2）风性善行而数变　"善行"，指风性善动不居，游移不定，故其致病具有病位游移、行无定处的特征。如风寒湿三气杂至而引起的痹证，若风邪偏盛，可见游走性关节疼痛，痛无定处，称为"行痹"或"风痹"。"数变"，指风邪致病变幻无常，发病迅速。如因风而发的隐疹（荨麻疹）表现为皮肤风团、时隐时现、瘙痒时作、发无定处、此起彼伏等症状。以风邪为先导的外感病，一般发病急，传变也较快，故《素问·风论》说："风者，善行而数变。"

（3）风性主动　"主动"，指风邪致病具有动摇不定的特征。如感受外风而面部肌肉颤动，或口眼㖞斜，为风中经络；因金刃外伤，复受风毒之邪出现四肢抽搐、角弓反张等症状，为破伤风。

（4）风为百病之长　一是指风邪常兼他邪而伤人。因风性开泄，凡寒、湿、暑、燥、热诸邪，常依附于风而侵犯人体，从而形成外感风寒、风热、风湿、风燥、暑风等证。二是指风邪袭人致病最多。风邪终岁常在，故发病机会多；风邪侵人，无孔不入，表里内外均可遍及，侵害不同的脏腑组织，可发生多种病证。由于其致病非常广泛，古人甚至把风邪作为外感致病因素的总称。如《素问·骨空论》说："风者，百病之始也。"《素问·风论》曰："风者，百病之长也。"

2. 寒邪　凡致病具有寒冷、凝结、收引等特性的外邪，称为寒邪。寒为冬季的主气，故冬多寒病。其他季节，如气温骤降、汗出当风、空调过凉等，均为感受寒邪的途径。寒伤肌表，郁遏卫阳者，称为"伤寒"；寒邪直中于里，伤及脏腑阳气者，称为"中寒"。

寒邪的性质和致病特点如下。

（1）寒为阴邪，易伤阳气　寒为阴气盛的表现，故其性属阴，所谓"阴盛则寒"。寒邪伤人后，机体的阳气奋起抵抗。若寒邪过盛，则阳气不仅不足以驱除寒邪，反为寒邪所伤，即"阴盛则阳病"。所以，感受寒邪，最易损伤人体阳气。如外寒侵袭肌表，卫阳被遏，可见恶寒发热、无汗、鼻塞喷嚏等症；寒邪直中脾胃，脾阳受损，可见脘腹冷痛、呕吐泄泻等症；寒邪直中于少阴，损伤心肾阳气，则可见恶寒蜷卧、手足厥冷、下利清谷、小便清长、精神萎靡、脉微细等症。

（2）寒性凝滞，主痛　凝滞，即凝结阻滞。寒邪伤人，易使气血津液凝结、经脉阻滞。阴寒之邪侵犯，阳气受损，失其温煦，易使经脉气血运行不畅，甚或凝结阻滞不通，不通则痛，故疼痛是寒邪致病的重要临床表现。《素问·痹论》说："痛者，寒气多也，有寒故痛也。"其疼痛的特点是得温则减，遇寒加重。如痹证中若以关节冷痛、疼痛剧烈为主者，称为"寒痹""痛痹"；寒邪直中胃肠，则脘腹剧痛；寒客肝脉，可见少腹或阴部冷痛等。

（3）寒性收引　收引，即收缩牵引，指寒邪侵袭人体，可使气机收敛，腠理、经络、筋脉收缩牵引而挛急。如寒邪侵及肌表，毛窍腠理闭塞，卫阳被郁，不得宣泄，可见恶寒、发热、无汗等症。《素问·举痛论》说："寒则气收。"

3. 暑邪　凡夏至之后，立秋以前，致病具有炎热、升散、兼湿等特性的外邪，称为暑邪。暑为夏季的主气。暑邪致病独见于夏令，有明显的季节性。暑邪纯属外邪，无内暑之说。暑邪致病，起病缓，病情轻者为伤暑；发病急，病情重者为中暑。

暑邪的性质和致病特点如下。

（1）暑为阳邪，其性炎热　暑为盛夏火热之气所化，火热属阳，故暑邪为阳邪。暑邪伤人多表现为一系列阳热症状，如高热、心烦、面赤、脉洪大等。

（2）暑性升散，易扰心神，伤津耗气　升，即升发、向上。暑为阳邪，其性升发，故易上扰心神，或侵犯头目，出现心胸烦闷不宁、头昏、目眩、面赤等。"散"，指暑邪侵犯人体，可致腠理开泄而多汗。《素问·举痛论》说："炅则腠理开，荣卫通，汗大泄，故气泄。"汗出过多，不仅伤津，而且耗气，故临床除口渴喜饮、尿赤短少等津液不足之症状外，常见气短、乏力，甚则气津耗伤太过，清窍失养而突然昏倒、不省人事。

（3）暑多夹湿　暑季气候炎热，且常多雨而潮湿，热蒸湿动，水气弥漫，故暑邪致病，多夹湿邪为患。其临床表现除发热、烦渴等暑热症状外，常兼见身热不扬、汗出不畅、四肢困重、倦怠乏力、胸闷呕恶、大便溏泄不爽等湿滞症状。

4. 湿邪　凡致病具有重浊、黏滞、趋下等特性的外邪，称为湿邪。湿为长夏的主气，但四季均可发生。气候潮湿、涉水淋雨、居处潮湿、水中作业等均易感受湿邪。

湿邪的性质和致病特点如下。

（1）湿为阴邪，易伤阳气，易阻气机　湿性类水，故为阴邪。湿邪侵人，易伤阳气，亦常易困脾，致脾阳不振，运化无权，从而使水湿内生，发为泄泻、水肿、尿少等。湿为有形之邪，易阻遏气机，其致病可弥漫上中下三焦，使气机升降失常，经络阻滞不畅而导致多种病证。如湿阻胸膈，气机不畅则胸膈满闷等，故清代叶桂在《温热论·外感温热》中说："湿胜则阳微。"

（2）湿性重浊　"重"，即沉重、重着，指湿邪致病，易出现以沉重感为特征的表现，如头身困重、四肢酸楚沉重等。湿邪易困遏清阳，使清阳不升，阳气不得布达，则头重如裹。湿邪阻滞经络关节，可见肌肤不仁、关节疼痛重着等，称之为"湿痹"或"着痹"。"浊"，即秽浊不清，易出现排泄物和分泌物秽浊不清的病变特点。如面垢眵多、小便浑浊、妇女黄白带下、大便溏泄或下痢脓血黏液、疮疡、湿疹之流水秽浊等。

（3）湿性黏滞　"黏滞"，即黏腻停滞。湿邪的黏滞性，主要表现在两方面：一是指症状的黏滞性，如排出物及分泌物多滞涩而不畅，可见大便黏腻不爽、小便涩滞不畅等。二是指病程的缠绵性。湿邪为病，缠绵难愈，病程较长或反复发作，如湿痹、湿疹、湿温等。

（4）湿性趋下，易袭阴位　湿邪类水属阴而有趋下之势，故湿邪为病，多易伤及人体下部。如水肿、湿疹、脚气等病，以下肢较为多见。此外，小便浑浊、泄泻、下痢、妇女带下等，多由湿邪下注所致，故《素问·太阴阳明论》说："伤于湿者，下先受之。"

5. 燥邪　凡致病具有干燥、收敛等特性的外邪，称为燥邪。燥为秋季的主气。燥邪伤人，多自口鼻而入，首犯肺卫，发为外燥病证。外燥有温燥、凉燥之分。初秋尚有夏末之余热，燥与热合，发为温燥；深秋近冬之寒气与燥相合，则发为凉燥。

燥邪的性质和致病特点如下。

（1）燥性干涩，易伤津液　燥邪为干涩之病邪，易伤人之津液，出现各种干燥、涩滞的症状，如口鼻干燥、咽干口渴、皮肤干涩、毛发不荣、小便短少、大便干结等，故《素问·阴阳应象大论》说："燥胜则干。"

（2）燥易伤肺　肺为娇脏，喜清润而恶燥，燥邪最易损伤肺津，从而影响肺气之宣降，甚或燥伤肺络，出现干咳少痰，或痰黏难咯等症。

6. 火（热）邪　自然界中具有炎热升腾特性的外邪称为火（热）邪。

火（热）旺于夏季，但并不像暑那样具有明显的季节性，也不受季节气候的限制，故火热之气太过伤人致病，一年四季均可发生。

中医学中与火（热）邪相近的病因名称还有温邪，故也常统称为温热之邪、火热之邪。一般认为，热为温之渐，火为热之极。就火热而言，二者异名同类，本质皆为阳盛，都是外感六淫邪气，致病也基本相同，主要的区别是热邪致病，临床多表现为全身性弥漫性发热征象；火邪致病，临床多表现为某些局部症状，如肌肤局部红、肿、热、痛，或口舌生疮，或目赤肿痛等。温邪是导致温热病的致病因素，一般多在温病范畴中应用。

火（热）之邪的性质和致病特点如下。

（1）火热为阳邪，其性炎上　火性燔灼、升腾，故为阳邪，即所谓"阳胜则热"，临床多见高热、恶热、烦渴、汗出、脉洪数等症。火性趋上，火热之邪易侵害人体上部，如目赤肿痛、咽喉肿痛、口舌生疮、耳内肿痛或流脓等。

（2）火热易扰心神　火与心相通应，故火热之邪易入营血，影响心神。轻者心神不宁而心烦失眠；重者扰乱心神，出现狂躁不安，或神昏谵语等症。

（3）火热易伤津耗气　火热之邪伤人，一方面迫津外泄，使气随津泄；另一方面直接消灼煎熬津液，耗伤人体的阴气。故火热之邪致病，临床表现除高热、恶热、面赤、脉洪数等一派热象外，常伴有口渴喜冷饮、咽干舌燥、小便短赤、大便秘结等津伤阴亏的征象。如火热过盛，大量伤津耗气，可兼见体倦乏力、少气懒言等气虚症状，重则可致全身津气脱失的虚脱证。

（4）火热易生风动血　火热之邪侵犯人体，常燔灼津液，劫伤肝阴，使筋脉失于润养，引起"热极生风"的病证，临床表现见高热神昏、四肢抽搐、两目上视、角弓反张等。此外，火热入于血脉，可加速血行，甚则灼伤脉络，迫血妄行，引起各种出血证，如吐血、衄血、便血、尿血、皮肤发斑、妇女月经过多、崩漏等。

（5）火邪易致疮痈　火邪入于血分，可腐蚀血肉，发为痈肿疮疡。《灵枢·痈疽》说："大热不止，热胜则肉腐，肉腐则为脓……故命曰痈。"《医宗金鉴·痈疽总论歌》说："痈疽原是火毒生。"火热之邪壅聚常易导致局部红肿热痛为主要表现的阳性疮疡。

二、疠气

疠气是一类具有强烈传染性和致病性的外感病邪的统称。在中医文献中，疠气又称为"疫毒""疫气""异气""戾气""毒气""乖戾之气"等。明代吴又可《温疫论·原序》说："夫瘟疫之为病，非风非寒非暑非湿，乃天地间别有一种异气所感。"指出疠气是有别于六淫的一类外感病邪。

疠气多从口鼻侵犯人体，通过空气传染、饮食污染、蚊虫叮咬、虫兽咬伤、皮肤接触、性接触、血液传播等多途径感染而发病。其致病种类繁多，如时行感冒、痄腮（腮腺炎）、烂喉丹痧（猩红热）、白喉、天花、艾滋病（AIDS）、严重急性呼吸综合征

（SARS）、禽流感、甲型 H1N1 流感等，都属感染疠气引起的疫病，包括了现代临床许多传染病和烈性传染病。

（一）疠气的性质和致病特点

1. 传染性强，易于流行 疠气最主要的致病特点是具有强烈的传染性和流行性。《温疫论·原病》说："此气之来，无论老少强弱，触之者即病。"《诸病源候论·卷十》说："人感乖戾之气而生病，则病气转相染易，乃至灭门。"疠气发病，既可大面积流行，也可散在发生。

2. 发病急骤，病情危笃 疠气多属热毒之邪，其性暴戾，故其伤人致病具有发病急骤、来势凶猛、变化多端、病情险恶的特点，常见发热、扰神、动血、生风、剧烈吐泻等危重病状。《温疫论》述及某些疫病认为"缓者朝发夕死，重者顷刻而亡"。

3. 一气一病，症状相似 一种疠气引起一种疫病，对机体致病部位具有定位性。故当某一种疠气流行时，其症状基本相似，故《素问遗篇·刺法论》称"无问大小，病状相似"。例如痄腮，无论男女一般都表现为耳下腮部发肿。疫毒痢，大都表现为壮热、腹痛剧烈、里急后重、痢下赤白脓液等症状。

（二）影响疠气产生的因素

影响疠气产生的因素主要有：

1. 气候因素 自然气候的反常变化，如久旱、酷热、洪涝、湿雾瘴气等，均可孳生疠气而导致疫疠病的发生。

2. 环境饮食因素 环境卫生不良，如水源、空气污染等，均可孳生疠气。食物污染、饮食不当也可引起疫疠病发生。

3. 预防措施 由于疠气具有强烈的传染性，人触之者皆可发病。若预防隔离不当，也往往造成疫疠发生或流行。故《松峰说疫》云："凡有疫之家，不得以衣服、饮食、器皿送于无疫之家，而无疫之家亦不得受有疫之家之衣服、饮食、器皿。"

4. 社会因素 战乱，或社会动荡不安，或工作环境恶劣，或生活极度贫困等，则易致疫病发生和流行。国家安定，且注意卫生防疫工作，采取积极有效的防疫和治疗措施，则疫疠能得到有效的控制。

第二节 内伤病因

内伤病因是指由于人的情志、饮食、劳逸等异常，导致气血津液失调、脏腑功能失常的致病因素。内伤病因在邪气来源、侵入途径、致病特点等方面均与外感病因有明显差异，主要包括七情内伤、饮食失宜、劳逸失度等。

一、七情内伤

七情内伤，是因七情过激引起脏腑气机失调而导致疾病发生的常见致病因素。七情内伤致病，直接损伤内脏，可导致或诱发多种疾病。

（一）七情内伤的基本概念

七情，指喜、怒、忧、思、悲、恐、惊七种情志变化，是人体对客观事物的不同反应，一般不会使人致病。如人的情志异常波动或剧烈变化，超过人体的生理和心理适应能力，或人体正气虚弱，对情志刺激的调节适应能力降低。此时，能使人致病的七情称为"七情内伤"。

（二）情志活动与脏腑精气

人的情志活动与脏腑气血有着密切的联系。七情分属于五脏，以喜、怒、思、忧、恐为代表，称为五志。具体而言，肝在志为怒，心在志为喜，脾在志为思，肺在志为忧，肾在志为恐。因此，脏腑气血运行失常，会出现异常的情志反应。如《灵枢·本神》说："肝气虚则恐，实则怒……心气虚则悲，实则笑不休。"反之，情志太过也会损伤相应的内在脏腑，导致疾病的发生。在情志活动的产生和变化中，心肝脾发挥着尤为重要的作用。

（三）七情内伤的致病特点

1. 直接伤及内脏

（1）首先影响心神　心藏神，是人体生命活动的主宰。故七情过激伤人发病，首先影响心神，产生异常的情志反应和精神状态。《类经·疾病类·情志九气》对此解释说："是情志之伤，虽五脏各有所属，然求其所由，则无不从心而发。"

（2）损伤相应之脏　七情太过又可损伤相应之脏：心在志为喜，过喜则伤心；肝在志为怒，过怒则伤肝；脾在志为思，过度思虑则伤脾；肺在志为悲为忧，过度悲忧则伤肺；肾在志为恐，过恐则伤肾。

（3）数情交织，多伤心肝脾　由于情志的复杂性，七情内伤既可一种情志伤人，也可两种以上情志交织伤人致病，如忧思、郁怒、惊喜、惊恐等。数情交织致病，可损伤一个或多个脏腑。心主血藏神，肝藏血主疏泄，脾主运化，为气机升降的枢纽和气血生化之源，所以七情内伤以心、肝、脾三脏的病证和气血失调为多见。

此外，情志内伤还可以化火，即"五志化火"，久之可致阴虚火旺等证，或导致湿、食、痰诸郁为病。

2. 影响脏腑气机　情志致病在损伤心神的同时，可影响脏腑气机，导致脏腑气机升降失常而出现相应的临床表现。如《素问·举痛论》说："百病生于气也，怒则气上，喜则气缓，悲则气消，恐则气下……惊则气乱……思则气结。"

怒则气上：过怒导致肝气疏泄太过，气机上逆，甚则血随气逆、并走于上的病机变化。临床可见头胀头痛，面红目赤，甚则呕血、昏厥卒倒等。《素问·生气通天论》说："大怒则形气绝，而血菀于上，使人薄厥。"若肝气横逆，可兼见腹痛、腹泻等。

喜则气缓：过喜伤心，使心气涣散，而神不守舍。可见精神不集中，神志失常或狂乱等症。

悲则气消：过度悲忧伤肺，常见精神不振，意志消沉，气短乏力等症。

恐则气下：过度恐惧伤肾，致肾气失固，气陷于下。临床可见二便失禁，甚则骨酸脚软、滑精等症。

惊则气乱：指突然受惊，致心神不定、气机逆乱的病机变化。可见心悸、惊恐不安等症状。

思则气结：过度思虑伤心脾，致心脾气机结滞。可见精神萎靡、反应迟钝、不思饮食、腹胀纳呆、便溏等症状。

3. 多发为情志病 情志病不仅可引起胸痹、真心痛、眩晕等表现为躯体疾患的心身疾病，还常可致郁、癫、狂等以精神失常为主的精神病证。

4. 影响病情变化 情绪积极乐观，有利于病情的恢复。而不良的情志刺激，可加重病情，或使病情恶化。如素有眩晕病史的患者，若遇情志刺激而恼怒，可诱发眩晕，甚至突然昏厥，出现危象。

二、饮食失宜

饮食是摄取营养，维持人体生命活动的必需物质，是人赖以生存和维持健康的基本条件。饮食失宜，则可导致疾病的发生，主要包括饮食不节、饮食不洁、饮食偏嗜三种情况。

（一）饮食不节

饮食不节，是指饮食质量或时间没有节制，没有规律，如饥饱失常或不能按时饮食等。

1. 过饥 过饥则摄食不足，气血生化之源缺乏，久之则气血衰少而为病。气血不足则正气虚弱，抵抗力降低也易继发其他病证。

2. 过饱 饮食超量，或暴饮暴食，脾胃难于消化转输，饮食积滞不化，可见脘腹胀满疼痛，嗳腐吞酸，呕吐泄泻，厌食纳呆等。长期过饱易致营养过剩，而发展为消渴、肥胖、胸痹等病证。过食肥甘厚味，易于化生内热，甚至引起痈疽疮毒等病，正如《素问·生气通天论》所言："高粱之变，足生大丁。"

除过饥过饱外，饮食不节还包括饮食无时。不能按时饮食而破坏人体正常的消化规律，也是导致人体疾病的常见原因之一。

此外，大病初愈者，若过食或食肉较多，可引起疾病复发，称为"食复"；小儿喂养过量，易致消化不良，久则可致"疳积"等证。

（二）饮食不洁

进食不洁净或有毒的食物，可引起多种胃肠道疾病，出现腹痛、吐泻、痢疾等。或引起寄生虫病，如蛔虫病、蛲虫病等，临床见腹痛、嗜食异物、面黄肌瘦等症。若蛔虫窜进胆道，还可出现上腹部剧痛，时发时止，吐蛔，四肢厥冷的蛔厥证。若进食腐败变质有毒食物，常出现剧烈腹痛、吐泻等中毒症状，重者可出现昏迷或死亡。

（三）饮食偏嗜

饮食偏嗜，指特别喜好某种性味的食物，或长期偏食某些食物。饮食偏嗜日久，可导致人体阴阳失调，或某些营养缺乏而发生疾病。

1.寒热偏嗜　如多食生冷寒凉，可伤脾胃阳气，导致寒湿内生，发生腹痛泄泻等；若偏食辛温燥热，可使胃肠积热，出现口渴、腹满胀痛、便秘或酿成痔疮。

2.五味偏嗜　五味，指酸、苦、甘、辛、咸。五味入五脏，《素问·至真要大论》说："酸先入肝，苦先入心，甘先入脾，辛先入肺，咸先入肾。"若长期偏嗜某种性味的食物，既可引起本脏功能失调，也可导致"伤己所胜"的病机改变。

3.食类偏嗜　指偏食某种或某类食品，或厌恶而不食某类食物，或膳食中缺乏某些营养物质等，久之也可成为导致某些疾病发生的原因，如瘿瘤（碘缺乏）、佝偻（钙、磷代谢障碍）、夜盲（维生素 A 缺乏）等。此外，嗜酒成癖，多伤肝脾，久易聚湿、生痰、化热而致病，甚则变生癥积。

三、劳逸失度

正常的劳动和体育锻炼，有助于气血流通，增强体质。必要的休息，可以消除疲劳，恢复体力和脑力。若较长时间的过度劳累、过度安逸，则会成为致病因素而使人发病，称为劳逸失度。包括过度劳累和过度安逸两个方面。

（一）过劳

过劳主要包括劳力过度、劳神过度和房劳过度三个方面。

1.劳力过度　又称"形劳"，指较长时间的过度劳力，损伤形体，甚则积劳成疾。主要表现在两个方面：一是劳力过度损耗内脏精气，导致脏气虚少，功能减退，尤易耗伤肺脾之气。常见少气懒言，体倦神疲，喘息汗出等。故《素问·举痛论》说："劳则气耗。"二是劳力过度损伤形体，即劳伤筋骨。筋骨、关节、肌肉的运动，如果长时间用力太过，易致形体组织损伤。如《素问·宣明五气》说："久立伤骨，久行伤筋。"

2.劳神过度　又称"心劳"，指长期用脑过度，思虑劳神而积劳成疾。心藏神，脾主思，血是神志活动的重要物质基础，故用神过度，长思久虑，则易耗伤心血，损伤脾气，以致心神失养，脾失健运而出现心悸健忘，失眠多梦，以及纳少，腹胀，便溏等。

3.房劳过度　又称"肾劳"，指房事太过，或手淫恶习，或妇女早孕多育等，耗伤肾精、肾气而致病。常见腰膝酸软，眩晕耳鸣，精神萎靡，性功能减退等。《素问·生气通天论》说："因而强力，肾气乃伤，高骨乃坏。"房劳过度也是导致早衰的重要原因。

（二）过逸

过逸，即过度安逸。对机体的影响主要表现在三个方面：一是安逸少动，气机不畅。如长期运动减少，人体气机失于畅达，可致脾胃等脏腑的功能障碍，出现胸闷，食少，腹胀，困倦，肌肉软弱或臃肿肥胖等；久则影响气血运行和津液代谢，形成气滞血瘀、水湿痰饮等病变。二是阳气不振，正气虚弱。过度安逸，或长期卧床，阳气失于振奋，以致脏腑功能减退，正气不足，抵抗力下降。常见动则心悸，气喘汗出等；或抗邪无力，易感外邪致病。故《素问·宣明五气》说："久卧伤气，久坐伤肉。"三是长期用脑过少，加之阳气不振，可致神气衰弱，常见精神萎靡、健忘、反应迟钝等。

第三节　病理产物性病因

病理产物性病因是继发于其他病变过程而产生的致病因素，故又称"继发性病因"。在疾病过程中，由于外感病因、内伤病因的作用，引起气血津液代谢失调、脏腑经络功能异常等病理变化，可产生水湿痰饮、瘀血、结石等病理产物。这些病理产物一经产生，又可引发机体更为复杂的病理变化，成为新的致病因素。

一、水湿痰饮

（一）水湿痰饮的基本概念

水湿痰饮是水液代谢障碍所形成的病理产物。一般认为湿聚为水，积水成饮，饮凝成痰。就形质而言，稠浊者为痰，清稀者为饮，更清者为水，而湿乃水气弥散的状态。由于水湿痰饮均为津液在体内停滞而成，常同时并存，或相互转化。因此，水湿痰饮同源而异流，分之为四，合则为一。就其停留部位而言，水多溢于肌表，以头面、四肢或全身水肿为特点；湿多呈弥散状态布散全身，易困阻脾土；痰则外而皮肉筋骨，内而经络脏腑，无处不到，致病范围广泛。中医学主要以临床征象为依据来认识痰，并据此将痰分为有形之痰和无形之痰两类。有形之痰，视之可见，闻之有声，或触之可及，如咳嗽吐痰、喉中痰鸣、痰核等；无形之痰，只见其征象，不见其形质，如眩晕、癫狂等。虽然无形质可见，但用祛痰药治疗有效。饮则多留积于人体的局部或肌肤，并因其所停留的部位不同而名称各异，如《金匮要略》即有"痰饮""悬饮""溢饮""支饮"等区分。

（二）水湿痰饮的形成

外感六淫，内伤七情，饮食失宜等，均可导致肺、脾、肾、肝及三焦、膀胱的功能失常，气化失司，水液停聚而形成水湿痰饮。

肺、脾、肾、肝及三焦、膀胱等脏腑对水液代谢发挥着重要作用，其功能失常是水湿痰饮形成的中心环节。如肺失宣降，津液输布失司；脾失健运，水湿内生；肾之阴阳失调，水液蒸化失常；肝失疏泄，气郁津停；三焦水道不利，津液失布；膀胱气化失司等，均可导致水液代谢障碍，或湿聚，或寒凝，或气滞血瘀津停，或燥热虚火煎熬津液，而成水湿痰饮。

（三）水湿痰饮的致病特点

1. 阻滞气血运行　水湿痰饮为有形的病理产物，一旦产生，可随一身之气流窜全身，无处不到。可阻滞气机，影响脏腑气机的升降；也可流注经络，阻碍气血的运行。如痰饮停留于肺，使肺失宣肃，可出现胸闷、咳嗽、喘促等症；水湿困阻中焦脾胃，则可见脘腹胀满，恶心呕吐，大便溏泄等。痰饮若流注经络，易使经络阻滞，气血运行不畅，出现肢体麻木，屈伸不利，甚至半身不遂等。若结聚于局部则形成痰核瘰疬，或阴疽流注。

2. 影响水液代谢 水湿痰饮本为水液代谢失常产生的病理产物，一旦形成之后，可作为继发性致病因素反作用于人体，进一步影响肺、脾、肾、三焦等脏腑的功能活动，影响水液代谢。如痰湿困脾，可致水湿不运；痰饮阻肺，可致宣降失职，水液不布；水饮停滞下焦，可影响肾、膀胱的蒸化功能，从而进一步导致水液停蓄。因此，水湿痰饮致病可影响人体水液的输布与排泄，使水液进一步停留于体内，加重水液代谢障碍。

3. 易于蒙蔽心神 水湿痰饮为浊物实邪，而心神性清净。故痰浊为病，随气上逆，尤易扰乱心神，蒙蔽清窍，使心神活动失常，出现头晕目眩、精神不振等症；或者痰浊上犯，与风、火相合，蒙蔽心窍，扰乱神明，以致出现神昏谵妄，或引起癫、狂、痫等疾病。

4. 致病广泛，变幻多端 水湿痰饮随气流行，内而五脏六腑，外而四肢百骸、肌肤腠理，无处不到，因而致病异常广泛。由于其致病面广，发病部位不一，且又易于兼邪致病，因而在临床上形成的病证繁多，故有"百病多由痰作祟"之说。痰饮停滞于体内，其病变可伤阳化寒，或郁而化火；可夹风、夹热，或化燥伤阴；可上犯清窍，或下注足膝，故其为患，还具有变幻多端，病证错综复杂的特点。故又有"怪病多痰"的说法。

二、瘀血

（一）瘀血的基本概念

瘀血是体内血液停积而形成的病理产物。包括积于体内的离经之血，以及阻滞于血脉及脏腑内的运行不畅的血液。中医文献中，瘀血又称"恶血""蓄血""败血""衃血""污血"等。"瘀血"与"血瘀"的概念有所不同。血瘀是指人身血液运行不畅或血液瘀滞不通的病理状态，属于病机学概念；而瘀血是病理产物，并能引发新的病变，故属于病因学概念。

（二）瘀血的形成

凡能影响血液正常运行，引起血液运行不畅，或导致血离经脉而瘀积的内外因素，均可导致瘀血的形成。

1. 气滞致瘀 气行则血行，气滞则血瘀，故情志郁结，气机不畅，或痰饮等积滞体内，阻遏脉络，都会造成血液运行不畅，形成瘀血。如《血证论·吐血》说："气为血之帅，血随之而运行；血为气之守，气得之而静谧。气结则血凝，气虚则血脱，气迫则血走。"

2. 因虚致瘀 气虚则运血无力，阳虚则脉道失于温通，阴虚则脉道失于柔润，皆可引起血液运行涩滞。因此，气虚阴阳失调，可导致血液在体内某些部位停积而成瘀血。

3. 血出致瘀 各种外伤，如跌仆损伤、金刃所伤、手术创伤等，致使脉管破损而出血成为离经之血；或因脾不统血、肝不藏血等原因而致出血，以及妇女经行不畅、流产等，其所出之血未能排出体外或及时消散，留积于体内则成瘀血。

4. 血寒致瘀 血得温则行，得寒则凝。若外感寒邪，入于血脉，或阴寒内盛，血脉挛缩，则血液凝涩而运行不畅，导致血液在体内某些部位瘀积不散，形成瘀血。如《灵枢·痈疽》说："寒邪客于经络之中则血泣（通"涩"，闭塞之义），血泣则不通。"《医林改错·积块》说："血受寒，则凝结成块。"

5. 血热致瘀 外感火热邪气，或体内阳盛化火，入舍于血，血热互结，煎灼血中津液，使血液黏稠而运行不畅；或因热灼脉络，迫血妄行导致出血，以致血液壅滞于体内局部不散而成瘀血，如《医林改错·积块》说："血受热，则煎熬成块。"

6. 津亏致瘀 津液是血液的组成部分，故在剧烈吐泻、烧伤等津液大量丢失时，由于津液亏虚，血液黏稠，运行涩滞，亦可导致瘀血。

7. 痰饮致瘀 痰饮亦为病理产物性病因，痰饮停滞，阻滞气机，妨碍血行，则导致痰瘀互结，常见眩晕头痛、心前区憋闷疼痛等症状。

（三）瘀血的致病特点

瘀血形成之后，停积体内，不仅失去血液的正常濡养作用，而且可引起新的病变发生。瘀血的致病特点主要表现在：

1. 易于阻滞气机 血为气之母，血能载气养气，故而瘀血一旦形成，必然影响和加重气机郁滞，所谓"血瘀必兼气滞"；气机郁滞，又可引起局部或全身的血液运行不畅，导致血瘀气滞、气滞血瘀的恶性循环。若局部外伤，血脉破损，血出致瘀，可致受伤部位气机郁滞，出现局部青紫、肿胀、疼痛等症。

2. 影响血脉运行 瘀血为血液运行失常的病理产物，但瘀血形成之后，无论瘀滞于脉内、脉外，均可影响相关脏腑组织的功能，导致脉道不利，局部或全身的血液运行失常。如瘀血阻滞于心，导致心脉痹阻，见胸痹心痛；瘀血留滞于肝，可致肝脉阻滞，气血运行障碍，故有"恶血归肝"之说；瘀血阻滞于经脉，气血运行不利，可见口唇、爪甲青紫，皮肤瘀斑，舌有瘀点、瘀斑，脉涩不畅等。如果瘀血引起脉络损伤，可致血逸脉外，症见出血、血色紫暗有块等。

3. 影响新血生成 瘀血为病理性产物，已失去对机体的正常濡养滋润作用。若阻滞体内，日久不散，还会严重影响气血运行，导致脏腑失于濡养，功能失常，进而影响新血的化生。因而有"瘀血不去，新血不生"的说法。故久瘀之人，常可表现出肌肤甲错、毛发不荣等血虚失濡的临床特征。

4. 病位固定，病证繁多 瘀血一旦停滞于某些脏腑组织，多难以及时消散，故其致病具有病位相对固定的特征。瘀血阻滞部位不同，形成原因各异，兼邪不同，其病理表现也不同。如瘀阻于心，出现因血行不畅而胸闷心痛；瘀阻于肺，则宣降失调，或致脉络破损，可见胸痛，气促，咯血；瘀阻于肝，可见胁痛，癥积肿块；瘀阻胞宫，经行不畅，可见痛经，闭经，经色紫暗有块；瘀阻于肢体肌肤，可见肿痛青紫；瘀阻于脑，脑络不通，可致突然昏倒，不省人事，或引起严重的后遗症，如痴呆、语言謇涩、半身不遂等。此外，瘀血阻滞日久，也可化热。

瘀血致病，虽然病证繁多，症状复杂，但其临床表现具有共同的症状特点：①疼痛：一般表现为刺痛，痛处固定不移，拒按，夜间痛势尤甚。②肿块：外伤肌肤局部，可见青紫肿胀；瘀积于体内，久聚不散，则可形成癥积，按之有痞块，质硬，固定不移。③出血：部分瘀血为病者，可见出血之象，血色紫暗，夹有瘀块。④色诊多见紫暗：面色、口唇、爪甲青紫，或舌质暗紫，或舌有瘀点、瘀斑，舌下络脉曲张等。⑤脉诊多见涩脉、结脉、代脉等。其他症状，亦可见肌肤甲错，善忘等。

三、结石

（一）结石的基本概念

结石，指体内某些部位形成并停滞为病的砂石样病理产物。常见的结石有胃结石、胆结石和肾结石等，形状不同，大小不一。一般来说，结石小者，易于排出；而结石较大者，难以排出，多留滞而致病。

（二）结石的形成

1. 饮食不当　嗜食肥甘厚味，影响脾胃运化，内生湿热，蕴结于胆，日久则可形成胆结石。湿热下注，蕴结于下焦，致肾的气化失司，日久可形成肾结石或膀胱结石。若空腹过多食用柿子，易阻遏胃的腐熟和通降，日久可形成胃中结石。此外，某些地域的水质中含有过量的矿物及杂质等，也是促使结石形成的原因之一。

2. 情志内伤　若情志不遂，肝气郁结，疏泄失职，可导致胆气不利，胆汁淤积，排泄受阻，日久也可形成胆结石。

3. 服药不当　长期过量服用某些药物，致使脏腑功能失调，或药物代谢产物沉积于局部，是形成肾或膀胱结石的原因之一。

4. 体质差异　由于先天禀赋及后天因素引起的体质差异，导致对某些物质的代谢异常，易于在体内形成结石。

（三）结石的致病特点

结石致病，由于致病因素、形成部位不同，临床表现差异很大。但总体而言，气机不畅为其基本病机，疼痛是各种结石的共同症状。

1. 多发于肝、胆、肾、膀胱等脏腑　肝主疏泄，关系着胆汁的生成和排泄；肾气的蒸腾气化，影响尿液的生成和排泄，故肝肾功能失调易生成结石；胆、膀胱等管腔性器官，结石易于停留。故肝胆结石，肾膀胱结石较为常见。

2. 病程较长，病情轻重不一　结石多为湿热内蕴，日渐煎熬而成，故大多数结石的形成过程缓慢。由于结石的大小不等，停留部位不一，故临床症状表现差异很大。一般来说，结石小，有的甚至无任何症状；结石过大，或梗死在较狭窄的部位，则发作频繁，症状明显，疼痛剧烈。

3. 阻滞气机，损伤脉络　结石为有形实邪，停留体内，势必阻滞气机，影响气血津液运行，引起局部胀痛、水液停聚等。重者，结石嵌滞于狭窄部位，如胆道或输尿管中，常出现剧烈绞痛；结石嵌滞局部，损伤脉络，可引起出血，如肾结石、膀胱结石可致尿血等。

第四节　其他病因

除上述病因之外的致病因素，统称为其他病因，主要有外伤、诸虫、毒邪、药邪、医过、先天病因等。

一、外伤

外伤，指跌仆、利器等外力击撞，以及虫兽咬伤、烧烫伤、冻伤等而导致皮肤、肌肉、筋骨和内脏损伤。外伤致病，多有明确的外伤史。

（一）外力损伤

外力损伤，指因机械暴力引起的创伤，包括跌仆、坠落、撞击、压轧等所伤。轻者损伤皮肉，血行不畅，出现局部青紫、肿痛或出血等；重则损伤筋骨、内脏，表现为筋肉撕裂，关节脱臼，骨折，内脏破裂，出血过多，甚至危及生命。

（二）烧烫伤

烧烫伤，主要是火毒为患，包括火焰、沸水、热油、蒸汽、雷电等灼伤形体。轻者灼伤皮肤而见局部灼热、红肿、疼痛或起水泡；重者焦灼肌肉筋骨而见患部如皮革样，或呈蜡白、焦黄，甚至炭化样改变。若大面积烧烫伤，可致火毒内攻脏腑，而神识昏迷，或大量伤津耗液而致亡阴亡阳。

（三）冻伤

冻伤，是低温所造成的全身或局部的损伤。冻伤的程度与温度和受冻时间、部位等直接相关。局部冻伤，多发生在手、足、耳、鼻及面颊等裸露和末端部位。初起可见肌肤苍白，冷麻，作痛；继而肿胀青紫，痒痛或起水泡，甚至溃烂；久则组织坏死而难愈。全身性冻伤，多为外界阴寒太甚，致使阳气严重受损，出现寒战，体温骤降，面色苍白，甚则神识昏迷等危重症。如不及时救治，可危及生命。

（四）虫兽所伤

虫兽所伤，主要指猛兽、毒蛇、疯狗及其他家畜、动物咬伤。其中，猛兽所伤，轻者局部皮肉损伤，出血，肿痛；重者可损伤内脏，或出血过多而致死亡。毒蛇咬伤及蜈蚣、蜂、蝎等蜇伤，多致局部肿痛，或出现头晕，心悸，恶心呕吐，甚则昏迷等全身中毒症状；特别是毒蛇咬伤，常可迅速导致死亡。疯狗咬伤，除局部皮肉损伤、出血、肿痛外，经过一段时间潜伏后，可发为"狂犬病"，出现烦躁、惊慌、恐水、恐风、抽搐等症，乃至死亡。

二、诸虫

诸虫即寄生虫，不同的寄生虫，致病各有特点。

（一）蛔虫

蛔虫，又称"长虫"，致病较为普遍，尤其是儿童更为常见。多由饮食不洁，摄入被蛔虫卵污染的食物而感染。寄生于肠道，可见腹部疼痛，尤以脐周疼痛为多，时轻时重，或吐清涎，或夜间磨牙等。若蛔虫上窜，入于胆道，则见胁部绞痛，恶心呕吐，或吐蛔，四肢厥冷，称为"蛔厥"。若蛔虫寄宿日久，可致脾胃虚弱，面黄肌瘦，在小儿则易致疳积。

（二）蛲虫

蛲虫，主要通过手指、食物污染而感染，症见肛门奇痒，夜间尤甚，以致睡眠不安。病久亦常伤人脾胃，耗人气血。明代龚廷贤《寿世保元》说："蛲虫者，九虫内之一虫也。在于肠间，若脏腑气爽则不妄动。胃弱阳虚，则蛲虫乘之，轻则或痒，或虫从谷道（肛门）中溢出，重者侵蚀肛门疮烂。"

（三）绦虫

绦虫，又称"白虫""寸白虫"。多因食用被污染的生鲜或未熟的猪、牛肉而得。绦虫寄生于肠道，多见腹部隐痛，腹胀或腹泻，食欲亢进，面黄体瘦，有时在大便中可见白色带状成虫节片。

（四）钩虫

钩虫，又称"伏虫"，常由手足皮肤黏膜接触被钩虫蚴污染的粪土而感染，初起见局部皮肤痒痛、红肿等，俗称为"粪毒"。成虫寄生于小肠，可严重影响脾胃功能和耗伤气血。症见腹部隐痛，食欲不振，面黄肌瘦，神疲乏力，心悸气短，甚或肢体浮肿等。

（五）血吸虫

血吸虫，古代文献称"蛊"或"水蛊"，多因皮肤接触有血吸虫幼虫的疫水而感染。《诸病源候论·水蛊候》说："此由水毒气结聚于内，令腹渐大……名水蛊也。"感染后，初起可见发热恶寒，咳嗽，胸痛等；日久则以胁下癥块，鼓胀腹水等为特征，后果较严重。

三、药邪

药邪，指因药物炮制，或使用不当而引起发病的一类致病因素。药物既可治病，也可致病。如有些药物用量过大，易于中毒。如生川乌、生草乌、马钱子、细辛、巴豆等药物，炮制不当服用后也易致中毒。此外有的药物应先煎以减低毒性，所以用法不当也可致副作用或变生他疾。药邪致病，轻者表现为头晕心悸，恶心呕吐，腹痛腹泻，舌麻等。重者可出现全身肌肉震颤，烦躁，黄疸，发绀，出血，昏迷乃至死亡。

四、医过

医过，也称"医源性致病因素"，指由于医护人员的过失，而导致病情加重或变生他疾的一类致病因素。《黄帝内经》对此早有认识，并著有"疏五过论""征四失论"等专篇进行论述。医过的形成及致病特点如下：

（一）言行不当

医生言语亲切，行为得体，态度和蔼，可起到辅助治疗的作用，有利于患者病情缓解。如果说话不注意场合，或语言粗鲁，举止鲁莽，行为不端，则会给患者带来不信任感，甚至引起病情加重或导致患者拒绝治疗。若泄露隐私，会给患者造成更大的痛苦，甚至引起更严重的后果。

（二）关系失和

医生应善于倾听病患的倾诉，尽量做到"共语""共情"。如果医生不善于沟通，或沟通不利，错失了患者的信任，不但不利于治疗，反而可能会因此而加重病情。故医患之间应相互尊重，相互信赖，努力构建融洽、和谐、温暖的人际关系。

（三）处方草率

诊治时漫不经心，"相对斯须，便处汤药；按寸不及尺，握手不及足"（《伤寒杂病论·序》）等草率马虎行为，包括处方用字，故意用僻名、字迹潦草等，均可产生不利影响。轻者使患者在疑惑不信任状态下服药，不利于治疗，或处方药名难辨而耽误时间；重则可贻误治疗，甚至错发药物而致不测。处方用字关系重大，清代唐大烈《吴医汇讲》中专列"书方宜人共识说"，呼吁医界同道"凡书方案，字期清爽，药期共晓"。

（四）诊治失误

医生诊察有失，辨证失准，以致用药失误，或手法操作不当，是重要的医源性致病因素。如用药寒热不辨，补泻误投；针刺时刺伤重要脏腑，导致气胸，或断针体内；以及推拿时用力过大或不当，引起筋脉损伤，甚或骨折等。

五、先天病因

先天病因，指个体出生时受之于父母的病因，包括父母的遗传性病因和母体在胎儿孕育期及分娩异常所形成的病因。先天病因一般分为胎弱、胎毒两个方面。

（一）胎弱

胎弱，也称胎怯，指胎儿禀受父母的精血不足或异常，以致畸形，或发育障碍。胎弱的表现很多，如皮肤脆薄，发肤色白，面黄肌瘦，神痴气怯等。

胎弱为病，主要包括两类情况：一是各类遗传性疾病。多因于父母之精本有异常，如先天性畸形等。二是先天禀赋虚弱。多因于受孕妊娠之时，父母身体虚弱，或疾病缠身，以致精血不充，胎元失养等所致。比如小儿五迟（立迟、行迟、发迟、齿迟、语迟）之证，多因父母气血虚弱，先天有亏，肾气不足所致。

（二）胎毒

广义胎毒，指妊娠早期，其母感受邪气或误用药物、误食伤胎之物，导致遗毒于胎，出生后渐见某些疾病。如小儿出生之后，易患疮疖、痘疹等，多与胎传火毒有关。狭义胎毒，指某些传染病，在胎儿期由亲代传给子代。如梅毒可由其父母传染而得。

此外，近亲婚配，怀孕时遭受重大精神刺激，以及分娩时的种种意外等，也可成为先天性病因。如先天性心脏病、唇腭裂、色盲、癫痫等。同时，父母个体的体质类型也可遗传给子女，决定子代对某些病变的易感性，易于患相同或相似的疾病。

【经文摘录】

《素问·生气通天论》："黄帝曰：夫自古通天者，生之本，本于阴阳。天地之间，六合之内，其气九州、九窍、五脏、十二节，皆通乎天气。其生五，其气三，数犯此者，则邪气伤人，此寿命之本也。

苍天之气，清净则志意治，顺之则阳气固，虽有贼邪，弗能害也，此因时之序。故圣人抟精神，服天气，而通神明，失之则内闭九窍，外壅肌肉，卫气散解，此谓自伤，气之削也。"

《素问·生气通天论》："因于寒，欲如运枢，起居如惊，神气乃浮。因于暑，汗，烦则喘喝，静则多言，体若燔炭，汗出而散。因于湿，首如裹，湿热不攘，大筋软短，小筋弛长，软短为拘，弛长为痿。因于气，为肿。四维相代，阳气乃竭。"

《素问·八正神明论》："天温日明，则人血淖液而卫气浮，故血易泻，气易行；天寒日阴，则人血凝泣而卫气沉。月始生，则血气始精，卫气始行；月郭满，则血气实，肌肉坚；月郭空，则肌肉减，经络虚，卫气去，形独居。是以因天时而调血气。"

《素问·太阴阳明论》："黄帝问曰：太阴阳明为表里，脾胃脉也，生病而异者何也？岐伯对曰：阴阳异位，更虚更实，更逆更从，或从内，或从外，所从不同，故病异名也。帝曰：愿闻其异状也。岐伯曰：阳者，天气也，主外；阴者，地气也，主内。故阳道实，阴道虚。故犯贼风虚邪者，阳受之；食饮不节，起居不时者，阴受之。阳受之则入六腑，阴受之则入五脏。入六腑则身热，不时卧，上为喘呼；入五脏则䐜满闭塞，下为飧泄，久为肠澼。故喉主天气，咽主地气。故阳受风气，阴受湿气。故阴气从足上行至头，而下行循臂至指端；阳气从手上行至头，而下行至足。故曰：阳病者上行极而下；阴病者下行极而上。故伤于风者，上先受之；伤于湿者，下先受之。"

《素问·痹论》："黄帝问曰：痹之安生？岐伯对曰：风寒湿三气杂至，合而为痹也。其风气胜者为行痹，寒气胜者为痛痹，湿气胜者为著痹也。"

《素问·奇病论》："帝曰：人生而有病癫疾者，病名曰何？安所得之？岐伯曰：病名为胎病。此得之在母腹中时，其母有所大惊，气上而不下，精气并居，故令子发为癫疾也。"

《素问·调经论》："血气者，喜温而恶寒，寒则泣不能流，温则消而去之。"

《灵枢·顺气一日分为四时》："黄帝曰：夫百病之所始生者，必起于燥湿寒暑风雨，阴阳喜怒，饮食居处，气合而有形，得脏而有名，余知其然也。夫百病者，多以旦慧昼安，夕加夜甚，何也？岐伯曰：四时之气使然。黄帝曰：愿闻四时之气。岐伯曰：春生、夏长、秋收、冬藏，是气之常也，人亦应之。以一日分为四时，朝则为春，日中为夏，日入为秋，夜半为冬。朝则人气始生，病气衰，故旦慧；日中人气长，长则胜邪，故安；夕则人气始衰，邪气始生，故加；夜半人气入藏，邪气独居于身，故甚也。黄帝曰：其时有反者何也？岐伯曰：是不应四时之气，脏独主其病者，是必以脏气之所不胜时者甚，以其所胜时者起也。"

《灵枢·百病始生》："黄帝问于岐伯曰：夫百病之始生也，皆生于风雨寒暑，清湿喜怒。喜怒不节则伤脏，风雨则伤上，清湿则伤下。三部之气，所伤异类，愿闻其会。岐伯曰：三部之气各不同，或起于阴，或起于阳，请言其方。喜怒不节，则伤脏，脏伤则病起于阴也；清湿袭虚，则病起于下；风雨袭虚，则病起于上，是谓三部。至于其淫泆，不可胜数。"

《灵枢·百病始生》："黄帝曰：积之始生，至其已成奈何？岐伯曰：积之始生，得寒乃生，厥乃成积也。"

《灵枢·痈疽》："夫血脉营卫，周流不休，上应星宿，下应经数。寒邪客于经络之中则血泣，血泣则不通，不通则卫气归之，不得复反，故痈肿。寒气化为热，热胜则腐肉，肉腐则为脓，脓不泻则烂筋，筋烂则伤骨，骨伤则髓消，不当骨空，不得泄泻，血枯空虚，则筋骨肌肉不相荣，经脉败漏，熏于五脏，脏伤故死矣。"

《灵枢·痈疽》："黄帝曰：夫子言痈疽，何以别之？岐伯曰：营气稽留于经脉之中，则血泣而不行，不行则卫气从之而不通，壅遏而不得行，故热。大热不止，热胜则肉腐，肉腐则为脓。然不能陷于骨髓，骨髓不为焦枯，五脏不为伤，故命曰痈。

黄帝曰：何谓疽？岐伯曰：热气淳盛，下陷肌肤，筋髓枯，内连五脏，血气竭，当其痈下筋骨良肉皆无余，故命曰疽。疽者，上之皮夭以坚，上如牛领之皮。痈者，其皮上薄以泽。此其候也。"

【相关现代研究】

病因学说是中医学理论体系的重要组成部分。近年来，诸多学者从六淫、情志、痰饮、瘀血及其与某些疾病的相关性展开研究。

外感六淫致病具有显著的地域性。王毅荣结合 50 年气象资料研究发现，中国六淫空间分布格局特点是中央多湿、北方多寒、东方多风、西方多燥和南方多热，方位特征十分鲜明，与《内经》所述完全一致。体质是人类个体在生命过程中受多因素影响形成的一种综合特性。肖勇等认为，个体体质对六淫具有选择性和易感性，发病类型、疾病转归都表现出很强的倾向性。

情志内伤与肿瘤发生具有相关性。人体接受外界强烈的恶性情志刺激后，交感神经 - 肾上腺髓质系统相继被活化，儿茶酚胺和糖皮质类固醇激素释放增加，这些物质通过 T 淋巴细胞、B 淋巴细胞和巨噬细胞上相应物质受体相结合，影响免疫细胞功能，使人体免疫系统不能及时发现并消灭突变的细胞株而导致肿瘤的发生。

痰饮和瘀血致病广泛，与导致冠心病的危险因素、动脉粥样硬化及多种代谢病关系密切。研究表明，痰饮可通过引发炎症、感染、高脂血症等冠心病危险因素，导致冠心病。炎症和感染因子与冠心病中医证候关系的研究发现，痰浊内阻证组白细胞介素 -18（IL-18）、基质金属蛋白酶 -9（MMP-9）、可溶性 CD40 配体（sCD40L）与非痰浊、血瘀证组比较有显著差异。化痰调脂法可有效改善高脂血症患者 TC、TG、HDLC、LDL-C 水平。血瘀证候是动脉粥样硬化的重要生物学基础。动脉粥样硬化过程中，内皮细胞局限性损伤引起血小板和单核细胞被吸引形成动脉斑块的机制，与瘀血形成机制一致。痰瘀并见是糖尿病、肥胖症等疾病的主要特征。糖尿病血清胰岛素、HOMA-IR 与痰瘀证存在正相关。肥胖症甘油三酯、血清总胆固醇以及低密度脂蛋白胆固醇升高，是痰浊证特有的生化指标以及物质基础。

主要参考文献

［1］王毅荣.外感六淫格局与典型论治探讨［J］.南京中医药大学学报，2012，28（5）：404-408.

［2］肖勇，刘英锋.试析体质偏性与六淫致病的关系［J］.中国中医基础医学杂志，2015，21（6）：681-684.

［3］刘志萍，孙莉，路向新，等.中医学情志与肿瘤发生的相关性［J］.世界最新医学信息文摘，2016，16（53）：184.

［4］杨徐杭，汶医宁.炎症和感染因子与冠心病中医证候的关系［J］.山东中医药大学学报，2010（2）：146-147.

［5］吴玉婷，周迎春.冠心病从痰论治的现代理论研究［J］.中国中医基础医学杂志，2017，23（7）：1029-1031.

［6］高鹏琳，桂丽卿，袁奕珂，等.中医药治疗动脉粥样硬化研究进展［J］.神经病学与神经康复学杂志，2018，14（4）：233-237.

［7］肖凌云，万芸，左新河，等.基于实验研究探讨痰瘀与部分代谢病的关系［J］.环球中医药，2018，11（3）：416-419.

第七章 病 机

【导学】

　　疾病的发生、发展、变化和转归，都是由正邪相搏以及脏腑气血功能变化所决定的。认识其病变机理，把握疾病的发生、发展及变化规律，为临床辨证治疗提供依据。

　　本章从正气、邪气与疾病的关系，分析了疾病发生的机理，介绍了常见的发病类型；并从基本病机、内生五邪、脏腑病机及疾病传变规律等方面，介绍中医学有关疾病发生、发展与变化机制的理论知识。

　　学习要点：发病原理；发病常见类型；邪正盛衰与虚实变化；阴阳失调病机；精气血津液失调病机；内生五邪病机；五脏病机；六腑病机；疾病传变的形式。

　　病机，即疾病发生、发展与变化的机理。病机学说是研究疾病发生、发展和变化的机理，并揭示其规律的基础理论。

　　病机是对疾病本质的概括，是临床治疗的前提和依据，素为历代医家所重视。"病机"一词，首见于《素问·至真要大论》："谨守病机，各司其属。"其所概括的"病机十九条"，奠定了脏腑病机与六气病机的理论基础。汉代张仲景所著《伤寒杂病论》阐述了外感病六经病机变化以及内伤杂病的脏腑经络病机理论。隋代巢元方的《诸病源候论》对外邪侵袭途径、发病条件、病理过程和转归，都有较为深入的论述。唐代王冰在注释《黄帝内经》时，依据阴阳水火虚实之辨，提出了"寒之不寒，责其无水；热之不热，责其无火"，以及"益火之源，以消阴翳；壮水之主，以制阳光"等观点，给后世较大启发。宋代钱乙《小儿药证直诀》，阐明小儿"脏腑柔弱，易虚易实，易寒易热"的病机特点，为儿科病机学之鼻祖。金元时期，金元四大家从不同方面发展了中医病机理论。明清时期，温病学派创立了卫气营血与三焦理论，用来阐明外感热病的病机规律。清代王清任的《医林改错》，发展了瘀血致病的病因病机理论。清代唐宗海的《血证论》，对血证与脏腑病机做出了突出贡献。近几十年来，随着对现代疾病谱认识的不断深入，各种新的病机理论不断涌现，如脉络病机说、卫气营血病机的热毒说、痰瘀同源说、瘀毒病机说、体质病机说等，丰富了中医病机理论。

　　中医学在认识和分析疾病时，既注重局部病变与机体全身状况的联系，也注重疾病发生发展与自然、社会等外界环境因素之间的相互关联；在论述疾病的传变时，既重视五行生克乘侮等一般传变规律，也强调某些"不以次相传"的特殊情况，充分体现了中医病机学说的整体观、辩证观和恒动观。

第一节 发 病

发病，是研究疾病发生基本机制的理论。发病学的内容主要包括发病的基本原理以及发病类型等。

一、发病的基本原理

发病，是正邪相争的结果。正气不足是发病的内在因素；邪气是发病的重要条件；正邪相搏胜负，决定发病与否，并影响着病证的性质和疾病的发展与转归。

（一）正气不足是发病的内在因素

1. 正气的基本概念 正气，即人体正常生理功能的统称，主要指其对外界环境的适应能力、抗邪能力以及康复能力，简称为"正"。有时又以"真气""精气"称之。正气的充盛取决于精气血津液等物质的充足，脏腑形质的完整，功能活动的正常及协调。

2. 正气与发病 正气不足是发病的前提和内在依据。《素问遗篇·刺法论》说："正气存内，邪不可干。"《素问·评热病论》说："邪之所凑，其气必虚。"充分说明正气不足，是病邪侵入和发病的内在因素。

正气在发病中的主导作用体现于：①正虚感邪而发病。正气不足，抗邪无力，外邪易乘虚侵入而发病，或易因情志刺激而发病。②正虚生邪而发病。正气不足，脏腑经络气血功能紊乱，可产生"内生五邪"或病理产物而发病。③正气强弱可决定发病的证候性质。若正气充盛，邪正相搏剧烈，多表现为实证；若正气不足，多表现为虚证或虚实错杂证。

（二）邪气是发病的重要条件

1. 邪气的基本概念 邪气，泛指各种致病因素，简称为"邪"。包括外界以及人体内产生的各种致病因素，如六淫、疠气、饮食失宜、七情内伤、痰饮、瘀血、结石、外伤等。邪气侵犯人体，可导致生理功能失常，造成脏腑组织的形质损害，甚或改变体质类型。

2. 邪气与发病 邪气与发病关系密切，主要体现为：

（1）影响发病的性质、类型与特点 不同邪气作用于人体，表现出不同的发病特点、证候类型。如六淫致病，发病急，始起多有卫表证候；七情内伤多直接伤及脏腑。

（2）影响病情与病位 一般而言，感邪轻者，病情亦轻；感邪重者，病情亦重。如六淫致病，病情相对较轻；疠气致病，病情相对较重。发病的部位也与邪气的性质相关。如风为阳邪，易袭阳位；湿为阴邪，易袭阴位等。

（3）某些情况下在发病中起主导作用 如疠气、高温、外伤等。

（三）正邪相搏的胜负与发病

正气强盛，抗邪有力，邪气难以侵害致病；正气虚弱，抗邪无力，邪气乘虚入侵或邪自内生而发病。临床上，除正气与邪气对发病的直接影响外，影响发病的因素还包括自然与社会环境因素、体质因素、情志因素等。

二、发病类型

由于人体正气强弱的差异，邪气的种类、性质和致病途径不同，故发病的形式有所不同。概括起来大致包括感邪即发、伏而后发、徐发、继发、复发等类型。

（一）感邪即发

感邪即发，即感邪后立即发病者，又称为卒发、顿发。常见于新感伤寒或温病、疫疠致病、情志遽变、外伤或中毒等。

（二）伏而后发

伏而后发，指感邪之后，病邪潜伏于体内，经过一定的时间，或在诱因作用下而发病。如外伤或狂犬啮伤，初始局部创伤、出血、疼痛，伤口愈合之后，可经过一定时间后发为破伤风、狂犬病等。

（三）徐发

徐发，即徐缓发病，与卒发相对而言，亦与致病因素的种类、性质及体质因素等密切相关。如外感寒湿邪气，其性属阴，黏滞、重着，起病多缓慢。内伤性病因致病，如思虑过度、房事不节、嗜酒成癖等，常可引起机体渐进性病变。

（四）继发

继发，指在原发疾病的基础上继而发生新的疾病。继发病必然以原发病为前提，二者联系密切。如肝气郁结日久继发"癥积""鼓胀"，小儿食积或营养不良则致"疳积"等。

（五）复发

复发，指疾病已愈，在病因或诱因的作用下，再次发病。其基本证候可类似初病，但又不完全是原有病理过程的再现，比初病病变损害更为复杂、严重。复发的次数愈多，预后越差，易留下后遗症。复发常分为以下三种类型：①疾病少愈即复发。多见于较重的外感热病。多因饮食不慎、摄养不当，致使余邪复燃，引起复发。②休止与复发交替。经过治疗，症状和体征均已消除，但宿根未除，一旦正气不足，或感受新邪，引动宿邪，即可旧病复发，如癫痫、哮喘等。③急性发作与慢性缓解交替。急性发作时症状较重，慢性缓解时症状较轻。此临床症状的轻重交替是由邪正斗争的态势所决定，如胸痹心痛、胆石症等。

为了减少复发，避免诱因十分重要。复发的常见诱因有复感新邪、食复、劳复、药复等。另外，气候因素、精神因素、地域因素等也可成为复发的因素。

第二节 基本病机

基本病机，指机体对于致病因素侵袭所产生的最基本的病变反应，是病机变化的一般规律。疾病是多种多样的，临床征象千变万化，错综复杂，不同疾病有其不同的病机。无论外感内伤，还是脏腑气血各种疾病，都有各自的病变机制。但从整体来说，总不外乎邪正盛衰、阴阳失调、精气血津液失常等病机变化的一般规律。

一、邪正盛衰

邪正盛衰，指在疾病的发生、发展过程中，机体正气的抗病能力与致病邪气之间相互斗争所发生的盛衰变化。邪气侵犯人体后，一方面是邪气对机体的正气起着损害作用；另一方面正气也对邪气产生抗御和祛除作用。一般来说，正盛则邪退，邪盛则正衰。因此，疾病的过程也就是邪正斗争及其盛衰变化的过程。

（一）邪正盛衰与虚实变化

《素问·通评虚实论》指出："邪气盛则实，精气夺则虚。"指出了虚与实病机的实质。

1. 虚实病机 虚与实，是相比较而言的一对病机概念。

（1）实的病机 实，指邪气亢盛，是以邪气亢盛为矛盾主要方面的病机变化。发病后，邪气的致病力比较强，而正气的抗病能力未衰，能积极与病邪抗争，正邪相搏，斗争激烈，临床上出现一系列病变反应比较剧烈的、亢盛有余的证候，称为实证。

实证常见于外感病的初、中期，或由于水湿痰饮、食积、气滞、瘀血等引起的内伤病证。实证较多见于体质比较壮实的患者。临床常见壮热狂躁，声高气粗，痰涎壅盛，腹痛拒按，二便不通，脉实有力，舌苔厚腻等表现。

（2）虚的病机 虚，指正气不足，是以正气虚损为矛盾主要方面的病机变化。机体的精、气、血、津液亏少和功能衰弱，脏腑经络的生理功能减退，抗病能力低下，因而机体的正气与致病邪气的斗争，难以出现较剧烈的反应，临床上表现出一系列虚弱、衰退和不足的证候，称为虚证。

虚证，多由先天禀赋不足，或久病重病损伤正气，或因暴病吐泻、大汗、亡血导致正气随津血脱失等引起，多见于疾病后期及体质虚弱者。临床常见神疲体倦，面色无华，自汗盗汗，声低气微，二便失禁，疼痛隐隐而喜按，或五心烦热，或畏寒肢冷，脉虚无力等表现。

2. 虚实变化 邪正的消长盛衰，不仅可以产生单纯的虚实病机变化，在某些长期的、复杂的疾病发展过程中，还会出现虚实之间多种变化，主要有虚实错杂、虚实转化及虚实真假等。

（1）虚实错杂 指正虚与邪实同时并存的病机变化，包括虚中夹实和实中夹虚。

虚中夹实，指以正虚为主，兼有实邪结滞的病机变化。如脾阳不振、运化无权之水肿即属此类，多由脾气虚损，健运失职，致使水湿停聚，泛溢于肌肤，既有脾气虚表现又有水肿症状。

实中夹虚，指以邪实为主，兼有正气虚损的病机变化。如外感热病，邪热炽盛，消灼津液，而形成实热兼阴虚津亏证。既有壮热面赤，心烦不安，声高气粗，苔黄脉数等实热见症，又可见口渴引饮，舌燥少津等阴津不足表现。

由于病邪所在部位以及正气亏损的程度不同，在虚实错杂变化中，尚有表虚里实、表实里虚、上虚下实、上实下虚之别，病机分析时又当详辨。

（2）虚实转化　在疾病发展过程中，可出现由实转虚和因虚致实的病机变化。

由实转虚，指以邪气盛为主的病变，转化为以正气虚为主的病变过程。主要在于邪气过盛，或因失治、误治，致使病程迁延，虽邪气渐去，而正气已伤。

因虚致实，指以正气虚为主的病变，转变为邪气盛突出的病变过程。多由于脏腑功能减退，而产生各种病理产物；或正虚复感外邪，虚实并存，邪盛突出。因虚致实的病变，正虚仍然存在，此时实性病机占突出地位。

（3）虚实真假　指某些特殊情况下，疾病的现象与病机本质不完全一致时，出现的真实假虚和真虚假实的病机变化。

真实假虚，是由于实邪结聚体内，阻滞经络，气血不能外达所致。如热结肠胃之里热炽盛证，一方面可见到大便秘结，腹满硬痛拒按，潮热，谵语等实热症状，同时因阳气被郁，不能四布，则可见面色苍白，四肢逆冷，精神委顿等状似虚寒的假象，即所谓"大实有羸状"。

真虚假实，是由于正气虚弱，脏腑功能减退而见假实之象。如脾气虚弱，运化无力，可见脘腹胀满，疼痛时有时无等假实征象，即所谓"至虚有盛候"。

总之，中医学分析病机，要求透过现象来看本质，而不应被假象所惑，从而真正把握疾病的虚实变化。

（二）邪正盛衰与疾病转归

邪正斗争发生的消长盛衰变化，对疾病发展的趋势与转归起着决定性作用。

1. 正胜邪退　指在疾病过程中，正气渐趋强盛，而邪气渐趋衰减，促使疾病向好转和痊愈方向发展。

2. 邪去正虚　指邪气被驱除，但疾病过程中正气被耗伤而虚弱，有待恢复。多由于邪气亢盛，或治疗措施过于猛烈，如大汗、大吐、大下等，病邪虽去，但正气亦大伤。多见于重病的恢复期。

3. 邪胜正衰　指在疾病过程中，邪气亢盛，正气虚弱，抗邪无力，疾病趋于恶化，甚至死亡。

4. 邪正相持　指在疾病过程中，正气不甚虚弱，而邪气亦不亢盛，双方势均力敌，相持不下，从而使疾病处于迁延状态；或者正气大虚，余邪未尽，正虚邪恋，疾病处于缠绵难愈的病理过程。多见于疾病后期，或由急性转为慢性，或遗留某些后遗症而经久不愈。

二、阴阳失调

阴阳失调，指在疾病的发生、发展过程中，由于致病因素的影响，导致机体阴阳双方失去相对的协调与平衡，形成阴阳偏盛、偏衰、互损、格拒、转化或亡失的病机变化。在中医病机理论体系中，阴阳失调是分析病机的总纲。

（一）阴阳偏盛

阴或阳的偏盛，主要见于"邪气盛则实"的病机和病证。

病邪侵袭人体，在性质上必从其类，即阳邪侵袭人体可形成机体阳偏盛，阴邪侵袭人体可形成机体阴偏盛。《素问·阴阳应象大论》说："阳胜则热，阴胜则寒。"阴阳偏盛必然导致机体寒热变化。阴阳相互制约，一方偏盛必然制约另一方使之减弱。故《素问·阴阳应象大论》又说："阴胜则阳病，阳胜则阴病。"指出了阴阳偏盛病机发展的必然趋势或结果。

1. 阳偏盛　即阳盛，指机体在疾病过程中所出现的一种阳气偏盛，功能亢奋，代谢活动亢进，机体反应性增强，阳热过剩的病机变化。病机特点为阳盛而阴未虚（或虚亏不甚）的实热证。

形成阳偏盛的主要原因，多由于感受温热阳邪；或感受阴邪而从阳化热；或情志内伤，五志过极而化火；或因气滞、血瘀、食积等郁而化热所致。

阳邪亢盛，以热、动、燥为其特点。常表现为实性、热性病证。如壮热，烦渴，面红，目赤，尿赤，便干，苔黄，脉数等症。其病机发展趋势为：阳热亢盛，必然损伤阴液，即"阳胜则阴病"。在出现热象的同时，可见口渴，小便少，大便干燥等阴津不足症状。久之亦可导致津液大伤，从而转化成实热兼阴亏证或虚热证。

2. 阴偏盛　即阴盛，指机体在疾病过程中所出现的一种阴气偏盛，功能障碍或减退，产热不足，以及病理性代谢产物积聚的病机变化。病机特点多表现为阴盛而阳未虚（或虚损不甚）的实寒证。

形成阴偏盛的主要原因，多由感受寒湿阴邪，或过食生冷，或阴寒性病理产物积聚，寒邪中阻，从而导致阳不制阴，阴寒内盛。

阴邪亢盛，以寒、静、湿为其特点。可见形寒肢冷，口淡不渴，舌淡，脉迟等症。其病机发展趋势为：阴邪偏盛，必然损伤阳气，即"阴胜则阳病"。常伴有程度不同的阳气不足，形成实寒兼阳虚证；若阳气伤甚，疾病可由实转虚，发展为虚寒证。

（二）阴阳偏衰

阴阳偏衰，指人体阴阳二气中某一方虚衰不足的病机变化，属于"精气夺则虚"的病机。阴或阳某一方减少或功能减退时，不能制约对方而引起对方的相对亢盛，形成虚寒性、虚热性病机变化。

1. 阳偏衰　即阳虚，指机体阳气虚损，功能减退或衰弱，代谢活动减退，机体反应性低下，阳热不足的病机变化。病机特点多表现为虚寒证。

形成阳偏衰的主要原因，多由于先天禀赋不足，或后天饮食失养，或劳倦内伤，或久病损伤阳气所致。阳气虚衰，突出地表现为温煦、推动和气化功能减退。临床常见畏寒肢冷、四肢不温、面色㿠白、口淡不渴、精神不振、喜静蜷卧、小便清长、舌淡脉弱等表现。

阳气不足，以脾肾阳虚为主，尤以肾阳虚衰最为重要。

阳虚则寒与阴胜则寒，不仅在病机上有区别，而且在临床表现方面也有不同。前者是虚而有寒；后者是以寒为主，虚象不明显。

应当指出，阳虚与气虚的关系非常密切。气具有温煦作用，气盛则阳亢，气衰则阳虚，气有余便是火，故《素问·刺志论》说："气实者，热也；气虚者，寒也。"因此，阳虚常以气虚为基础，而气虚并不都表现为阳虚。

2. 阴偏衰 即阴虚，指人体之阴气不足，精、血、津液亏耗，滋润、宁静、潜降、成形和制约阳热的功能减退。其病机特点多表现为虚热证。

形成阴偏衰的主要原因，多由于阳邪伤阴，或因五志过极，化火伤阴，或因久病伤阴所致。阴液亏虚，主要表现为凉润、抑制与宁静的功能减退，阴不能制约阳，阳气相对偏亢，形成阴虚内热、阴虚火旺、阴虚阳亢等多种病变。临床常见潮热，盗汗，五心烦热，颧红，失眠多梦，舌红少苔，脉细数等症。

阴虚病变，五脏皆可发生，但一般以肺、肝、肾之阴虚最为重要，尤以肾阴亏虚为主。

阴虚则热与阳胜则热的病机不同，其临床表现也有所区别。前者是虚而有热；后者是以热为主，虚象并不明显。

（三）阴阳互损

阴阳互损，指阴或阳任何一方虚损到一定程度，而影响另一方，形成阴阳两虚的病机变化。在阴虚的基础上，继而导致阳虚，称为"阴损及阳"；在阳虚的基础上，继而导致阴虚，称为"阳损及阴"。无论阴虚或阳虚，多在累及肾阴或肾阳，及肾本身阴阳失调的情况下，才易于发生阴阳互损的病机变化。

1. 阴损及阳 指由于阴液亏损，使阳气生化不足或无所依附而耗散，从而形成以阴虚为主的阴阳两虚的病机变化。如肝阳上亢证，其病机是阴虚不能制阳，肾阴不足，水不涵木所致。若肾阴进一步亏损，继而损及肾阳，出现畏寒肢冷、夜尿清长等阳虚之候。

2. 阳损及阴 指由于阳气虚损，无阳则阴无以生，累及阴液的生化不足，从而形成以阳虚为主的阴阳两虚的病机变化。如肾阳虚水肿证，先有畏寒肢冷、少气乏力等阳虚表现；若肾阳进一步亏损，可因阳气不足而导致阴液化生无源，进而出现烦躁，甚至阴虚风动而抽搐等阴虚之候。

（四）阴阳格拒

阴阳格拒，是阴阳失调中比较特殊的一类病机。由于某些原因使阴或阳中的一方偏盛或偏衰至极，壅遏于内，将另一方格拒于外，迫使阴阳之间不相维系，从而出现真寒假热、真热假寒等复杂的病机变化。

1. 阴盛格阳　简称"格阳"，指阳气极虚，偏盛之阴盘踞于内，逼迫阳气浮越于外，使阴阳不相维系，而出现真寒假热的病机变化。病机本质是极重的虚寒病变。由于阴盛而格阳于外，在原有面色苍白、四肢逆冷、精神萎靡、畏寒蜷卧、脉微欲绝等寒盛于内表现的基础上，反见身热，烦躁，口渴等假热之象。若阴盛于下，虚阳浮越于上而见面赤，称之为"戴阳"。仔细观察，则身虽热，反喜盖衣被；口虽渴而饮水不多；面虽红却浮如妆，游移不定，可作辨别。

2. 阳盛格阴　简称"格阴"，指邪热内盛，深伏于里，阳气被遏，郁闭于内，不得外达四肢，格阴于外，而导致真热假寒的病机变化。病机本质是很重的实热病变，可见壮热、面红、气粗、烦躁、舌红、脉数大有力，但由于格阴于外，阳气不能外达，却出现四肢不温、脉象沉伏等假寒之象。仔细观察，虽四肢厥冷，但胸腹灼热，可作辨别。

（五）阴阳转化

阴阳转化，指阴阳失调病变，在一定条件下，证候性质向相反方面转化的病机过程，包括由阳转阴和由阴转阳两方面。

1. 由阳转阴　疾病的本质为阳气偏盛，当阳盛发展到一定程度时，有时会向阴的方向转化。由阳转阴的形成，多发生于阳虚阴盛体质，或邪侵属阴的脏腑或经络，或失治误治耗伤正气等原因，使热证从阴化寒。如某些急性温热病，可突然出现面色苍白、四肢厥冷等阳气暴脱之危象。此时，疾病的本质即由阳转化为阴，疾病的性质由热转化为寒。

2. 由阴转阳　疾病的本质为阴气偏盛，当阴盛发展到一定程度时，就会向阳的方向转化。由阴转阳的形成，多发生于阳盛或阴虚阳亢的体质，或邪侵属阳的脏腑经络，或治疗不当，使寒证从阳化热。例如太阳病，初起恶寒重，发热轻，头身痛，无汗，脉浮紧，此为表寒证，继而出现阳明证，症见壮热，汗出，心烦口渴，脉数等。此时，疾病的本质即由阴转化为阳，疾病的性质则由寒转化为热。

（六）阴阳亡失

阴阳的亡失包括亡阴、亡阳两类，指机体内的阴气或阳气大量亡失而导致生命垂危的病机变化。

1. 亡阳　指机体的阳气突然地、大量地耗损或脱失，导致全身功能活动严重衰竭的病机变化。

亡阳多由于邪气太盛，正不敌邪，阳气突然脱失；或因素体阳虚，劳伤过度，阳气消耗过多；或因汗、吐、下太过，津液过耗，气随津泄，阳气外脱；或因大量失血、气随血脱；亦可因慢性疾病，长期大量耗散阳气，终至阳气亏损殆尽，而出现亡阳。临床可见冷汗淋漓，心悸气喘，面色苍白，四肢逆冷，畏寒蜷卧，精神萎靡，脉微欲绝等危重症状。

2. 亡阴　指机体的阴液突然大量消耗或丢失，而致全身功能严重衰竭的病机变化。

亡阴多由于热邪炽盛，或邪热久留，煎灼阴液；或汗出过多；或因慢性消耗性疾病，阴液耗竭所致。临床可见汗热而黏，烦躁不安，面色潮红，口渴欲饮，呼吸喘促，手足尚温但大汗欲脱，脉数疾等危重征象。

由于阴阳互根，亡阴可迅速导致亡阳，亡阳也会迅速导致亡阴，最终致"阴阳离决"而亡。

亡阳与亡阴都是机体功能衰竭，都与气的耗损密切相关。有形之精血难以速生，无形之气所当急固。在亡阳、亡阴的治疗中，都要用大剂补气固摄药，以阻止气与津液的继续丢失。

三、精气血失常

精气血失常，指精气血的亏损不足、运行失常及精气血关系失调等病机变化。

（一）精的失常

精的失常，主要包括精虚和精瘀两方面的病变。

1. 精虚 指肾精（主要为先天之精）和水谷之精不足，及其功能减退所产生的病机变化。

肾精亏虚主要由先天禀赋不足，或后天失养，或过劳伤肾所致。可见小儿生长发育不良，不孕不育，精神委顿，耳鸣，健忘，腰膝酸软，以及成人体弱多病，未老先衰等。

水谷之精匮乏多由饮食失宜，脾胃功能失常或气虚失于固摄所致。可见面色萎黄，肌肉瘦削，头昏目眩，纳呆食少，疲倦乏力等虚弱状态。

2. 精瘀 指男子生殖之精阻滞精道，排精障碍的病机变化。多由房劳过度，忍精不泄，少年手淫，惊恐伤肾，或瘀血、湿热瘀阻，或手术所伤，或肾虚推动无力，或肝气郁结等引起。常见排精不畅或排精不能，可伴随精道疼痛，睾丸重坠，精索小核硬结等症状。若精瘀日久，可导致精少不育，排尿异常等。

（二）气的失常

气的失常，主要包括两方面：一是气的生化不足或耗损过多，从而形成气虚的病机变化；二是气的运动失常，从而表现为气滞、气逆、气陷、气闭或气脱等气机失调的病机变化。

1. 气虚 指由于气的不足，导致脏腑组织功能低下或衰退的病机变化。

引起气虚的原因主要有两方面：一是气之化生不足。如先天禀赋不足或后天脾胃失养而致。二是消耗太多。如劳倦内伤，久病不复等。常见精神委顿，倦怠乏力，自汗，易于感冒，头昏耳鸣，舌淡，脉虚等症。

2. 气机失调 指气的升降出入失常而引起的气滞、气逆、气陷、气闭、气脱等病机变化。

（1）气滞 指气的运行不畅，阻滞不通的病机变化。

多由于情志不舒，或痰、湿、食积、瘀血等有形之邪阻碍气机；或因外邪侵犯，阻遏气机；或肝失疏泄；或气虚运行无力。尤以肺气壅滞、肝气郁滞和脾胃气滞为多见。可见胸闷、喘咳，胁肋、少腹胀痛，大便秘结等。气滞表现虽不同，但以闷、胀、痛为共同的病理表现。

（2）气逆　即气升之太过或降之不及的病机变化。

多由于情志内伤，饮食不当，外邪侵犯，或痰浊壅滞所致，亦有因虚而致气机上逆者。

气逆多见于肺、胃、肝等脏腑病变。如肺气上逆，可见咳逆、气喘；胃失和降，可见恶心、呕吐、呃逆、嗳气；肝气上逆，可见头痛而胀、面红目赤、易怒、咯血、吐血，甚则昏厥。故《素问·生气通天论》说："大怒则形气绝，而血菀于上，使人薄厥。"

气逆于上，多以实证为主，但亦有因虚而气机上逆者，如肾气虚而失于摄纳，可以导致肺气上逆。

（3）气陷　指气的上升不足，或下降太过，以气虚升举无力而下陷为主要特征的病机变化。其病机与脾气虚损的关系最为密切。

气陷多由气虚病变发展所致。若素体虚弱，或病久耗伤，致使脾气虚损不足，清阳不升或中气虚陷。其病理表现主要有"上气不足"与"中气下陷"两方面。

"上气不足"，一般由于脾气虚损，升清不足，无力将水谷之精微上输于头目，头目失养，可见头晕、眼花、耳鸣、疲倦乏力等症。

"中气下陷"，指脾气虚损，升举无力，脏腑器官维系无力，可致内脏器官位置相对下移，形成胃下垂、肾下垂、子宫脱垂、脱肛等病变。

由于气陷是在气虚的基础上形成的，而且与脾气不升的关系最为密切，故常伴见少腹胀满重坠、便意频频等症。

（4）气闭　指气闭阻于内，不能外出，以致清窍闭塞，出现昏厥的病机变化。

气闭的形成，多由情志抑郁，或外邪、痰浊等闭塞气机所致。临床所见，有因触冒秽浊之气所致的闭厥，突然精神刺激所致的气厥，剧痛所致的痛厥，痰阻气道之痰厥等。发病多急骤，以突然昏厥、不省人事为特点，可自行缓解，亦有因闭不复而亡者。

（5）气脱　指气不内守，大量向外脱失，脏腑功能突然衰竭的病机变化。

气脱病变多由正不敌邪，或慢性病长期消耗，气不内守而外散脱失；或因大出血、汗吐下太过等所致。可见面色苍白、汗出不止、目闭口开、全瘫、手撒身软、二便失禁、脉微欲绝等症。

（三）血的失常

血的失常，一是血的生成不足或耗损太过，濡养功能减退引起血虚；二是血的运行失常所出现的病机变化。

1.血虚　指血液不足，血的濡养功能减退的病机变化。

多由失血过多，或营养不足，或脾胃虚弱，肾精亏虚，血液生化乏源或久病慢性消耗所致。由于心主血脉，肝主藏血，故血虚的病变以心、肝两脏最为多见。血虚的病变主要体现在以下三个方面：一是血不荣色而见面、唇、舌、爪色淡无华，或面色萎黄等症状；二是血虚滋养不足而见形体消瘦、眩晕耳鸣、心悸怔忡、肢体麻木、两目干涩、视物昏花、妇女经少经闭等症状；三是血不养神而见失眠多梦、健忘、精神疲惫等症状。

血为气之母。因此，血虚则常兼有气虚，可见疲乏无力、头晕眼花、动则气短心悸、容易出汗、脉数而无力等。

2. 血行失常 指血液运行失常出现的病机变化，主要有血瘀和出血。

（1）血瘀 指血液循行迟缓，流行不畅，甚则血液停滞的病机变化。

血瘀的形成，主要有气滞血行受阻；气虚血行迟缓；痰浊阻于脉络，久病入络；或寒邪入血，血寒而凝；或邪热入血，煎熬血液；或跌闪外伤等，均可形成血瘀。

血瘀主要表现为血液运行郁滞不畅，或形成瘀积。由于血瘀部位不同，临床表现也不同，但共同症状为疼痛，痛有定处，可形成肿块或"癥积"，常可见唇舌紫暗以及舌有瘀点、瘀斑，或者肌肤甲错、面色黧黑等。

血瘀与瘀血的概念不同，血瘀是指血液循行迟滞不畅的病机变化；而瘀血则是血瘀的病理产物，为继发性致病因素。

（2）出血 指血液逸出脉外的病机变化。

出血的形成因素，主要有外伤、气虚不摄、热邪迫血妄行，或瘀血内阻、血不归经等。可见咳血、吐血、尿血、便血、崩漏，以及鼻衄、齿衄、肌衄等。

突然大量出血，可致气随血脱的危象，甚至导致死亡。逸出血脉的血液，称为"离经之血"。离经之血不能及时消散或排出，蓄积于体内，则称为瘀血。瘀血停积体内，又可引起多种病机变化。

此外，还有血热的病机变化。热入血脉，加速血行，甚则灼伤脉络，迫血妄行，导致出血。邪热又可煎熬阴血和津液，可致血运不畅而为瘀。故血热的病机变化，既有热象，又有动血、出血、扰神等特征。

（四）精气血关系失调

精气血三者，相互依存，相互转化，病机亦可相互影响。

1. 精与气血关系的失调 主要表现为精气两虚、精血两虚、气滞精瘀与血瘀精阻并见的病机变化。

（1）精气两虚 多由久病或年老体弱者，肾精亏虚，精不化气导致；气虚日久又可加重肾精亏虚，导致精气两虚，以生长发育迟缓，生殖功能障碍以及身体虚弱，甚至早衰等为特征。

（2）精血两虚 疾病伤及肝肾可形成肝肾精血不足之证。可见面色无华，眩晕耳鸣，神疲健忘，毛发脱落稀疏，腰膝酸软，或精少不育，或月经失调、经少不孕等。

（3）气滞精瘀和血瘀精阻 多由情志抑郁，气机失调，疏泄失司或瘀血内阻导致。气滞精瘀和血瘀精阻可互为因果，同时并存，可见阴部胀痛重坠，或阴囊见小核硬节等瘀血表现。

2. 气与血关系的失调　主要有气滞血瘀、气虚血瘀、气不摄血、气随血脱以及气血两虚等方面。

（1）气滞血瘀　指气机郁滞，血行不畅，气滞与血瘀并存的病机变化。

情志抑郁，气机阻滞，而致气滞血瘀；外伤闪挫，或血瘀及气，而致血瘀气滞。气滞血瘀多与肝的生理功能异常密切相关。由于心主血脉而行血，故心的生理功能失常，多先血瘀而后导致气滞。气滞血瘀，在临床上多见胀满疼痛，瘀斑及积聚癥瘕等症。

（2）气虚血瘀　指气虚推动血行无力而形成血瘀的病机变化。

气虚血瘀多见于心气虚导致行血无力，可见惊悸，水肿，喘促等症状；亦有年高体弱者，气虚无力行血，肢体失养而致瘫软不用，甚者半身瘫痪。

（3）气不摄血　指由于气虚统摄血液功能减弱，血不循经而逸出脉外，导致各种出血的病机变化。

气不摄血多由久病伤脾，气虚不能统摄血液所致。除失血症状外，多伴有气虚的表现。

（4）气随血脱　指在大量出血的同时，气也随着血液的突然流失而脱散，形成气血并脱的病机变化。

气随血脱常由外伤失血、妇女崩漏、产后大出血等因素所致。血为气母，血脱则气无所依，气亦随之散脱而亡失。可见精神萎靡，冷汗淋漓，四肢厥冷，甚或晕厥，脉芤或微细。

（5）气血两虚　指气虚和血虚同时存在的病机变化。

气血两虚多由久病消耗；或先有失血，气随血耗；或先因气虚，致使血之生化乏源等原因导致。气血两虚，脏腑经络、形体官窍失养，表现为面色淡白或萎黄，倦怠乏力，心悸失眠，肌肤干燥，肢体麻木等气血不足之证。

四、津液失常

津液失常，指津液的生成、输布或排泄发生紊乱或障碍的病机变化。

（一）津液不足

津液不足，指津液亏少，脏腑、形体、肢节、官窍等失于濡润滋养，而产生一系列干燥失润的病机状态。

津液不足的形成因素，一是生成不足，如久病体弱，脏腑功能减退等导致津液亏损；二是丢失消耗太过，如严重的吐泻、大汗，大面积的烧伤；或者外感热邪，灼伤津液，或内热耗伤津液而致。

津液不足，包括伤津与脱液两种病机变化。伤津主要是失水，以干燥失润为主要特征。诸如炎夏的多汗伤津；气候干燥季节的口、鼻、皮肤干燥等。脱液是机体水分和精微物质共同丢失。最易引起脱液的是严重热病的后期。患者可见形瘦肉脱，肌肤毛发枯槁，舌光红无苔或少苔，甚者肉瞤、手足震颤等症状。某些慢性消耗性疾病如恶性肿瘤的晚期、大面积烧伤的患者亦会出现脱液病变。若患者吐泻或多尿，根据其病变程度又有伤津与脱液的不同。当出现目陷、螺瘪，甚则转筋时，多有脱液之虞。

一般来说，伤津未必脱液，脱液则必兼伤津。津伤较易补充，液亏则难恢复。

（二）津液的输布、排泄障碍

津液不能正常的转输与布散，在体内运行迟缓，或在某一局部发生滞留，湿浊内生，或酿痰成饮。津液的排泄障碍，则导致水液潴留，发为水肿之病理改变。其病变主要与肺、脾、肾、膀胱、三焦的功能失常有关，并受肝失疏泄病变的影响。常见病理改变如下：

1. 湿浊困阻 多由脾运失常，津液不能转输布散，则聚积而成湿浊。湿性重着黏滞，易阻遏气机，故可见胸闷呕恶，脘腹痞满，头身困重，口腻不渴，腹泻便溏等症。

2. 痰饮凝聚 痰与饮，均为津液代谢障碍而成的病理产物。水聚则成饮，饮凝而成痰。痰邪致病广泛，有多种病机变化，可产生多种病证。饮邪为病，有"痰饮""悬饮""溢饮""支饮"之分，其饮停部位分别为胃肠、胸胁、四肢、胸膈。

3. 水液贮留 多由肺、脾、肾等脏腑功能失调，水液代谢障碍所致，可发为水肿或腹水等病变。水邪泛溢于肌肤，则发为头面、眼睑、四肢、腹脐等部位浮肿，甚则全身水肿；水邪贮留于腹腔，发为腹水。

（三）津液与气血关系失调

津液与气血之间关系密切，气滞、血瘀、津停三者之间常互为因果。其关系失调主要出现以下病机变化：

1. 水停气阻 指津液代谢障碍，水湿痰饮停留，导致气机阻滞的病机变化。水湿痰饮皆有形之邪，故能阻碍气的运行。如水饮阻肺，失于肃降，可见胸满咳嗽、喘促不能平卧；水饮凌心，阻遏心气，则可见心悸、心痛；水停中焦，阻遏脾胃气机，可见头昏困倦、脘腹胀满、纳化呆滞、恶心呕吐等症；水停四肢，阻滞经脉气血，可见浮肿、肢体沉困或胀痛等。

2. 气随液脱 指由于津液大量丢失，气失其依附而随津液外泄，导致阳气暴脱亡失的病机变化。多由大汗伤津，或严重吐泻，耗伤津液所致。轻者津气两虚，重者可见面白肢冷、呼吸气微、脉微欲绝等危重症状。

3. 津枯血燥 指津液亏乏枯竭，导致血燥虚热内生，或血燥生风的病机变化。多由高热伤津，严重烧伤，或阴虚内热导致。可见鼻咽干燥、口渴喜饮、肌肉消瘦、小便短少、舌红少津或肌肤甲错、皮肤瘙痒等。

4. 津亏血瘀 指津液亏损，血液运行不畅的病机变化。津液充足是保证血液运行通畅的重要条件。若因高热、烧伤，或吐泻、大汗，或因久病耗津伤液等因素，导致津液大量消耗，则津液亏少而血亦亏虚，使血液运行滞涩不畅，即可发生血瘀之病变。在原有津液亏损的基础上，可见舌质紫绛，或见瘀点、瘀斑等。

5. 血瘀水停 指血行瘀滞，而致津液停聚，形成血水停滞或痰瘀互结的病机变化。津液大量分布脉道之中，滑利血脉，促进血行。若血液瘀滞，必然影响津液之运行，而致血瘀津停；或先病津液停聚，聚为痰饮，或为水肿，阻滞血液运行而致血瘀，最终形成血水停滞，或痰瘀互结。临床常见经闭浮肿，或水肿、鼓胀、舌黯、脉涩等；痰瘀互结可见癥瘕、积聚、噎膈、痛经、闭经、不孕、瘿病等。

第三节 内生五邪

内生五邪，指在疾病过程中，由于脏腑功能异常而导致化风、化寒、化湿、化燥、化火的病机变化。由于病起于内，且临床表现与风、寒、湿、燥、火外邪致病类似，故分别称为"内风""内寒""内湿""内燥""内火"，统称为内生五邪。

一、内风

内风，又称"风气内动"，指体内因阳亢或者阴虚而致风动之征的病机变化。因与肝关系密切，故又称"肝风"。《素问·至真要大论》说："诸风掉眩，皆属于肝。"

（一）肝阳化风

肝阳化风多由于情志所伤，操劳过度，耗伤肝肾之阴，以致阴虚阳亢，水不涵木，浮阳不潜，久之则阳愈浮而阴愈亏，终至阴不敛阳，肝之阳气升动而无制，便亢而化风，形成风气内动。常见筋惕肉眴、肢体震颤、眩晕欲仆，或口眼㖞斜，或半身不遂，甚则血随气逆而卒然仆倒，或为闭厥，或为脱厥。

（二）热极生风

热极生风多见于热性病的极期，由于邪热炽盛，煎灼津液，伤及营血，燔灼肝经，使筋脉失其濡养所致，其病为实。临床出现高热、痉厥、抽搐、鼻翼扇动、目睛上吊等症状。

（三）阴虚风动

阴虚风动多由热病后期，阴津亏损，或久病耗伤，阴液大亏，筋脉失养所致，可见筋挛肉眴、手足蠕动，以及阴液亏损之候。

（四）血虚生风

血虚生风多由生血不足或失血过多，或久病耗伤营血，致肝血不足，筋脉失养，或血不荣络，而虚风内动。临床可见肢体麻木、筋肉跳动，甚则手足拘挛等。

（五）血燥生风

血燥生风多由久病耗损，或年老精亏血少，或生血不足等，导致血少津枯，局部或全身肌肤失润化燥，经脉气血失于和调而生风。临床可见皮肤干燥，或肌肤甲错，皮肤瘙痒或落屑等。

外风与内风均有动摇不定的证候特点。外风致病有明显的外感症状，如发热、恶风、病位游移不定等；内风为体内脏腑阴阳气血失调，阳气亢逆而致，以眩晕、肢麻、震颤、抽搐等为主要特征。

二、内寒

内寒，又称"寒从中生"，指机体阳气虚衰，温煦气化功能减退，而使阴寒内生的病机变化。

内寒病机主要包括两个方面：一是温煦失职，虚寒内生，可见面色苍白、形寒肢冷、肢节痹痛等。二是阳气不足，气化功能减退，而见尿、痰、涕、涎等澄澈清冷，或大便泄泻，或水肿等。故《素问·至真要大论》说："诸病水液，澄澈清冷，皆属于寒。"

内寒病变，以心、脾、肾之阳虚为主，其中肾阳虚衰尤为关键。故《素问·至真要大论》说："诸寒收引，皆属于肾。"

外寒与内寒的区别与联系：内寒是虚而有寒，以虚为主；外寒则以寒为主。寒邪侵犯人体，必然会损伤机体阳气，日久会导致阳虚；而阳气素虚之体，则又因抗御外邪能力低下，易感寒邪而致病。

三、内湿

内湿，又称"湿浊内生"，指脏腑功能异常，水液代谢失调而致湿浊停聚的病机变化。多因素体肥胖，喜静少动，致痰湿过盛；或恣食生冷，过食肥甘所致。脾运化失职是湿浊内生的关键。故《素问·至真要大论》说："诸湿肿满，皆属于脾。"脾阳根于肾阳，湿浊内生也与脾肾阳虚有关。

湿性重浊黏滞，可阻滞机体上、中、下三焦的任何部位，但以湿阻中焦脾胃为主，腹胀、脘痞、呕恶、便溏、苔腻是其常见之症。

外湿与内湿二者可相互影响。湿邪外袭最易伤脾，脾失健运则滋生内湿，脾虚之人，亦易外感湿邪而发病。

四、内燥

内燥，又称"津伤化燥"，指机体津液不足，出现以干燥枯涩失润为特征的病机变化。多因热盛伤津，或汗、吐、下太过，或久病伤阴耗液，或亡血失精，导致阴亏津少所致。内燥以肺、胃、大肠病变为多。临床常见口燥咽干，干咳无痰，肌肤干燥脱屑或皲裂，便秘等症。

外燥与内燥临床均以津液不足，脏腑组织失于滋润为特征。外燥伤人多在秋季，易伤肺系。内燥则由于脏腑功能失常，津液亏少所致，以肺、胃、大肠多见。

五、内火

内火，又称"火热内生"，指脏腑阴阳失调，而致火热内扰的病机变化。

（一）阳盛化火

阳气过盛，功能亢奋，热量过剩，火热由此而生，即所谓"气有余便是火"。

（二）邪郁化火

外感六淫病邪，可郁久而从阳化热化火，如寒郁化热、湿郁化火等。另外，体内的病理产物等有形实邪，亦可导致人体气机郁滞而生热、化火。

（三）五志过极化火

情志过激，影响脏腑气机，导致气机郁结或亢逆。气郁日久则可化热化火，气逆亦可化火。如悲哀气郁，可生肺火；大怒气逆，可致肝火等。

（四）阴虚火旺

多由阴液大伤，阴虚阳亢，则虚热虚火内生。一般而言，阴虚内热多见全身性的虚热征象。而阴虚火旺，火热征象多集中于机体某一部位，如虚火上炎所致的牙痛、齿衄、咽痛、颧红等。

火热内生有虚实之分。阳盛化火、邪郁化火、五志化火多属实火；阴虚火旺则属虚火。其病理机制和临床表现，还要结合脏腑功能特点加以分析。

第四节　脏腑病机

脏腑病机，是指脏腑病变发生、发展、变化以及相互影响的病理机制。外感、内伤等疾病，都是以脏腑阴阳气血失调为其基本病理变化。因此，脏腑病机在中医病机学说中占有非常重要的地位。

脏腑病机主要包括五脏病机、六腑病机、奇恒之腑病机等方面。本节主要介绍五脏病机和六腑病机。

一、五脏病机

五脏病机，指五脏的阴阳、气血失调而导致五脏生理功能失常的病机变化。由于各脏的生理功能各有其特点。因此，在发生阴阳或气血失调病变时，分别有所侧重，并各有其不同的病机特点。

（一）心的病机

心主血脉和主神明，是心阴、心阳和心气、心血协同作用的结果。心阳、心气主血脉，能温煦和推动血液的循环运行；心主神明，能振奋人的精神意识思维活动。心阴、心血可充盈血脉，既能滋养心脏，又能涵敛心阳，且能藏舍心神，使心神安宁。因此，心的病机变化主要为血液运行失常、神志意识改变。心的气血、阴阳失调的病机变化如下。

1. 心阳、心气的失调 包括心的阳气偏盛和心的阳气偏衰两方面。

（1）心的阳气偏盛 心的阳气偏盛有虚实之分。邪热、痰火等内郁，或情志所伤，五志化火而致者，多为实；劳心过度，耗伤心阴心血而致者则多为虚。心的虚火和实火之间，常可兼夹转化。主要表现为血热脉流薄疾、躁扰心神，以及心火上炎或下移等方面。

心阳偏亢，血行速度加快而脉流薄疾，可见心悸、面赤、脉数，甚则出血等表现；躁扰心神，可见心悸心烦、失眠多梦，甚则狂言昏乱等表现；心火循经上炎，则可出现口舌糜烂、舌尖碎痛等，若心火下移小肠，可见小便赤热、疼痛等表现。

（2）心的阳气偏衰 主要表现为心气不足和心阳亏虚。

心气不足多由久病体虚，年高体弱，或肺脾气弱，宗气不足，或汗下太过耗气而引起。心阳亏虚多由心气不足发展而成，亦可因痰湿、水饮等阴寒邪气停留，或血瘀气滞日久，痹阻、损耗心阳导致。在某些急性病的危重阶段，还可导致心阳严重损伤，甚至心阳暴脱。

心气不足，血脉鼓动无力，精神失去振奋，临床可见脉弱、懒言声低、精神疲乏委顿、神思衰弱、反应迟钝、迷蒙多睡等表现。心阳亏虚，激发血行的动力不足，血行滞涩不畅，并兼有虚寒内生，可见形寒肢冷，面色㿠白或晦滞青紫，心悸怔忡，胸口憋闷，刺痛，脉涩或结代等症。

2. 心阴、心血的失调 主要表现在心阴不足，心血亏损两个方面。

（1）心阴不足 多由劳心过度，久病失养，或情志内伤耗伤心阴；或心肝火旺，灼耗心阴等所致。心阴亏虚，虚热内生，可见五心烦热、虚烦不寐、盗汗、舌红、脉细数等。

（2）心血亏损 多由失血过多，或血液生化不足，或思虑过度，阴血暗耗等所致。临床可见面色苍白无华、心悸、失眠、健忘、神思恍惚等症。

（二）肺的病机

肺主气，司呼吸，主宣发肃降，宣散卫气，朝百脉以助心行血，通调水道以促进津液运行和输布。肺的病机变化主要为呼吸功能异常、气的生成和交换障碍以及防御能力失常等。肺的阴阳气血失调病机，主要侧重于肺气失调和肺阴失调两方面。

1. 气的失调 主要表现在肺失宣肃及肺气虚损两方面。

（1）肺失宣肃 多由外邪袭肺，或肺气不足，或肝火犯肺等因素造成。肺气失宣，可见鼻塞、喉痒、喘咳、胸闷不畅等症，或卫气郁滞，腠理闭塞而见无汗、发热、恶寒等。若肺气虚损，则卫表不固，而见自汗出、易感冒。肺失清肃，可见咳逆上气、痰多喘满等症。

肺失宣发或肺失清肃，均可导致肺气上逆而气喘，通调水道功能失职，出现尿少或水肿等症。其进一步发展，均能损耗肺气或肺阴，导致肺气虚损或肺阴不足。

（2）肺气虚损 多因肺失宣降，日久不复，或劳伤过度，或久咳伤肺，耗损肺气所致。肺气虚损除气虚表现外，主要有以下病机变化：①呼吸功能减退。出现呼吸气短、语声低微、咳嗽气喘等症；②水液停聚。津液的输布代谢障碍，可聚痰成饮，甚至产生水肿；③卫阳虚弱。多见表虚自汗、易于感冒、畏寒等。肺气虚影响及脾，致中气不足，可见气短、体倦、食后腹胀等症。

2. 肺阴的失调　多由久咳耗伤肺阴，或燥热灼肺，或痰火内郁伤肺，或五志化火灼肺等所致。肺燥失润，或虚火灼伤肺络，出现一系列干燥失润及虚热见症，如干咳无痰或痰少而黏、声哑失音、潮热盗汗、五心烦热，甚则痰中带血等症。肺阴虚津亏久延不复，可损及于肾，而致肺肾阴虚，可见气短、咳喘、骨蒸潮热、盗汗、遗精等。

（三）脾的病机

脾主运化食物和运化水液，主统血，脾主升清，脾喜燥恶湿。脾的病机变化主要表现为消化吸收功能减退、气血生成不足、血液运行失常以及水液代谢失调。由于脾的功能主要是通过脾阳脾气的升散作用实现的。因此，脾的阴阳气血失调病机，主要侧重于脾阳、脾气的不足或失调。

1. 脾阳、脾气的失调　主要表现在脾气虚损、脾阳虚衰及脾虚湿困等方面。

（1）脾气虚损　即中气不足。多由饮食所伤，或禀赋素虚，或久病耗伤，或劳倦过度所致。其病机变化主要有：①消化吸收功能减退。脾气虚弱，运化无权，可见食少、腹胀、口淡无味、便溏等。②气血两虚。脾失健运，化源不足，可见面黄、少气懒言、倦怠乏力等全身性气血不足之候。③中气下陷。脾气升举无力，甚则下陷，可见眩晕体倦、便溏泄泻、久泄脱肛、内脏下垂等；④脾不统血。脾气统摄血液无权，则可致崩漏、便血、尿血，或皮下出血等。

脾气虚日久，不能散精于肺，而致肺气虚，可见气短、喘促、倦怠乏力等症。

（2）脾阳虚损　多由脾气虚损发展而来，亦可由命门火衰，脾失温煦所致。其病机特点是中焦阳气衰退，里寒现象突出。除脾气虚的表现外，可见脘腹冷痛、下利清谷、五更泄泻等，或运化水湿无权，生痰成饮，或为水肿。脾阳虚损日久可累及肾阳，导致脾肾阳虚。

（3）脾虚湿困　脾病气虚为本，湿困为标。脾主运化水湿，脾虚则水湿不运反而困脾，进而影响脾的运化，表现为脘腹闷胀、纳食减少、四肢困倦、恶心欲呕、大便不实，甚则浮肿等。

湿邪内蕴，若素体阳盛，则湿从热化，酿成湿热之证。中焦湿热熏蒸肝胆，则可见身目俱黄之黄疸。

2. 脾阴的失调　脾阴失调，是指脾阴亏虚的病机变化。多由饮食不节，如恣食辛辣、香燥之品，导致火气伤中；或积郁忧思、劳倦内伤等，使虚火妄动，暗伤精血，从而损及脾阴。脾阴虚以食欲减退、唇干口燥、形体消瘦、舌红少苔为主要临床表现。

（四）肝的病机

肝主疏泄，主藏血，体阴用阳，主动、主升而为刚脏。因此，肝气肝阳易动、易逆，多见阳气亢逆上炎之证；肝阴肝血易亏，多见肝阴肝血不足之证。

1. 肝气、肝阳失调 主要表现在肝气郁结和肝火上炎等方面。

（1）肝气郁结 多因精神抑郁，或他脏之病影响于肝等，导致肝之气机不畅所致。肝气郁结是肝病最常见的病机变化。多表现在肝经所循行的部位，如胸胁、两乳、少腹等部位胀痛不舒。气郁可影响血液和津液的输布代谢，如痰气或气血互结，则可发为瘿瘤、梅核气、癥积肿块，以及女子月经不调、痛经、经闭等。肝郁日久可以变生肝火。肝气郁结，横逆犯胃，可见嗳气吞酸，甚则胃脘疼痛；横逆犯脾，可见腹痛、泄泻等。

（2）肝火上炎 多因肝郁气滞，郁久化火；或大怒伤肝，肝火上冲；或五志过极，心火引动肝火所致。肝火上炎，可见头胀头痛、面红目赤、急躁易怒、耳暴鸣或暴聋，甚至昏厥等症；肝之郁火内灼，耗伤阴血而致阴虚火旺；肝火灼伤肺胃络脉，则易出现咯血、吐血、衄血；气火上逆之极，则血随气逆而发为昏厥等。

2. 肝阴肝血失调 肝阴、肝血失调，均以肝之阴血不足为特点。主要表现在肝血亏虚、肝阴不足、肝阳上亢以及肝风内动等方面。

（1）肝血亏虚 多因失血过多，或久病耗伤，或脾虚胃弱气血生化无源所致。肝血虚不能濡养筋脉，则肢麻不仁，关节屈伸不利；血虚不能上荣头目，则头晕目花、两目干涩、视物模糊；血海空虚，冲任失充，则月经量少或闭经；血虚易化燥生风，可见皮肤瘙痒，或筋挛、肉𥆧等症。

（2）肝阴不足 多因肝郁化火，暗耗肝阴；或肾阴不足，水不涵木；或温热病后期，耗伤肝阴所致。肝阴不足，则头目、筋脉、肝络失养，可见头晕眼花、两目干涩、视力减退、两胁隐痛等症；阴不制阳，虚热内扰，则可见五心烦热、面部烘热等。因肝肾同源，故肝阴不足往往与肾阴不足合并出现。

（3）肝阳上亢 多因肝阴不足，阴不制阳，肝之阳气升浮亢逆所致；或由情志失调，气火上逆，耗伤肝阴而致阴虚阳亢。其病机以阳亢于上、阴虚于下为其主要特点。阳亢于上，则见眩晕耳鸣、面红升火、烦躁易怒、脉弦而数等症；阴虚于下，则可见腰膝酸软、足软无力等症。

（4）肝风内动 肝风内动包括范围较广，可参考"内生五邪"。其中，以肝肾阴虚，不能制约阳气，肝阳升动太过化风者为多见。临床可见手足震颤、抽搐，或手足蠕动，甚则可见痉厥，或卒然昏倒、不省人事等。

（五）肾的病机

肾的主要功能是藏精，肾中精气内寓真阴真阳，为全身阴阳之根。因此，肾的阴阳、气血失调病机，往往只言精气不充，而无气血的失调。肾的阴阳失调，亦多与肾中精气不足有关。故肾的病机以"虚"为主。

1. 肾的精气不足 包括肾精亏虚和肾气不固两方面。

（1）肾精亏虚 多由禀赋不足，或年老精亏，或久病失养，或房劳过度所致。其病机特点主要有：①生殖功能减退。如男子精少不育、滑泄，女子经闭不孕。②生长发育障碍。如婴幼儿可出现"五迟"（即立迟、行迟、发迟、齿迟、语迟）和"五软"（即头软、项软、手脚软、肌肉软、口软）；成人可见早衰，如发脱齿摇、耳鸣健忘、足痿无力、精神呆滞等。③影响血液生成。肾精亏虚，精不化血，可致血液不足。

（2）肾气不固　多因幼年精气未充，或年老精衰，或房事不节耗伤肾气，或久病肾虚失于固摄所致。在肾中精气亏虚的基础上，以肾气不得固守，失其封藏为主要特征。临证可见精关不固的遗精、早泄；冲任不固的月经淋漓不断，或崩漏、滑胎；二便失于固摄，可见大便滑脱、小便清长，或遗尿，或二便失禁；肾不纳气的呼多吸少、动辄气喘等症。

2. 肾的阴阳失调　主要表现为肾阳不足、肾阴亏虚等方面。

（1）肾阳不足　即命门火衰。多由心、脾阳虚及肾，或房劳过度，或年老体衰，下元亏损所致。其病机变化除有腰膝冷痛、形寒肢冷等虚寒征象外，还有：①生殖功能减退。如男子阳痿、精冷，女子宫寒不孕。②水液代谢障碍。如尿频、尿闭，或水肿。③水谷精微化生减弱。肾阳不足，无以温煦脾阳，脾肾阳虚，可见下利清谷、五更泄泻等。

（2）肾阴亏虚　多由久病耗伤肾阴，或失血、耗液、伤精，或过服温燥劫阴之品，或情志内伤、暗耗阴精，或房劳过度耗伤肾阴而致，可见形体消瘦、腰膝酸软、五心烦热、颧红盗汗、舌红少苔、脉虚细数等症。若阴虚而相火妄动，可见性欲亢进、遗精早泄，迫血妄行则崩漏等。

二、六腑病机

六腑受盛和传化水谷，以通为用，以降为顺。故六腑病变，多表现在水谷消化、吸收和排泄的失调。其共同病机特点是传化失职，通降失常。

（一）胆的病机

胆的主要病机特点为胆汁的贮藏和排泄障碍，及胆经郁热、夹痰上扰等方面。

胆汁贮藏和排泄障碍，多由情志所伤，或中焦湿热，阻遏肝胆气机所致。胆汁排泄障碍，可以加剧肝气郁滞，影响脾胃运化功能，可导致胆汁逆流于胃，或外溢于肌肤发生黄疸。此外，胆经郁热，夹痰上扰心神，则可见心烦失眠、多梦易惊等病证。

（二）胃的病机

胃的主要病机特点为受纳和腐熟功能异常，以及胃失和降、胃气上逆等。主要表现在寒热失常、气阴亏虚等方面。

1. 胃寒内盛　多由过食生冷，或过用寒凉药物，损伤胃阳，或素体胃寒所致。胃寒腐熟功能下降则食入不化、呕吐清水，寒性凝滞则胃脘冷痛等。

2. 胃热炽盛　多由过食辛辣温燥之品，或邪热入里犯胃，或情志过极化火所致。胃热炽盛，腐熟功能亢进则消谷善饥、胃中嘈杂；胃火循经上炎，可见齿龈肿痛、衄血等；胃失和降则口臭、恶心、呕吐等。

3. 胃气虚损　胃气虚多因长期饮食失节，或禀赋素虚，或久病胃气不复所致。胃气虚受纳腐熟功能减退，表现为胃纳不佳，饮食乏味，甚则不思饮食。胃失和降则脘腹胀满，隐隐作痛，甚则胃气上逆，可见嗳气、呃逆、恶心、呕吐等。

4. 胃阴亏虚　多因热病后期，邪热久留，或久病不复，消烁阴液所致。胃中阴液亏虚，受纳腐熟功能严重减退，可见不思饮食，或食后饱胀，脘闷不舒，泛恶干呕，舌红少苔等。

（三）小肠病机

小肠的主要病机特点为泌别清浊的功能失常。

小肠消化吸收功能失调，可见腹痛肠鸣，上吐下泻等症。小肠泌别清浊的功能多归属脾胃，故临床常将其消化吸收功能失调责之于脾胃病变。此外，小便淋浊、刺痛，多由湿热下注，或心火循经下移小肠所致。

（四）大肠病机

大肠主要病机特点为传导功能的失调而大便异常。

胃失通降、肺失肃降、燥热内结、肠液枯涸、阳虚不运、气虚推动无力等均可导致大肠传导失司，可见大便干结、便秘等。若久病体虚，阳气虚衰，大肠失于温煦和固摄，可见久泻不止，完谷不化，甚至滑脱不禁。若因饮食所伤，湿热下注大肠，与气血相搏，损伤肠络，可见便溏不爽、痢下赤白、里急后重等症。若湿热阻滞肠络，气滞血瘀，又可产生痔疮等。

（五）膀胱病机

膀胱的主要病机特点是气化功能失常而小便异常。

肾与膀胱气化不利，可见排尿困难，甚则尿闭；若肾虚，膀胱固摄无权，可见遗尿、小便失禁等。

外感湿热之邪，或饮食不节，湿热内生，导致膀胱湿热，气化失司，则见尿频、尿急、尿痛等。湿热伤及脉络，则尿血。湿热久恋，煎熬津液成石，则尿中可见砂石。

（六）三焦病机

三焦的主要病机特点是全身气化失常和水液代谢功能障碍。三焦病变实际上反映了上、中、下焦所包含脏腑的病机变化。

第五节　疾病的传变

传变，指疾病在机体脏腑经络组织中的转移和变化。疾病发生、发展、演变的趋势和规律，是中医病机学的重要组成部分。

一、疾病传变的形式

包括病位传变和病性转化。

（一）病位传变

病位，即疾病所在的部位。病位传变，指在疾病的发展变化中，病变部位发生相互转移的病理过程。

外感病的基本传变是表里之间的传变，内伤病的基本传变是脏腑传变。掌握病位的传变规律，对临床有着重要的指导意义。《素问·阴阳应象大论》说："邪风之至，疾如风雨，故善治者治皮毛，其次治肌肤，其次治筋脉，其次治六腑，其次治五脏。治五脏者，半死半生也。"说明掌握疾病传变规律，便能见微知著，将疾病治愈在初期阶段。

1.表里传变 又称表里出入、内外传变。主要表现为表邪入里，或里病出表。

表邪入里：多因正气不足，或邪气过盛，或失治、误治等所致。常见于外感病初、中期，是疾病向纵深发展的反映。

里病出表：多为素体强盛，或治疗护理得当，邪有出路，病势好转或向愈。

表里病位传变的形式主要有：伤寒的六经传变，温病的卫气营血传变和三焦传变。

伤寒六经传变，指外邪循六经传变，由表入里，渐次深入。其一般规律是：太阳→阳明→少阳→太阴→少阴→厥阴，称为"循经传"。此外，还有一些特殊的传变形式，如越经传、表里传、直中、合病与并病等。

卫气营血传变规律有顺逆之分。①顺传：是指病邪由卫传气，由气传营，由营传血。反映了温热病由轻到重的传变过程。②逆传：邪入卫分后，不经过气分阶段，而直接深入营分或血分，称为"逆传"。"顺传"和"逆传"的主要区别在于传变过程中的渐进与暴发之不同。"顺传"多为渐进传变，"逆传"多为暴发形成。

由于病邪性质、感邪轻重和体质不同，在传变过程中，亦有邪气直中气分、营血，或卫气同病、营卫合邪、气血两燔及直接内陷等。

三焦病变的传变规律有顺逆之分。顺传，一般多由上焦手太阴肺开始，由此而传入中焦，中焦病不愈，多传入下焦肝肾。逆传，是由肺传入心包。在传变过程中，有上焦证未罢而又见中焦证的，亦有中焦证未除又出现下焦证的等。

2.内伤杂病的传变 主要有脏腑之间的传变、脏腑与经络之间的传变。

（1）脏腑之间的传变 包括脏与脏、脏与腑、腑与腑及形脏之间传变。

脏与脏传变：即病位在五脏之间的传变，是内伤病最常见的病位传变形式。其发生传变的机制，除经络的联系外，阴阳失调、精气血津液失常等，均可引起病邪从一脏传及他脏。

脏与腑传变：即病位在脏与腑之间传变。多见于表里相合脏腑之间的传变，如肺与大肠之间的传变。由于脏与腑关系的复杂性，故其病变不拘泥于表里相合的脏腑，如肝气横逆犯胃、脾胃湿热熏蒸导致黄疸等。

腑与腑传变：即病位在六腑之间发生转移变化。六腑传化水谷，以通为用，任何一腑的气机不通，均可影响整体的通降功能，导致其他腑的病变。如大肠传导失司，腑气不通，可导致胃气上逆，出现嗳气、呕恶等症状。

形脏内外传变：即病邪通过形体官窍内传于脏腑，或脏腑病变影响外在的形体官窍。如寒邪袭表，内传于肺而致肺失宣肃；肝火上炎可见两目红赤；肝经湿热多见阴部湿疹、瘙痒等。

（2）脏腑经络之间的传变 指邪气由经脉传至脏腑或由脏腑传至经脉。如心肺有病，通过其所属经脉的循行部位反映出来，出现胸痛、臂痛等。

（二）病性转化

病性转化，即疾病证候的性质转化，主要包括寒热转化与虚实转化。

1. 寒热转化 指疾病过程中，病机性质由寒转化为热，或由热转化为寒的过程。其转化多在"极"或"重"的条件下发生，详见病机"阴阳失调"部分。

2. 虚实转化 指疾病过程中，病机性质由实转虚，或因虚致实的过程。虚实转化与邪正盛衰密切相关。详见病机"邪正盛衰"部分。

二、影响疾病传变的因素

影响疾病传变的因素很多，除了正邪两个方面之外，还有以下因素：

（一）体质因素

体质对疾病传变的影响：一是决定正气强弱，从而影响发病与传变的缓急。如素体盛者不易感受病邪，一旦感邪则发病急速，但传变较少；素体虚者易于感邪，病程缠绵而多传变。二是影响病邪的"从化"。如素体阳盛者，则邪多从热化；素体阴盛者，则邪多从寒化。

（二）环境因素

环境因素主要包括地理环境和时令气候，两者共同作用于人体，对疾病的传变发生影响。一般来说，居处势高而干燥，或久晴少雨季节，病变多呈热重于湿，易化热、化燥伤阴；居处潮湿，或阴雨连绵季节，病变多湿重于热，易伤气伤阳或转为寒湿。

（三）生活状况

生活状况主要包括情志、饮食、劳逸、房事等，均可影响疾病的传变。如情绪愉快，饮食合理，劳逸得当，则机体正气充足，即使得病也易于康复。反之，情志刺激，饮食不当，劳逸失度，则影响机体正气，不利于康复，甚至加重病情。

（四）病邪因素

病邪是影响疾病传变的重要因素，多影响病位、病性传变，以及疾病传变速度。

如外感六淫病邪，一般阳邪传变较快，阴邪传变较慢；疠气则发病急骤，传变急速。

伤寒按六经传变，温病则按卫气营血和三焦传变。即使同一病邪，因机体感邪轻重不一，其传变也不一致。

此外，若用药不当，或失治、误治，或护理不当，皆可损伤人体正气，可致变证迭起，甚至预后不良。

【经文摘录】

《素问·金匮真言论》："故春气者病在头，夏气者病在脏，秋气者病在肩背，冬气者病在四肢。故春善病鼽衄，仲夏善病胸胁，长夏善病洞泄寒中，秋善病风疟，冬善病痹厥。"

《素问·玉机真脏论》："然其卒发者，不必治于传，或其传化有不以次，不以次入者，忧恐悲喜怒，令不得以其次，故令人有大病矣。因而喜大虚则肾气乘矣，怒则肝气乘矣，悲则肺气乘矣，恐则脾气乘矣，忧则心气乘矣，此其道也。故病有五，五五二十五变及其传化。传，乘之名也。"

《素问·咳论》："黄帝问曰：肺之令人咳何也？岐伯对曰：五脏六腑皆令人咳，非独肺也。帝曰：愿闻其状。岐伯曰：皮毛者，肺之合也，皮毛先受邪气，邪气以从其合也。其寒饮食入胃，从肺脉上至于肺，则肺寒，肺寒则外内合邪，因而客之，则为肺咳。五脏各以其时受病，非其时，各传以与之。

人与天地相参，故五脏各以治时感于寒则受病，微则为咳，甚者为泄为痛。乘秋则肺先受邪，乘春则肝先受之，乘夏则心先受之，乘至阴则脾先受之，乘冬则肾先受之。"

《素问·举痛论》："余知百病生于气也。怒则气上，喜则气缓，悲则气消，恐则气下，寒则气收，炅则气泄，惊则气乱，劳则气耗，思则气结，九气不同，何病之生？岐伯曰：怒则气逆，甚则呕血及飧泄，故气上矣。喜则气和志达，荣卫通利，故气缓矣。悲则心系急，肺布叶举，而上焦不通，荣卫不散，热气在中，故气消矣。恐则精却，却则上焦闭，闭则气还，还则下焦胀，故气不行矣。寒则腠理闭，气不行，故气收矣。炅则腠理开，荣卫通，汗大泄，故气泄。惊则心无所倚，神无所归，虑无所定，故气乱矣。劳则喘息汗出，外内皆越，故气耗矣。思则心有所存，神有所归，正气留而不行，故气结矣。"

《素问·至真要大论》："帝曰：愿闻病机何如？岐伯曰：诸风掉眩，皆属于肝。诸寒收引，皆属于肾。诸气膹郁，皆属于肺。诸湿肿满，皆属于脾。诸热瞀瘛，皆属于火。诸痛痒疮，皆属于心。诸厥固泄，皆属于下。诸痿喘呕，皆属于上。诸禁鼓栗，如丧神守，皆属于火。诸痉项强，皆属于湿。诸逆冲上，皆属于火。诸胀腹大，皆属于热。诸躁狂越，皆属于火。诸暴强直，皆属于风。诸病有声，鼓之如鼓，皆属于热。诸病胕肿，疼酸惊骇，皆属于火。诸转反戾，水液浑浊，皆属于热。诸病水液，澄澈清冷，皆属于寒。诸呕吐酸，暴注下迫，皆属于热。故《大要》曰：谨守病机，各司其属，有者求之，无者求之，盛者责之，虚者责之，必先五胜，疏其血气，令其调达，而致和平。此之谓也。"

《灵枢·本脏》："志意和则精神专直，魂魄不散，悔怒不起，五脏不受邪矣。寒温和则六腑化谷，风痹不作，经脉通利，肢节得安矣。此人之常平也。"

《灵枢·百病始生》："风雨寒热不得虚，邪不能独伤人。卒然逢疾风暴雨而不病者，盖无虚，故邪不能独伤人。此必因虚邪之风，与其身形，两虚相得，乃客其形。两实相逢，众人肉坚。其中于虚邪也，因于天时，与其身形，参以虚实，大病乃成，气有定舍，因处为名，上下中外，分为三员。"

【相关现代研究】

近年来，学者对寒热病机、虚实病机以及阴虚阳虚本质进行了探讨。

寒证的研究在 5- 羟色胺等神经递质、寒证基因组学、生物信息及能量代谢通路方面取得了进展。热证机体能量代谢旺盛，神经 – 内分泌 – 免疫网络可能存在功能状态的改变。

虚证在病理形态上常可见到细胞萎缩或变性、内分泌腺变性或萎缩、慢性炎症改变及网状内皮系统吞噬功能低下与神经系统的退行性变化等。如肾阳虚、脾气虚、心气虚证患者均可见到体内激素水平的分泌异常。

对阴虚、阳虚的研究，重视阴阳整体调节机制障碍外，也从细胞分子水平寻找组织中阴和阳的物质基础。如从基因甲基化角度、环核苷酸类物质环 – 磷酸腺苷（cAMP）和环 – 磷酸鸟苷（cGMP）细胞内的变化来研究阴阳相对平衡的关键环节，以及中药调和阴阳的现代生物学机制。

此外，有学者建立和提出新的病机观点。如经络病机中络脉病机的发展。吴以岭院士从"三维立体网络系统"阐释中医络病理论，提出络病证候及脏腑络病的辨证论治，确立"络以通为用"的治疗原则，提出冠心病"络气虚滞，络脉瘀阻，脉络绌急"的新病机。

有学者从痰、瘀、毒、虚与肿瘤微环境的关系，提出了"恶气"为痰、瘀、毒、虚导致肿瘤产生的新学说，其病机与组织细胞缺氧、炎症、酸性微环境等的改变密切相关。如肺癌的微观病机为"痰""毒""瘀"的胶结渗透，提高细胞黏附分子表皮钙黏蛋白（E-cad）表达，破坏小鼠肺癌细胞的黏附而达到抗"痰毒流窜"的作用。对于内生之毒，提出热毒、瘀毒、浊毒、痰毒、尿毒等概念，并认为是多种恶疾、顽疾的共同病机。

主要参考文献

[1] 王键. 中医病因病机研究的思路与方法 [J]. 中国中医基础医学杂志，2012，18（6）：581-583.

[2] 张翠珍，王天芳. cAMP、cGMP 拮抗性代谢调节与中医证候关系研究进展 [J]. 北京中医药大学学报，1999，22（6）：51-53.

［3］周庆兵，徐凤芹，童文新，等．从DNA甲基化探讨中医阴阳的本质［J］．中华中医药杂志，2018，33（10）：4713-4715．

［4］吴以岭．络病病机探析［J］．中医杂志，2005，46（4）：243-245．

［5］陈玉龙，司富春．从肿瘤微生态系统探讨中医肿瘤病机［J］．中国中医基础医学杂志，2006，12（9）：682-684．

［6］陈滨海，张光霁．肺癌的"痰毒瘀"微观模型初探［J］．中华中医药杂志，2019，34（1）：50-54．

第八章 诊 法

【导学】

人体是一个有机的整体，即"有诸内必形诸外"。通过视觉、听觉、嗅觉、触觉感受外在的变化，从而判断全身及内在脏腑的病变；通过询问患者或陪诊者，了解与疾病有关的情况。望、闻、问、切四诊合参，从而为辨证论治提供依据。

本章主要介绍望、闻、问、切四种诊断方法，学习中应注意各种诊法的操作和注意事项。应初步学会对各种症概念的理解、主病的认识和判断。

学习要点：神的概念、分类及临床意义；常色、病色的特征和五色主病；舌诊的方法，正常舌象和病理舌象的特征和临床意义；常见病理声音的特征、临床意义；"主诉"的含义和内容，问现在症的内容；寸口诊脉的方法，正常脉象的特征及常见病理脉象的特征、临床意义。

诊法是指中医诊察、收集病情资料的基本方法和手段，包括望、闻、问、切四种方法，简称"四诊"。《难经》提出："望而知之谓之神，闻而知之谓之圣，问而知之谓之工，切脉而知之谓之巧。"通过四诊所收集到的资料，主要包括"症"和病史。症状和体征统称为"症"，症状指患者主观感到的痛苦或不适，体征指医生或患者客观能检测出来的异常征象；病史包括现病史、既往史、个人生活史、家族史等。

第一节 望 诊

望诊是医生运用视觉，对人体全身和局部的一切情况及其排出物等，进行有目的的观察，以了解健康或疾病情况。望诊在诊断上占有重要的地位，所谓"望而知之谓之神"。这是因为人的视觉，在认识客观事物中，占有重要的地位。所以，充分利用视觉训练敏捷的观察力，是医生职业所必需。

望诊的主要内容是观察人体的神、色、形、态，以推断体内的变化。健康人的神、色、形、态等都有其正常的表现，若有反常，则为病态。有些病只反映为神或色单方面的异常；有些病却反映为神、色、形、态多方面的变化。中医药学的长期实践证明，人体的外部表现和五脏六腑有着密切的关系，特别与面部、舌苔和脏腑的关系更为密切。如果脏腑气血阴阳有了变化，就势必会反映到体表。因此，通过对外部神、色、形、态变化的观察，可以了解整体的病变。

望诊内容虽可分为总体望诊和分部望诊，但在运用时，不用严格区分，兹分望神、色、形、态、头颈五官、舌象、皮肤、络脉、排泄物和分泌物等几项叙述。舌诊和面部五色诊虽属头面五官，因诊断意义较大，故单独阐述。

一、望全身情况

（一）望神

神是人体生命活动的总称。其概念有广义、狭义之分。广义的神，是指整个人体生命活动的外在表现，可以说神就是生命；狭义的神，指人的精神活动，可以说神就是精神。望神应包括这两方面的内容。

神是机体生命活动的体现，神不能离开人体而独立存在，有形才能有神，形健则神旺，形衰则神惫。《素问·上古天真论》有"形神合一"及"形与神俱"的理论，说明形与神的关系密不可分。神以精气作为物质基础，精、气、神为人身三宝。精充、气足、神旺，是健康的保证；精亏、气虚、神耗，是衰老的原因。因此，望神可以了解精气的盈亏。神也是五脏所生之外荣。因此，望神也可以了解五脏精气的盛衰。

《灵枢·天年》曰："失神者死，得神者生也。"实践证明，神的盛衰的确是形体健康与否的重要标志之一。反过来看，如形赢色败，虽然两目有神，亦是假象。

神既是一身之主宰，必然是全身皆有表现，主要通过机体的面目表情、语言气息、形态动静等方面表现出来，但突出地表现于目光。眼睛是心灵之窗，人的精神活动，往往于有意无意之中流露于目光，所以，眼睛是可以传神的。当接触患者时，经过短暂的观察，就能对患者的神气有一个初步的印象。这短暂的观察，应首先注意患者的目光神态，所谓奕奕有神，盎然外见。此外，言谈举止、应答反应、面部表情等，也都表现了人的精神状态和情志变化。同时，脏腑气血的功能状态，也是神的表现，又需从声息、脉象等方面来了解，并不局限于望诊所见。所谓"色之有神""声之有神""脉贵有神"等便是。

神的表现虽然是多方面的，但望神的重点在于目光、神志、面色和形态等方面。

1.得神　即有神，是精充气足神旺的表现。若在病中，虽病而正气未伤，脏腑功能未衰，属病轻，预后良好。

有神的表现：神志清楚，语言清晰，目光明亮，精彩内含，面色荣润含蓄，表情丰富自然，反应灵敏，动作灵活，体态自如，呼吸平稳，肌肉不削。

2.少神　即神气不足，是轻度失神的表现，常见于虚证患者，是正气不足的缘故。

少神的表现：精神不振，健忘，嗜睡，声低懒言，倦怠乏力，动作迟缓等，多属心脾两虚，或肾阳不足，以致神气不旺。

3.失神　即无神，是精损气亏神衰的表现。病到如此程度，已属病情严重，脏腑功能衰败阶段，预后不良。

失神的表现：神志昏迷，或言语失伦，或循衣摸床，撮空理线，目暗睛迷，瞳神呆滞，面色晦暗，表情淡漠呆滞，反应迟钝，动作失灵，强迫体位，呼吸异常，大肉已脱。

4. 假神　是垂危患者出现精神暂时好转的假象，是临终前的预兆，并非佳兆。

假神的表现：久病重病之人，本已失神，但突然精神转佳，目光转亮，言语不休，想见亲人；或病至语声低微断续，忽而清亮起来；或原来面色晦暗，突然颧赤如妆；或原来毫无食欲，忽然食欲增强。这是由于精气衰竭已极，阴不敛阳，以致虚阳外越，暴露出一时"好转"的假象。古人比喻为"残灯复明""回光返照"，这是阴阳即将离绝的危候。

5. 神乱　指神志意识错乱失常，包括烦躁不安，谵妄神昏，以及癫、狂、痫等精神失常的表现。

（1）癫病　多表现为表情淡漠，寡言少语，闷闷不乐，精神痴呆，喃喃自语，哭笑无常，多为痰气凝结，阻蔽心神所致；或亦有神不守舍，心脾两虚者。

（2）狂证　多表现为烦躁不宁，登高而歌，弃衣而奔，呼号怒骂，打人毁物，不避亲疏，或自高贤、自辩智、自尊贵，少卧不饥，妄行不休，多由气郁化火，痰火扰心所致，或为阳明热盛，邪热扰乱神明，或由蓄血瘀阻，蒙蔽神明。

（3）痫病　多表现为突然跌倒，昏不知人，口吐涎沫，两目上视，四肢抽搐，口中作声，醒后如常，多由肝风夹痰、蒙蔽清窍或痰火扰心，肝风内动所致。

（二）望色

望色，应注意"色"和"泽"两个方面。"色"指青、黄、赤、白、黑等颜色。"泽"指荣润、鲜明而富有光泽。在临证望诊时，"色"和"泽"二者必须结合起来。五色的变化以面部表现最为明显。因此，本节以望面色来阐述五色诊的内容。色泽是脏腑气血的外荣，不仅心之华在面，其他脏腑之精气，也通过经脉而上荣于面，故望色可了解脏腑气血之盛衰及邪气之所在。

1. 常色　指人正常生理状态时面部的色泽，表示人体精神气血津液的充盈与脏腑功能的正常。我国正常人面色应是红黄隐隐，明润含蓄，这是有胃气、有神气的表现。

由于时间、气候、环境等变化，常色又有主色、客色之分。人群中，每个人的面色是不一致的，属于个体特征。其面色、肤色一生不变者，即为主色。由于生活条件的变动，人的面色、肤色也发生相应变化，则为客色。主色和客色都是正常的生理现象。此外，如饮酒、跑步、七情等一时的影响，或因职业、工作关系少见阳光，或久经日晒，以及风土、种族等而有所变化，也不是病色，诊断时必须注意。

2. 病色　指人体在疾病状态时的面部色泽，可认为是除上述常色之外一切反常的色泽。凡五色光明润泽者为善色，说明虽病而脏腑精气未衰，胃气尚荣于面，称为"气至"，多预后良好；凡五色晦暗枯槁者为恶色，说明脏腑或有败坏，胃气已竭，不能荣润，称为"气不至"，多预后不佳。

根据阴阳五行和藏象学说的理论，五脏应五色：青为肝，赤为心，白为肺，黄为脾，黑为肾。这种认识，在临床实践上有一定参考意义。如脾虚湿盛患者，面色多黄；久病肾虚，面色多黑。《灵枢·五色》有"青黑为痛，黄赤为热，白为寒"的记载，以概括归纳五色所主不同的病证，现分述如下。

（1）青色　主寒证、痛证、气滞、血瘀、惊风。

寒则气血凝滞，经脉拘急收引，故面色发青，甚至青紫；经脉瘀阻，不通则痛；血不养筋，肝风内动则惊风搐搦。

阴寒内盛，经脉拘急，气血瘀阻，以致脘腹剧痛，可见面色苍白，淡青或青黑。

心阳不振，血行不畅，心血瘀阻，以致心胸刺痛，可见面色青灰，口唇青紫。

小儿惊风或欲作惊风，多在鼻柱、眉间及口唇四周显现青色。

妇女面青，必肝强脾弱，少食多怒，或月经不调。

面青颧赤，为寒热往来之少阳病；面青耳赤，多为肝火；青赤而晦暗多为郁火。

脾病见青色，多属难治。

（2）赤色　主热证、戴阳证。

气血得热则行，热盛脉络充盈，血色上荣，故面色赤红。

赤甚属实热，微赤为虚热。

满面通红多为阳盛之外感发热，或脏腑实热；若两颧潮红娇嫩，则属阴虚火旺的虚热证。

若久病重病之人，面色苍白，却两颧潮红如妆，嫩红带白，游移不定，多为虚阳浮越之"戴阳"证。此属真寒假热之危重证候。

肺病见赤色，多属难治。

（3）黄色　主虚证、湿证。

脾失健运，则水湿不化，气血不充，故面色发黄。

面色淡黄，枯槁无光，称"萎黄"，常见于脾胃气虚，气血不足者。

面色黄而虚浮，称"黄胖"，多是脾气虚衰，湿邪内阻所致。

若面目一身俱黄为黄疸。黄色鲜明如橘皮色属于"阳黄"，为湿热熏蒸之故；黄而晦暗如烟熏者属"阴黄"，为寒湿郁阻之故。

黄而枯瘦者，胃病虚热也；黄而色淡者，胃病虚寒也。

腹胀而面黄肌瘦者，虚胀也；若面色苍黄，腹筋起而胀，或面萎黄而夹红点血丝如蟹爪为鼓胀，多属脾虚、肝郁、血瘀、水停等。

小儿面黄肿或青黄或乍黄乍白，腹大青筋，是为疳积。

肾病见黄色，多属难治。

（4）白色　主虚证、寒证、失血证。

白为气血不荣之候。阳气虚衰，气血运行迟滞，或耗气失血，气血不充，或寒凝血涩，经脉收缩，皆可导致面呈白色。

㿠白虚浮，或苍白，或晦滞，多为阳虚。突然苍白，伴冷汗淋漓，多为阳气暴脱。

淡白或㿠白，多为气虚；白而无华，或黄白如鸡皮者，为血虚或夺血。

里寒证剧烈腹痛或战栗时，亦可见面色苍白。肺胃虚寒，亦可见面色淡白。

肝病见白色为难治之病。

（5）黑色　主寒证、痛证、血瘀、肾虚、水饮。

黑为阴寒水盛之色。由于肾阳虚衰，水饮不化，阴寒内盛，血失温养，经脉拘急，气血不畅，故面色黧黑。

颧与颊黑为肾病。面黑而干焦，多为肾精久耗，虚火灼阴；黑而浅淡者，为肾病水寒。凡黑而黯淡者，不论病之新久，总属阳气不振。

眼眶周围发黑，往往是肾虚或有水饮，或为寒湿下注之带下病。

面黑而手足不遂，腰痛难以俯仰，为肾风骨痹疼痛。

面色黧黑而肌肤甲错，属瘀血。

心病额见黑色为逆证，口周黧黑多为肾绝。

面部的不同部位与内脏相应，临床上可以根据面部不同部位的颜色来测知相应内脏的不同变化，但应用时不可拘泥（图8-1、图8-2）。

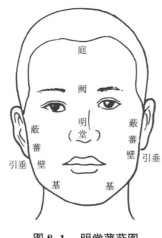

图 8-1 明堂藩蔽图

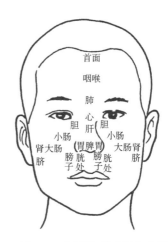

图 8-2 面部色诊分属部分图

（三）望形体

外形与五脏相应。一般地说，五脏强壮者，外形也强壮；五脏衰弱者，外形也衰弱。强指身体强壮，弱是身体衰弱。如骨骼粗大、胸廓宽厚、肌肉充实、皮肤润泽等，为强壮的征象；骨骼细小、胸廓狭窄、肌肉瘦削、皮肤枯燥等，为衰弱的征象。形体强壮者，内脏坚实，气血旺盛，虽病而预后良好；形体衰弱者，内脏也脆弱，气血多不足，体弱多病，预后较差。

胖是肥胖，并非健壮；瘦指瘦削，亦非正常。《四诊抉微》云："形之所充者气，形胜气者夭，气胜形者寿。"气为气力，无论胖瘦，凡无气力者，即形胜气，皆为气不充之故，因而主夭；有气力者，皆气胜形，故主寿。胖而能食，为形盛有余；肥而食少，是形盛气虚，多脾虚有痰；形体消瘦，食多易饥，为中焦有火；形瘦食少，为中气虚弱。形瘦大肉已脱，此为气液干枯，脏腑精气衰竭，是无神之恶候。胖人大腹便便，每易聚湿生痰，易患中风暴厥之证。肥人多中风，是因形厚气虚，难以周流，而多瘀滞生痰，痰壅气塞成火，故易患暴厥。瘦人阴虚，血液衰少，相火易亢，故易患劳嗽。

至于"鸡胸""龟背""O型腿"等畸形，多属先天禀赋不足，肾之精气亏损，或后天失养，脾胃虚弱。亦有胸如圆桶状，多为素有伏饮积痰，以致肺气耗散，或伤及肾气，致肾不纳气。若胸廓扁平者，多属肺肾阴虚或气阴两亏。若单腹肿大，四肢反瘦，为鼓胀，多属肝郁或脾虚，以致气滞水停血瘀。腹肿胀者，病气有余；腹消减者，形气不足；腹皮甲错，着于背而成深凹者，多属胃肠干瘪，为脏腑精气衰败之恶候。脊骨如锯曰脊疳，亦属脏腑精气亏损已极。

关于体型，则与体质有关，往往代表阴阳气血等禀赋特点，在一定程度上反映了对疾病的易感受性。比较一致的认识是可将人类体质分为偏阳质、偏阴质和阴阳平和质三大类。偏阳质多阴虚阳盛，体型特点偏于瘦长，头长形，颈细长，肩狭窄，胸狭长平坦，身体姿势多前屈；偏阴质多阳虚阴盛，体型特点偏于矮胖，头圆形，颈短粗，肩扁平，胸宽短圆形，身体姿势多后仰；阴阳平和质之人则无偏盛偏衰，气血调匀，得其中正，故体形特点也得其中。

总之，形体的强弱与体型，对疾病的发生及预后有一定的关系，但不是绝对的，还要看各种条件而定。

（四）望姿态

患者的动静姿态和体位与疾病有着密切关系，不同性质的疾病，患者常表现有不同的姿态和体位。

从总的方面来看，"阳主动，阴主静"，故喜动者属阳证，喜静者属阴证。阳证多欲寒，欲得见人；阴证则欲得温，欲闭户独处，恶闻人声。如卧时身轻自能转侧，面常向外，多为阳证、热证、实证；卧时身重不能转侧，面常向里，多为阴证、寒证、虚证。卧时蜷缩成团，多为阳虚恶寒或有剧痛之证；卧时仰面伸足，多为阳热实证。喜加衣被或向火取暖者，多属寒证；常揭去衣被，不欲近火者，多属热证。由于呼吸喘促而致体位的改变，如坐而仰首多是痰涎壅盛的肺实证；坐而俯首，气短懒言，多是肺虚或肾不纳气；坐而不得卧，卧则气逆，多是咳喘肺胀，或水饮停于胸腹。坐则神疲或昏眩，但卧不得坐，多为气血俱虚，或夺气脱血。坐而欲起，多为水气痰饮所致；坐卧不安，是烦躁之征，或腹满胀痛之故。

从患者形体的异常动作来看，眼睑、口唇或手足指（趾）不时颤动，在外感热病中，多是动风发痉的预兆；在内伤杂病中，多属血虚阴亏、经脉失养。手足蠕动，多属虚风内动；四肢抽搐或拘挛，项背强直，角弓反张，属于痉病，或因于风，或因于寒，或因于湿，或因于热，或因于虚，多见于肝风内动之热极生风，或小儿惊风、温病热入营血，亦可见于气血亏虚，筋脉失养。

此外，痫证、破伤风、狂犬病等，亦致动风发痉。手足拘挛、屈伸不利，或为肝病筋急，或为寒凝经脉，或为血液损伤，经脉失养。足膝软弱无力、行动不灵，多为痿证。一侧手足举动不遂，或麻木不仁，多为中风偏瘫。一侧手足疼痛而肌肉萎缩，多为风邪耗血，正虚邪留。

痛证往往也有特殊的姿态，如以手护腹，行动前倾，多为腹痛；以手护腰，弯腰曲背，转动艰难，多有腰腿病；行走之际，突然停步，以手护心，不敢行动，多为真心痛；蹙额捧头，俯不欲仰，多为头痛。

二、望局部情况

（一）头与发

头项强直者，邪气实，多由温病火邪上攻所致；头项软弱，头重倾垂者，正气虚，多属肾气亏损。头摇不能自主者，无论成人或儿童，多为风病，或气血虚衰。头发稀疏易落或干枯不荣，多为精血不足，常见于大病之后，或虚损患者，甚至全部头发脱光。突然大片脱落，多属血虚受风，又称"斑秃"。青壮年头发稀疏易落，多属肾虚或血热。青少年发白，或老年发黑，是因禀赋不同，不作病论；但青少年白发而伴有肾虚症状者，是属肾虚，若伴有心虚症状者，是为劳神伤血。

小儿发结如穗，多见于疳积，由于先天不足，或后天失养，以致脾胃虚损。小儿囟门下陷，多属虚证，可见于吐泻伤津，或气血不足，或脾胃虚寒，或先天不足，以致发育不良，脑髓不足（6 个月以内，囟门微陷，仍属正常）；囟门高突，多属热证，可见于温病火邪上攻者；囟门迟闭，骨缝不合，古称"解颅"，多为肾气不足或发育不良，常见于小儿佝偻病。

（二）目

全目赤肿，多属肝经风热。白睛赤为肺火，黄为湿热内盛。目眦赤为心火。珠肿为肝火。眼胞皮红湿烂，是脾火。目清澈的为寒，目暗浊的为热。目眦淡白的为血虚，目胞上下鲜明的是痰饮。目胞色晦暗，多属肾虚。目窠内陷，目睛下陷窠内，是五脏六腑精气已衰，病属难治；如仅微陷，是脏腑精气未脱，病属可救；若里陷已深，视不见人，真脏脉现，便是阴阳竭绝的死证。眼睛突起而喘的是肺胀。颈肿眼突是瘿肿。单眼突出，多属恶候。目睛不灵活，上视、斜视或直视，多属肝风内动。目睛微定，是痰热内闭。昏睡露睛多属脾虚清阳之气不升，致胞睑失养，启闭失司，常见于小儿脾胃虚弱，或慢脾风。疾病后期见瞳孔散大，多属精气衰竭，为濒死危象。若瞳仁缩小，多属肝胆火炽，或劳损肝肾，虚火上扰，或为中毒。

（三）鼻

鼻头色青，腹中痛；色黄是里有湿热；色白是亡血；色赤是脾肺二经有热；色微黑是有水气。鼻色明润，是无病或病将愈之征。鼻头色红生粉刺者，是酒糟鼻，多因血热入肺所致。鼻柱溃陷，多见于梅毒患者；鼻柱崩塌，眉毛脱落，多是麻风恶候；鼻翼扇动，初病多是热邪风火壅塞肺脏。久病鼻扇，喘而汗出，有可能是肺绝之征。

（四）口唇

唇色淡白，多属血虚。唇色青紫，为寒凝瘀血。唇深红而干，多属热证。唇色鲜红，多属阴虚火旺。唇色青黑，为冷极。口开不闭，多属虚证；牙关紧闭，多属实证。

口唇干裂，为津液损伤，见于外感燥热，邪热伤津，亦见于脾热，或为阴虚津液不足。口角流涎，多属脾虚湿盛，或胃中有热。口糜者为口内糜腐，色白形如苔藓，拭去白膜则色红刺痛，多由阳旺阴虚或脾经湿热内郁，以致热邪熏蒸而成。口疮是口内唇边生白色小疱，溃烂后红肿疼痛，亦称"口破""口疳"，由于心脾二经积热上熏所致；实火者烂斑密布，色鲜红；虚火者，有白斑而色淡红。婴儿满口白斑如雪片，称"鹅口疮"，系胎中伏热蕴积心脾所致。口唇发痒，色红且肿，破裂流水，痛如火灼，名为"唇风"，多由阳明胃火上攻所致。唇上初结似豆，渐大如蚕茧，坚硬疼痛，妨碍饮食，称"茧唇"，亦属胃中积热，痰随火行，留注于唇。

（五）牙齿

牙齿洁白润泽，是津液内充，肾气充足的表现，虽病而津未伤。牙齿黄而干燥者，是热盛伤津，见于温病极期；若光燥如石，是阳明热盛；若燥如枯骨，是肾阴枯涸。总之，枯槁为精气内竭。牙龈色白，是血虚的征象。龈肉萎缩而色淡者，多属胃阴不足，或肾气虚乏。齿龈红肿者，多是胃火上炎。齿龈之际，有蓝迹一线者，沾染铅毒之征；若服水银、轻粉等药，亦致牙床肿胀而有此征。齿缝出血，痛而红肿，多属胃热伤络；若不痛不红微肿者，多为气虚，或肾火伤络。牙龈松动稀疏、齿龈外露者，多属肾虚，或虚火上炎。

（六）咽喉

咽红肿胀而痛，甚则溃烂或有黄白色脓点，为乳蛾，多因肺胃热毒壅盛所致；若红色娇嫩，不甚肿痛者，多是肾水亏少，阴虚火旺所致。咽喉溃烂处出现白腐，形似白膜，刮之可去，而不立即复生，此属胃热，证较轻；若刮之不去，重剥出血，或随即复生，多是白喉，又称"疫喉"，因肺胃热毒伤阴而成。

（七）皮肤

1.肿胀　头周身肌肤浮肿，按之凹陷者，为水肿。腹部鼓起而膨隆者，为胀。肿胀而见缺盆平，或足心平，或背平，或脐突，或唇黑者，多属难治。

2.色泽　皮肤变红，如染脂涂丹，病名"丹毒"。皮肤、面目、爪甲皆黄，明显地超出常人之黄，是黄疸病。其中，黄而明亮如橘子色属阳黄，黄而晦暗如烟熏属阴黄。皮肤黄中显黑，黑而晦暗，称"黑疸"，系黄疸之一，多从黄疸转变而来；因其多由色欲伤肾而来，故又称"女劳疸"。

3.斑疹　色红点大成片如豆瓣，平摊于肌肤上为斑；形如粟粒，色红而高起，摸之碍手者为疹。

望斑疹，主要辨斑和疹的色泽、形态。若红色不深，是热毒轻浅；色红而深，如鸡冠色的，为热毒炽盛；若见色黑，是热毒之极，证情多较险重，以上均为阳斑。若色呈淡红或暗紫，并见四肢清冷，口不甚渴，脉细弱者多属阴斑，是正气不足或阳气衰微之象。斑疹的形态，一般以分布均匀，疏密适当为正。稀疏者为邪浅病轻；若斑疹稠密，或根部紧束有脚，为热毒深重之象；若斑疹疏密不均，或先后不齐，或见而即没，多是邪气内陷之候。

4. 白㾦 白㾦是发在皮肤的白色小颗粒，状若水疱，晶莹如粟，多见于头颈及胸部，偶见于四肢，不见于面部；多由湿郁，汗出不彻所致。白㾦有晶㾦、枯㾦之分；色白，点细，形如粟，明亮滋润像水晶者，称晶㾦，是顺证；若㾦色干枯则称为枯㾦，是津液枯竭，为逆证。湿温病，湿蕴热伏，一时难以透泄，故白㾦可反复多次出现。

5. 痈、疽、疔、疖 患病局部红肿焮热，根盘紧束的为痈，属阳证；漫肿无头，皮色不变，不热少疼者为疽，属阴证；初起如粟如米，根脚坚硬较深，麻木或发痒，顶白而痛者为疔；起于浅表，形小而圆，红肿热痛不甚，容易化脓，脓溃即愈者为疖。

三、望舌

望舌又称舌诊，是望诊的重要组成部分，亦是中医特色诊法之一。

舌诊历史悠久，早在《黄帝内经》及《伤寒论》等医籍中，就有关于望舌诊病的记载。几千年来，舌诊在医疗实践中不断发展，积累了丰富的经验，形成了较为系统的理论。

舌与脏腑经络有着密切联系。手少阴心经之别系舌本，舌乃心之苗；足太阴脾经连舌本、散舌下，舌为脾之外候；足少阴肾经夹舌本；足厥阴肝经络舌本，舌通过经络与心、肾、脾、肝等直接相连。因此，人体脏腑、气血、津液的虚实，疾病的深浅轻重变化，都能客观的反映于舌象。

实践证明，舌象能够比较客观地反映病情，并且能在疾病的发展过程中，随病情的变化而及时地显现出来。对辨别疾病的性质，推断病情的深浅轻重，以及判断疾病转归与预后等，都有重要的临床意义，所以舌象是中医辨证的主要依据之一。

（一）望舌的方法

望舌时让患者面向光亮处，自然地将舌伸出口外，要充分暴露舌体，舌面向两侧展平舒张，不要卷缩，也不要过分用力向外伸，以免引起舌质颜色的改变，造成假象。

望舌时力求迅速敏捷，避免引起患者疲劳，但必要时可重复观察。

望舌时需要充足的自然光线，夜间要在日光灯下进行，否则不易分辨舌质的颜色。必要时应在白天复检。

望舌应注意辨别"染苔"和其他假象。某些食物和药品，会使舌苔染色，称为"染苔"。如饮牛乳或乳儿因乳汁关系，大都附有白苔；食瓜子、花生、豆类、桃杏仁等富含脂肪的食品，往往在短时间使舌面附着黄白色渣滓，形似腻腐苔；乌梅、橄榄等或含铁的补品，往往使舌苔呈黑褐色或茶褐色；黄连、中药煎剂、维生素 B_2 等可将舌苔染黄；服用丹砂制成的食物或药物可将舌苔染为红色等。进食和漱口也可能使苔质和舌质的颜色发生改变。如食物的摩擦，可能使厚苔变薄；饮水可使舌苔湿润；过热或刺激性食物，可使舌质的颜色变深，如由淡红变成鲜红等。所以，一般不要在患者吃东西和漱口后立即进行望舌。

（二）望舌的内容

望舌主要是观察舌质与舌苔两个方面。舌质是舌的肌肉脉络组织，又称舌体。舌苔是舌面上附着的苔状物。

正常舌象，其舌体柔软，活动自如，颜色淡红，舌面铺有薄薄的、颗粒均匀、干湿适中，不黏不腻的白苔，简称"淡红舌，薄白苔"。

由于季节气候的影响，正常舌象往往可以稍有变化。如夏季暑湿盛时，舌苔稍厚，或有淡黄色；秋季燥气当令时，苔多薄白稍干；冬季严寒，舌常湿润。应注意与病理舌苔区分开来。病理舌象，可见舌质、舌苔的不同变化。舌质有颜色、舌形、舌态等不同改变，主要反映人体脏腑的虚实、气血的盛衰。舌苔有苔色、苔质等异常变化，主要反映病位的深浅、疾病的性质和正邪的消长。

中医学将舌划分为舌尖、舌中、舌根和舌边（舌的两边）四个部分。并认为舌尖反映心肺的病变；舌中反映脾胃的病变；舌根反映肾的病变；舌边反映肝胆的病变（图 8-3）。

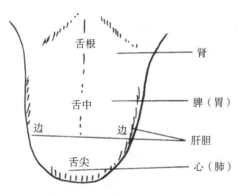

图 8-3　舌诊五脏划分图

1. 望舌质

（1）舌色　正常舌质的颜色为淡红色，深浅适中，见于健康人，也可见于外感表证。若见于其他疾病，往往说明机体一般情况尚好，病情比较轻浅。

病理性舌色，约有五种。

淡白舌：舌色较正常浅淡，甚至全无血色，称为淡白舌。主寒证、虚证或气血两虚，多为阳气不足，生化阴血的功能减弱，推动血液运行的力量亦衰，致使血液不能充分运行与舌质中，故舌色浅淡。若淡白湿润，而舌体胖嫩，多为阳虚寒证，淡白光莹，或舌体瘦薄，则属气血两虚。

红舌：较正常舌色为深的，甚至呈鲜红色，称为红舌。因血得热则行，热盛则气血沸涌，舌体脉络充盈，故舌色呈鲜红色。主热证。若舌鲜红而起芒刺，或兼黄厚苔，多属实热证；若鲜红而少苔，或有裂纹或光红无苔，则属虚热证。

绛舌：较红舌更为深的舌色，称绛舌。主热盛。外感热病多为温热病热入营血；内伤杂病则多为阴虚火旺；另有舌绛少苔而津润者，多为血瘀。

紫舌：舌质色紫，即为紫舌。主病有寒热之分：绛紫而干枯少津，属热盛伤津、气血壅滞；淡紫或青紫湿润者，多属寒凝血瘀。

青舌：舌色如皮肤上暴露之"青筋"，缺少红色，称为青舌，古书形容如水牛之舌。由于阴寒邪盛，阳气郁而不宣，血液寒凝而瘀滞，故舌色发青。主寒凝阳郁和瘀血。

（2）舌形　是指舌的形状，包括舌质的老嫩、胖瘦、芒刺、裂纹、齿痕等。

老嫩舌：舌质纹理粗糙，形色坚敛苍老为"老"，多属实证、热证；舌质纹理细腻，形色浮胖娇嫩为"嫩"，多属虚证。

肿大舌：舌体较正常舌胖大，伸舌满口的，称为肿大舌。多因水湿痰饮阻滞所致。若舌质淡白胖嫩，舌苔水滑，多属脾肾阳虚；若舌淡红或红而胖大，伴黄腻苔，多属脾胃湿热与痰浊相搏，湿热痰饮上溢所致。

瘦薄舌：舌体瘦小而薄称为瘦薄舌。总由气血阴液不足，不能充盈舌体所致。因此，主气血两虚和阴虚火旺。舌质浅淡瘦薄，多为气血两虚；舌红绛瘦薄干燥者，多属阴虚火旺，津液耗伤。

芒刺舌：舌乳头增生和肥大，称为芒刺。舌生芒刺，总属热邪亢盛，且热邪越重芒刺越多、越大。舌尖起芒刺为心火亢盛；舌边有芒刺，多属肝胆火盛；舌中有芒刺多属胃肠热盛。

裂纹舌：舌体上有各种裂沟或裂纹，称为裂纹舌。舌红绛而有裂纹者，多属热盛或阴虚液涸；淡白舌而有裂纹，多属血虚不润；若淡白胖嫩，边有齿痕而又有裂纹者，则属脾虚湿侵。

齿痕舌：舌体边缘见牙齿印，称为齿痕舌或齿印舌。多因舌体胖大而受齿缘压迫所致，故常与胖大舌同见。多主脾虚和湿盛。

（3）舌态　是指舌体的动态，包括痿软、强硬、颤动、歪斜、短缩、吐弄等。

痿软舌：舌体软弱，无力屈伸，痿废不灵，称为痿软舌。其主病有三：一是气血俱虚；一是热灼津伤；一是阴亏已极。久病舌淡而痿，多是气血俱虚；舌绛而痿，是阴亏已极；新病舌干红而痿者，是热灼阴伤。

强硬舌：舌体板硬强直，运动不灵，以致语言謇涩，称为"舌强"。外感热病，多属热入心包，痰浊内阻，或高热伤津，邪热炽盛。杂病多为中风或中风先兆。

颤动舌：舌体震颤抖动，不能自主，称为"颤动舌"。久病多属气血两虚或阳虚；外感热病见之，多为热极生风，或见于酒毒患者。

歪斜舌：舌体偏歪于一侧，称为"歪斜舌"。多因风邪中络或风痰阻络所致。

短缩舌：舌体紧缩不能伸长，称为"短缩舌"。多是危重证候的反映。舌淡湿润，短缩或兼青色，属寒凝筋脉；舌胖短缩，属痰湿内阻；舌淡红干而短缩，多属热病伤津；舌淡白胖嫩，属气血俱虚。

吐弄舌：舌伸出口外者为"吐舌"；舌微露出口，立即收回，或舐口唇上下左右，抖动不停，称为"弄舌"。两者都属心脾有热。吐舌可见于疫毒攻心，或正气已绝，往往全舌色紫；弄舌多为动风先兆，或小儿智能发育不全。

2. 望舌苔

（1）苔色　主要有白、黄、灰、黑四种。

白苔：一般主表证、寒证。特殊情况下白苔亦主热证。如白苔干裂或如积粉，多属邪热内盛，津液已伤；若苔如积粉，乃暑湿秽浊之邪内蕴，可见于瘟疫初起，亦可见于内痈。

黄苔：主里证、热证。一般来说，黄苔的颜色越深，反映的热邪越重，淡黄为微热，深黄为热重，焦黄是热结。若兼见舌淡白胖嫩，多是阳虚水湿不化。

灰苔：即浅黑色，主里证，常见于里热证，也可见于里寒证。舌苔灰而干，属热炽伤阴。苔灰而润，见于痰饮内停，或为寒湿内阻。

黑苔：较灰苔色深，多由灰苔或焦黄苔发展而来，常见于疫病严重阶段。主里证，或为热极，或为寒盛。若苔黑而湿润，多属阳虚寒盛；若苔黑而燥裂，甚则生芒刺，多为热极津枯。

（2）苔质　即舌的形质。主要有舌苔的厚薄、润燥、腐腻、偏全、剥落和有无等变化。

厚薄苔：苔质的厚薄，以"见底"和"不见底"为标准，厚薄可以测邪气之浅深。苔薄，属正常舌苔，亦表示疾病轻浅，在外感病多见于表证。苔厚，表示邪盛入里，或里有痰饮食湿积滞。

润燥苔：舌苔润泽，干湿适中，称之为润苔，是正常的舌象。舌面有较多的水分，扪之湿而滑利，甚至伸舌涎流欲滴，称为水滑苔，多为水湿内停。望之干枯，扪之无津，此为燥苔，外感热病多属燥热伤津；杂病多属阴虚津亏；但也有湿邪蕴聚，气不化津，舌苔反燥的。

腐腻苔：苔质颗粒疏松粗大而厚，形如豆腐渣，堆积舌面，揩之可去，称为"腐苔"，多为食积痰浊，也见于内痈和湿热口糜。苔质颗粒细腻致密，擦之不去，刮之不脱，舌面上罩一层油腻黏液，称为"腻苔"，多是湿浊内蕴，阳气被遏所致。其主病为湿浊、痰饮、食积、湿热等。

剥落苔：舌苔全部退去，以致舌面光洁如镜，称为"光剥舌"，又叫镜面舌。舌苔剥落不全，剥落处光滑无苔，余处斑驳残存舌苔，界限明显，称为花剥苔，多属胃的气阴不足。若兼有腻苔者，表示痰湿未化，正气已伤，病情较为复杂。

无苔：舌苔的有无，常表示病情的变化。如胃气虚无苔而渐渐有苔，说明胃气渐复；若病本无苔而忽然有苔，是胃浊上泛，或是热邪渐盛。又如初病舌本有苔而忽然脱去，多是胃气大虚，缺乏生发之机；但若厚苔渐渐脱去，而转薄白，则说明邪气渐退，病势减轻。

大抵观察舌苔的厚薄，可知邪气的深浅；舌苔的润燥，可知津液的存亡；舌苔的腐腻，可知脾胃的湿浊；舌苔的有无变化，可知病情的进退。

四、望排出物

排出物包括痰涎、呕吐物、大小便等。观察排出物的色、形、质变化，有助于了解相关脏腑的病变以及邪气的性质。

一般地说，排出物清白稀薄者，多为寒证；黄浊稠黏者，多属热证。这是由于寒证患者，多属阳气不足，功能衰减，秽浊较少，水湿较盛，故色见清白，形质稀薄。而热证患者，多是阳热亢盛，功能亢进，秽浊较多，津液被邪热蒸熬，故色见黄浊，形质黏稠。

（一）痰涎涕唾

痰色清稀而多泡沫，多属风痰；白滑易咳出且多的为湿痰；痰少而黏，难于咯出者为燥痰；色黄黏稠成块属热痰；清而稀白属寒痰。痰中带血，血色鲜红，多是肺肾阴虚有火。痰带脓血腥臭，或如米粥状，多是肺痈。吐出多量唾沫，多为胃中有寒，或有积冷，或有湿滞，或有宿食；多唾亦可见于肾寒、肾虚证。咳唾涎沫，口张气短，多是肺痿。鼻流浊涕是外感风热，鼻流清涕是外感风寒。久流浊涕不止者，多为鼻渊。

（二）呕吐物

呕吐物清澈无臭，多为寒呕。呕吐物秽浊酸臭属热呕。呕吐痰涎，口干不欲饮者，多属痰饮。呕吐酸腐夹杂未消化食物，为食积。呕吐频发频止，多吐不消化食物而少酸腐气味，多属气滞。吐脓血有臭气，多是内痈。

（三）大便

大便色黄如糜状而恶臭的，是肠中有热。泻下如水，清谷不化，或下如鸭溏清澈透明的属寒。先便后血，其色褐黑的，是远血；先血后便，其色鲜红的，是近血。痢疾如脓涕，色白为病在气分，色赤为病在血分；痢下赤白，是气血俱病。饮食吞咽困难，大便如羊屎的，是噎膈病。大便色黑如漆，多是瘀血证（但须注意与吃某些食品和药物形成的黑便相区别）。

（四）小便

小便清长而量多者，多属寒证；短少黄赤者，多属热证。尿血者，多属热在下焦；尿如膏脂，属膏淋；尿有砂石，属石淋。

五、望小儿指纹

望小儿指纹，又称望小儿食指络脉，是观察3岁以内小儿两手食指掌侧前缘部的浅表络脉形色变化以诊察病情的方法。

（一）三关部位

小儿食指按指节分为三关：即掌指横纹至第二节横纹之间，为风关；第二节横纹至第三节横纹之间，为气关；第三节横纹至指端，为命关（图8-4）。

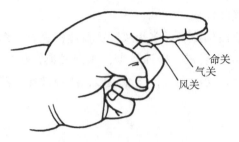

命关
气关
风关

图 8-4　小儿食指三关划分图

（二）望指纹的方法

抱小儿面向光亮，医生用左手握小儿食指，以右手大拇指用力适中从命关向气关、风关直推，推数次，指纹愈推愈明显，便于观察。

（三）三关辨轻重

指纹在三关出现的部位，可以反映邪气的深浅。指纹见于风关，表示病邪轻浅，至气关为较重，到命关则更重。指纹伸延到指端，即所谓"透关射甲"，病更为严重。

（四）形色主病

正常络脉，红黄相兼，隐于风关之内。一般来说，纹色鲜红多属外感风寒表证，紫色为热，青色主风、主惊、主痛，青兼紫黑为血络闭郁，病情危重。络脉增粗者，多属热证、实证；变细者，多属寒证、虚证。单枝、斜形，多属病轻；弯曲、环形、多枝，为病重，多属实证。

望指纹对幼儿疾病的诊察，有一定的参考价值，但还要结合其他诊法所获得的资料，进行综合分析，才能做出全面正确的判断。

第二节　闻　诊

闻诊是医生通过听声音和嗅气味，以诊察疾病的方法。

听声音是指听患者的声音、呼吸、语言、咳嗽、呕吐、呃逆、嗳气、鼻鼾、喷嚏、呵欠、太息、肠鸣、矢气等各种声响。嗅气味是指嗅病体所发出的各种异常气味，以及分泌物、排泄物和病室的气味。

一、听声音

（一）正常声音

正常语声虽存在个体差异，但至少应具备以下基本要素：发声自然，应答切题，语音清晰。由于性别、年龄、身体等形质禀赋之不同，声音可有所差别：男性多声低而浊，女性多声高而清，儿童则声音尖利清脆，老人则声音浑厚低沉。

此外，声音还受其他因素如情绪、职业等影响，但这些变化都属于正常范围，与疾病无关。

（二）病变声音

1. 发声

（1）声重 语声重浊，称为声重。若声音重浊，可见于外邪袭表，或湿邪内困。

（2）音哑或失音 音哑为声音嘶哑，失音为完全不能发音。

新病音哑或失音，多因外感风寒、风热，或痰湿内蕴，致肺气不宣，清肃失司所致，多属实证，古人喻为"金实不鸣"。亦可见于大声喧哗，过度叫喊之后。

久病重病导致音哑或失音，多因肺肾阴亏，精不上承所致，属于虚证，即所谓"金破不鸣"。若久病重病而声音突然嘶哑，为肺气将绝。

妊娠后期喑哑或失音者，称为"子喑"。"子喑"为生理现象，由于胞胎渐长，压迫肾之脉络，使肾精不能上荣于咽喉舌本所致，妇女生产后常不治而愈。

（3）惊呼 指患者突然发出的惊叫声。小儿高热惊风，常见阵发性惊呼。痫病发作时，喉中发声似猪羊鸣叫，多因肝风夹痰上逆，冲击气道所致。

2. 语言 语言的辨别，主要是判断患者语言的表达与应答能力有无异常和吐字是否清晰。多与心神病变有关。

（1）谵语 是指神识不清，语无伦次，声高有力，烦躁多言，属热扰心神之实证。可见于温病邪入心包或阳明腑实证。

（2）郑声 是指神识不清，语多重复，时断时续，声音细微，属心气大伤，精神散乱之虚证。

（3）错语 是指语言表达经常出错，但错后自知，多因气血不足，心神失养，或肾精亏虚，髓海空虚所致。

（4）独语 表现为自言自语，喃喃不休，见人则止，多因气血不足，心神失养，或气郁生痰，痰蒙心窍所致，可见于癫病、郁病。

（5）狂言 指精神错乱，语无伦次，笑骂狂言，不避亲疏，登高而歌，弃衣而行。多因情志不遂，气郁化火，痰火扰神所致。可见于狂病或伤寒蓄血证。

（6）言謇 指神志清楚，但吐字含混不清或困难，可兼有半身不遂，口眼㖞斜等，多因风痰阻络所致，常见于中风先兆或中风。

3. 呼吸 病态呼吸的观察，主要辨析呼吸之强弱缓急。呼吸与肺肾两脏关系最为密切。外邪上受，首先犯肺，则呼吸气粗、气急，多属实证、热证。久病内伤，正气不足，则呼吸气微低怯，多属虚证、寒证。

（1）喘 指呼吸短促急迫，甚则张口抬肩，鼻翼扇动，难以平卧，为呼吸困难的表现。

喘有虚实之分。实喘者发病急骤，气粗声高息涌，唯以呼出为快，仰首目突，一般形体较壮实，脉实有力。虚喘者发病徐缓，病程较长，喘声低微，息短不续，动则加剧，但以引长一息为快，形体虚弱，动则气喘汗出，脉虚无力。

（2）哮　指呼吸急促，喉中痰鸣如哨或如水鸡声，甚则端坐呼吸，不能平卧的表现，多反复发作，不易痊愈。多因内有宿痰，复感外邪所引发。

哮与喘均有呼吸困难的表现，但哮不同于喘。喘以呼吸气促困难为特征，而哮以喉有痰鸣或如水鸡声为特征。哮必兼喘，喘不必兼哮。

（3）少气　指呼吸微弱，语声低微无力。多因体质虚弱，或久病肺肾气虚所致。

（4）短气　指呼吸短促，不相接续，似喘而不抬肩，气急而无痰声。短气有虚实之分，虚以肺气不足为多；实为痰饮、气滞、血瘀等阻于胸腹所致。

4. 咳嗽　咳嗽多见于肺脏疾患，是肺失肃降，肺气上逆的病理变化。但与其他脏腑病变亦有密切关系。《素问·咳论》指出："五脏六腑皆令人咳，非独肺也。"外感内伤皆可引起咳嗽。

听咳嗽声音，结合兼症，可辨病证之寒热虚实。

咳嗽声音重浊，伴鼻塞流清涕，恶寒无汗，属实证，是风寒犯肺，肺失肃降。

咳声低微，少气者，属虚证，多为肺气虚。

咳声重浊不扬，痰色白而黏，不易咯出，甚则咳喘不能平卧。多属痰湿蕴肺，肺失清肃。

咳有痰声，痰多，易于咯出，多属湿痰内停。

干咳声短、清脆，无痰或痰少而黏，咽干，多为燥邪犯肺或肺阴虚。

咳声不扬，痰稠色黄，不易咳出，咽喉干痛，多属肺热。

咳嗽阵发，连续不断，咳止时常有鸡鸣样回声，称为"顿咳"，又名"百日咳"。多因风邪与痰热博结所致，是儿童易患的传染病。

咳声如犬吠，吸气困难，喉部肿胀，见有白色伪膜，此为"白喉"，是时行疫毒攻喉所致。

5. 呕吐　呕吐是临床常见的症状之一，因胃失和降，胃气上逆所致。呕吐是指有声有物；吐指有物无声；有声无物，称干呕。

吐势徐缓，声低无力，呕吐物清稀者，多属虚寒证。常因脾胃阳虚，胃失和降，胃气上逆所致。

吐势较猛，声高有力，呕吐物呈黏痰黄水，或酸或苦者，多属实热证。常因邪热犯胃，胃气上逆所致。

因食物中毒引起呕吐者，多兼有腹泻，常有集体发病的特点，需进一步了解饮食情况。还有一些呕吐，需结合望、闻、问、切才能进一步明确。

6. 呃逆　是胃气上逆通过咽喉所发出不由自主的冲击声，声短而频。俗称"打呃"，唐以前称"哕"。

呃声高亢洪亮、有力，多见于实热证；呃声沉缓、有力，多见于实寒证。

呃声低微无力，多见于脾胃阳虚；呃声急促少力，多见于胃阴不足。

若久病呃逆不止，声低气怯无力，形瘦骨立，是胃气衰败的危候。

若偶因进食过快，或偶感风寒，或大笑等原因引起呃逆，无其他病史及兼症，一般为时短暂，大多能自行终止。

7. 嗳气 古称"噫"，是胃中气体上冲，出于咽喉而发出的声音，声长而缓，是胃气上逆的一种表现。正常人饮食之后，偶有嗳气，并非病态。

嗳气酸腐，脘腹胀痛，多是食滞胃脘，属实证。

嗳气频频发作，嗳声响亮，可随情绪变化而减轻或加剧，多属肝气犯胃。

嗳气无酸腐气味，多属胃虚气逆。

8. 喷嚏 是由肺气上冲于鼻而发出的声音。若偶发喷嚏者，不属病态。若新病喷嚏，兼鼻塞流涕，恶寒身痛，多属表证。久病不愈，忽有喷嚏者，是阳气来复，为疾病向好之兆。

9. 叹息 古称"太息"，是指患者自觉胸中憋闷而发出的长吁或短叹声，吁后胸中觉舒的一种表现。多为肝郁气滞，气机不畅所致，常在情绪郁闷时叹息。

10. 肠鸣 亦称腹鸣。指气体或液体通过肠道而产生的一种气过水声。正常人一般难以直接闻及。声响较大者，患者或身旁之人即可听到。当患者动摇身体，或推抚脘部时，脘部鸣响，辘辘有声者，称为振水声。大量饮水过后，脘中有振水声，多属正常。若非饮水而常闻此声者，多为饮停于胃。

脘腹部水声辘辘，得温则减，受寒或饥饿时加重，是由中气不足，水饮停聚于胃肠所致。

肠鸣声响亮频急，脘腹痞满，大便泄泻者，多为邪在大肠。

肠鸣阵作，伴有腹痛欲泻，泻后痛减，胸胁满闷不舒者，为肝脾不调。

肠鸣稀少，多提示肠道传导功能障碍。

若肠鸣完全消失，腹胀满痛者，多属肠道气滞不通的重证，可见于肠痹或肠结等病。

二、嗅气味

嗅气味，指嗅辨与疾病有关的气味，包括病体的气味、分泌物和排泄物气味，以及病室的气味。一般来说，气味酸腐臭秽者，多属实热；无气味或微有腥臭者，多属虚寒。

（一）病体气味

病体出现异常气味，与全身或局部病变有关，与分泌物、排泄物的异常变化也有关。

1. 口气 指从口中散发出的异常气味，又称口臭。正常人无异常口气散发。

口气明显或散发臭气，多因口腔不洁，或有龋齿，或饮食积滞，或睡前饱食。

口气秽臭，多属胃热所致。口气酸臭，兼胃脘胀闷者，为宿食内停所致。

2. 汗气 指汗液发出的特殊的汗臭味。

周身有腥膻气味，多因持续汗出，久蕴于皮肤所致，常见于湿温、风湿、热病所致。

3. 痰涕之气　正常情况下，人体排出少量的痰、涕，但通常无异常气味。

咳吐脓血痰，味腥臭，多为肺痈，为热毒炽盛所致。

咳痰清稀、无气味，多属寒证；咳痰黄稠、气味腥，多属热证。

（二）病室气味

病室气味是由病体或患者排出物散发形成。若气味充斥病室，说明病情危重，或病室通风不良。

病室臭气触人，多为瘟疫类疾病。

病室有尸臭气味，提示病情危重，是脏腑败坏之征兆。

病室有血腥气味，患者多患失血证。

病室有尿臊气味，多见于水肿晚期。

病室有烂苹果样气味，多见于重症消渴病。

第三节　问　诊

问诊是医生通过对患者或陪诊者进行有目的的询问，了解疾病的发生、发展、诊治经过、现在症状和其他与疾病相关的情况，以诊察病情的一种方法。

问诊作为中医诊察病情的方法之一，在四诊中占有重要地位，如《难经》曰："问而知之谓之工。"后世医家也非常重视问诊，并不断补充、完善其内容，张介宾在《景岳全书》中，将问诊内容概括为"十问篇"，被临床普遍采用。

一、问诊的意义及方法

（一）问诊的意义

问诊作为诊断疾病必不可少的重要环节，被视为"诊病之要领，临证之首务"，其意义可概括为以下三个方面。

1. 问诊使病情资料的收集更加全面　疾病的发生、发展、变化过程及诊治经过，患者的一般情况、自觉症状、既往史、生活习惯、家族史等信息，只有通过问诊才能获得，其他三诊无法代替。

2. 问诊使疾病的诊断更加及时　通过问诊，能够为疾病的早期诊疗提供依据。有些疾病早期，客观征象不明显，仅有一些主观症状，问诊作为疾病诊断的获取途径，显得尤为重要。

3. 问诊使医患交流更加深入　通过问诊，可直接了解患者的情绪和心理状况，有利于对精神、情志因素所致的疾病进行正确诊断和心理疏导。

（二）问诊的方法

问诊的过程，是医生获得病情资料、问辨结合的过程，正确的问诊方法对医生准确收集病情资料、判断疾病非常重要。

1. 抓住重点，全面询问 医生问诊应重点突出，详尽全面。医生要认真倾听患者叙述的痛苦和不适，从中抓住主症、确定主诉，并围绕主诉进行深入、细致地询问。

2. 边问边辨，问辨结合 问诊的过程，实际上也是一个医生辨证思维的过程。因此，在问诊过程中，医生要做到边问边辨，边辨边问，问辨结合，减少问诊的盲目性，提高诊断的正确性。并应结合望、闻、切三诊所搜集的病情资料，进一步深入了解病情。

（三）问诊的注意事项

1. 诊室安静适宜 问诊应在安静适宜的环境下进行，以免受到各种干扰，尤其对于有隐私的患者尤为重要。

2. 态度和蔼认真 问诊时，态度既要严肃认真，又要和蔼可亲，关心体贴患者，耐心倾听患者叙述，使患者感到亲切、可信。

3. 语言通俗易懂 问诊时，语言应通俗易懂，不使用患者不懂的医学术语。问诊过程中，避免使用悲观、惊讶的语言或表情，避免给患者带来不良刺激，应增强患者战胜疾病的信心。

4. 避免套问或暗示 当患者叙述病情不清楚或不全时，医生可以适当地进行启发式提问，但不可凭个人主观意愿去套问、暗示患者，以免所获病情资料失真。

5. 分清主次缓急 对危急患者应抓住主症，扼要询问，重点检查，迅速抢救。待病情缓解后再详细询问。切不可因苛求完整记录而延误救治时机，造成不良后果。

二、问诊的内容

问诊的内容主要包括一般情况、主诉、现病史、既往史、个人生活史、家族史等。询问时，应有针对性地进行询问。

（一）一般情况

一般情况包括姓名、性别、年龄、婚否、民族、职业、籍贯、工作单位、现住址、联系方式等。

询问一般情况，便于对患者或家属进行联系和随访，还可使医生获得与疾病有关的资料，为诊断治疗提供依据。年龄、性别等不同，多发病亦不同。如麻疹、水痘、顿咳等病多见于小儿；胸痹、中风等，多见于中老年。妇女有月经、带下、妊娠、产育等疾病；男子可有遗精、阳痿等病变。

（二）主诉

主诉是患者就诊时最感痛苦的症状、体征及持续时间。如"发热、咳嗽 3 天""咳喘反复发作 5 年，伴心悸 2 周"等。

主诉一般只有 1～2 个症状，反映了当前疾病的主要矛盾。主诉有助于初步估计疾病的范畴和类别、病势的轻重与缓急。问诊时医生要善于抓住主诉，并围绕主诉进行深入细致地询问。

（三）现病史

现病史是指围绕主诉从起病到此次就诊时疾病的发生、发展、变化以及诊治的经过。包括以下四个方面内容。

1.发病情况 主要包括发病时间、发病原因或诱因，最初的症状、性质、部位，当时处理情况等。询问患者的发病情况，对辨别疾病的病因、病位、病性有重要作用。

2.病变过程 一般可按发病时间的先后顺序，询问其病情演变的主要过程。通过询问病变过程，可以了解疾病的演变情况及发展趋势等。

3.诊治经过 主要询问患者在患病后到此次就诊前，是否做过诊断与治疗，诊断结果和治疗效果如何等，可为当前疾病的诊断与治疗提供参考。

4.现在症 是问诊的主要内容，也是辨证与辨病的重要依据。现在症虽属现病史范畴，但因其包括的内容较多，故将单列专门讨论。

（四）既往史

既往史又称过去病史，主要包括患者平素身体健康状况以及过去曾患疾病情况。

1.既往健康状况 患者平素的健康状况，可能与其现患疾病有一定关系，故可作为分析判断病情的依据。

2.既往患病情况 主要询问患者过去曾患过何种疾病，是否接受过预防接种，有无药物或其他物品的过敏史，做过何种手术治疗等。

（五）个人生活史

个人生活史主要包括生活经历、精神情志、生活起居、婚姻生育等。

（六）家族史

家族史主要询问患者的父母、兄弟姐妹、子女等有血缘关系的亲属的健康和患病情况，必要时应询问直系亲属的死亡原因。询问家族史，对诊断某些遗传病及传染病有重要意义。

三、问现在症

问现在症是指对患者就诊时所感到的痛苦和不适，以及与其病情相关的全身情况进行详细询问。

问现在症的范围广，内容多。清代陈修园在《景岳全书·传忠录·十问》的基础上，略作修改而成《十问歌》，即"一问寒热二问汗，三问头身四问便，五问饮食六问胸，七聋八渴俱当辨，九问旧病十问因，再兼服药参机变，妇人尤必问经期，迟速闭崩皆可见，再添片语告儿科，天花麻疹全占验。"十问歌内容言简意赅，目前仍有一定指导意义，但在临床运用中，须灵活运用。

（一）问寒热

指询问患者有无怕冷或发热的感觉。寒与热是疾病常见症状之一，寒与热的产生，主要取决于病邪性质和机体阴阳盛衰。

寒即怕冷，是患者的主观感觉，临床有恶风、恶寒、畏寒之别。恶风是指患者遇风觉冷，避之可缓的症状，较恶寒轻。恶寒是指患者自觉怕冷，多加衣被或近火取暖而寒冷不缓解者。畏寒是指患者身寒怕冷，加衣覆被，或近火取暖而寒冷能缓解者。

热即发热，除指体温高于正常外，还包括虽体温正常，但患者自觉全身或某一局部发热。

了解寒热情况，首先应询问患者有无怕冷或发热的症状，进一步还要询问寒热出现的时间、寒热的轻重、持续的时间及其兼症等。

临床常见的寒热症状有恶寒发热、但寒不热、但热不寒、寒热往来四种类型。

1.恶寒发热　指患者恶寒与发热同时并现，多见于外感病初期，是诊断表证的重要依据。在外感病中，恶寒是主症，是发热的前奏，为诊断表证所必须。外邪袭表，无论是否发热，恶寒为必有之症，故古人云"有一分恶寒便有一分表证"。

由于感受外邪的性质不同，寒热症状的轻重亦有不同。恶寒重发热轻为外感风寒所致，主风寒表证。发热重恶寒轻为外感风热所致，主风热表证。发热轻而恶风多因外感风邪所致，属伤风表证。此外，疮疡、瘟疫及邪毒内陷等，也可出现寒热并见的症状。

2.但寒不热　指患者只感怕冷而不觉发热的症状。多属阴盛或阳虚所致的里寒证。

新病突然恶寒，四肢不温，或脘腹冷痛，或咳喘痰鸣者，属里实寒证。久病畏寒肢冷，得温可缓，属里虚寒证。

3.但热不寒　指患者只发热不觉寒冷，或反恶热的症状。多属阳盛或阴虚所致的里热证。根据发热的轻重、时间、特点等不同，可分为壮热、潮热、微热三种类型：

（1）壮热　指患者高热（体温39℃以上）持续不退，不恶寒反恶热者。常见于外感温热病气分阶段或伤寒阳明经证，属里实热证。

（2）潮热　指发热如潮汐之有定时，即按时发热，或按时热甚者。

①日晡潮热：常于日晡即申时（下午3～5时）发热明显，或热势更甚。临床常兼口渴饮冷、腹满硬痛、大便秘结、舌苔黄燥等。见于阳明腑实证，故又称阳明潮热。

②湿温潮热：患者午后发热明显，并有身热不扬（肌肤初扪之不觉很热，但扪之稍久即感灼手）等特点者，属湿温发热。

③阴虚潮热：午后或夜间低热，常伴见颧红、盗汗、舌红少苔等，属于阴虚火旺。若患者自觉有热自骨髓向外蒸发之感觉，称骨蒸潮热。

（3）微热　指热势不高，体温一般不超过38℃，或仅自觉发热者。

①阴虚发热：长期低热，兼颧红、五心烦热等症者，多属阴虚发热。

②气虚发热：长期微热，劳累则甚，兼疲乏、少气、自汗等症者，多属气虚发热。

③气郁发热：每因情志不舒而时有微热，兼胸闷、急躁易怒等症者，多属气郁发热。

④小儿夏季热：小儿于夏季气候炎热时长期发热，兼有烦渴、多尿、无汗等症，至秋凉自愈者，多属气阴两虚发热。

4. 寒热往来 指恶寒与发热交替发作，又称往来寒热。为半表半里证的特征，可见于少阳病或疟疾。临床常见以下两种类型：

（1）寒热往来，发有定时 指寒战与高热交替发作，每日或二三日发作一次，发有定时。兼有头痛剧烈、口渴、多汗等症，常见于疟疾。

（2）寒热往来，发无定时 指患者时冷时热，一日发作多次，无时间规律。见于少阳病，主半表半里证。

此外，气郁化火、妇女热入血室等，也可出现寒热往来，临床应当结合病史及其他兼症详细辨识。

（二）问汗

汗为阳气蒸化津液从玄府达于体表而成。正常汗出有调和营卫、滋润皮肤等作用。正常人在体力活动、进食辛辣、气候炎热、衣被过厚、情绪激动等情况下汗出，属生理现象。

若当汗出而无汗，不当汗出而汗多，或仅见身体的某一局部汗出，均属病理现象。问汗时，应注意了解患者有汗无汗，出汗的时间、多少、部位及其主要兼症等。

1. 有汗无汗

（1）有汗 表证汗出可见于外感风邪所致的中风表虚证，即伤风表证；或为外感风热所致的表热证，即风热表证。里证汗出的原因较多，如阳盛实热、阴虚内热、阳气亏虚、亡阳或亡阴等。

（2）无汗 表证无汗多属外感寒邪所致的伤寒表实证，即风寒表证。里证无汗常因阳气不足，蒸化无力，或津血亏耗，生化乏源所致。多见于久病虚证患者。

2. 特殊汗出 特殊汗出指具有某些特征的病理性汗出。常见的有以下四种：

（1）自汗 指醒时经常汗出不止，活动后尤甚的症状。多见于气虚证、阳虚证，常伴气短乏力或畏寒肢冷等症。

（2）盗汗 指入睡时汗出，醒后汗止的症状。多见于阴虚内热证，常伴有颧红、潮热、五心烦热、舌红少苔等症。

（3）绝汗 指在病情危重的情况下，出现大汗不止的症状。常是亡阳或亡阴的表现或先兆，又称脱汗。

（4）战汗 指患者先恶寒战栗而后汗出的症状。常见于温病或伤寒邪正剧烈斗争阶段，是病变发展的转折点。

此外，临床上还可见到黄汗。

3. 局部汗出 指身体的某一部位汗出异常，也是体内病变的反映。临床常见的局部汗出，有以下几种：

（1）头汗 指仅见头部或头项部汗出较多，又称但头汗出。可因上焦热盛，迫津外泄；或中焦湿热蕴结，湿郁热蒸；或元气将脱，虚阳上越，津随阳泄等导致。素体阳气偏盛之人，在进食辛辣、热汤、饮酒时见头汗，不属病态。

（2）半身汗出　指患者仅一半身体汗出，另一半无汗的症状。或左侧，或右侧，或上半身，或下半身。多见于中风病、痿病及截瘫患者。

（3）手足心汗　指手足心汗出的症状。手足心微汗出者，多为生理现象。如汗出过多，可因阴经郁热熏蒸；或阳明热盛迫津外泄；或中焦湿热郁蒸；或脾虚运化失常，津液旁达四肢而引起。

（4）心胸汗　指心胸部易汗出或汗出过多的症状。多见于心脾两虚或心肾不交之证。

（三）问疼痛

疼痛是临床上最常见的自觉症状。患病机体的各个部位均可发生，疼痛有虚实之分。

1. 疼痛的性质

（1）胀痛　指疼痛伴有胀满的感觉。是气滞作痛的特点。但头目胀痛，则多为肝阳上亢或肝火上炎所致。

（2）刺痛　指疼痛如针刺之状。是瘀血致痛的特征之一。

（3）走窜痛　指痛处游走不定，或走窜攻痛。其中，胸胁、脘腹疼痛而走窜不定者，多因气滞所致；肢体关节疼痛而游走不定者，多见于风邪偏胜所致之痹证。

（4）固定痛　指痛处固定不移。胸胁、脘腹等处固定作痛，多属血瘀所致；肢体关节固定疼痛，多见于寒或湿偏胜所致之痹证。

（5）冷痛　指疼痛伴有冷感而喜暖。属寒证。

（6）灼痛　指疼痛伴有灼热感，喜凉恶热。属热证。

（7）绞痛　指疼痛剧烈如刀绞。多因有形实邪阻闭气机，或寒邪凝滞气机所致。

（8）隐痛　指疼痛不甚剧烈，尚可忍耐，但绵绵不休。多属虚证。

（9）重痛　指疼痛伴有沉重感觉。多因湿邪困阻气机所致。

（10）酸痛　指疼痛伴有酸软感。多因湿邪侵袭肌肉关节，气血运行不畅所致，或因肾虚骨髓失养而成。

（11）闷痛　指疼痛带有满闷、憋闷的感觉。多因痰浊内阻、气机不畅所致。

（12）掣痛　指痛由一处而连及他处，抽掣牵扯作痛，也称引痛、彻痛。多因经脉阻滞不通，或经脉失养所致。

（13）空痛　指疼痛伴有空虚感觉。多由气血精髓亏虚，组织器官失于荣养所致。

2. 疼痛的部位

（1）头痛　指头的某一部位或整个头部疼痛的症状。根据头痛的部位，结合经络的循行，可以确定病属何经。如头痛连项者，属太阳经；两侧头痛者，属少阳经；前额连眉棱骨痛者，属阳明经；颠顶痛者，属厥阴经等。

引起头痛的原因甚多，无论外感、内伤，虚实诸证，均可引起头痛。此外，某些耳、目、鼻的疾病亦可引起头痛。临床应根据病史、兼症及头痛的性质来辨别头痛的原因。

（2）胸痛　指胸部正中或偏侧疼痛。多为心肺病变。问诊时，应根据胸痛的部位，结合疼痛的性质及兼症，综合分析判断引起胸痛的原因。

左胸心前区憋闷作痛，时痛时止者，多因痰、瘀等邪阻滞心脉所致，见于胸痹等病。

胸痛剧烈，面色青灰，手足青冷者，多因心脉急骤闭塞所致，见于厥心痛（真心痛）等病。

胸痛，咳喘气粗，壮热面赤者，多因热邪壅肺，肺络不利所致，可见于肺热病等病。

胸痛，壮热，咳吐脓血腥臭痰者，多因痰热阻肺，热壅血瘀所致，可见于肺痈等病。

胸痛，颧赤盗汗，午后潮热者，多因肺阴亏虚，虚火灼络所致，可见于肺痨等病。

（3）胁痛　指胁的一侧或两侧疼痛。胁肋为肝胆所居之处，故多与肝胆病变有关。

（4）脘痛　指上腹部、剑突下疼痛。脘乃胃腑所居之处，胃气以和降为顺，若胃失和降，气机不畅，则可导致胃脘痛。实证多在进食后疼痛加重，虚证多在进食后疼痛减轻。临床应根据病史，结合疼痛的性质、特点和兼症进行辨证。

（5）腹痛　指胃脘以下、耻骨毛际以上的部位发生疼痛。由于脏腑气机不利，经脉气血阻滞，或脏腑经络失养而成。

腹部的范围较广，可分为大腹、小腹、少腹三部分。脐以上为大腹，属脾胃；脐以下至耻骨毛际以上为小腹，属膀胱、胞宫、大小肠；小腹两侧为少腹，是足厥阴肝经所过之处。脐周围的腹部为脐腹，为足太阴脾经循行之处，内藏大小肠。

腹痛可由多种病因引起。临床问腹痛时，应与按诊密切配合。首先查明疼痛的确切部位，判断病变所在脏腑。然后结合疼痛的性质及兼症，了解引起疼痛的原因，以辨病证之虚实。因寒凝、热结、气滞、血瘀、食积、虫积等所致者，属实证；由气虚、血虚、阳虚等所致者，属虚证。

大腹隐痛，喜温喜按，食少便溏者，为脾胃虚寒。

小腹胀满而痛，小便频急涩痛者，为膀胱湿热。

小腹刺痛，随月经周期而发者，多瘀阻胞宫。

少腹冷痛拘急，牵引阴部者，为寒凝肝脉。

小腹疼痛，痛而欲泻，泻后痛减者，为肠道气滞。

小儿脐腹疼痛，时作时止者，多为虫积。

（6）背痛　指自觉背部疼痛的症状。脊背痛多与督脉、足太阳经、手三阳经病证有关。如脊背痛不可俯仰者，多因督脉损伤所致；背痛连及项部，常因风寒之邪客于太阳经而致；肩背作痛，走窜不定，遇风寒痛增者，多为风寒湿邪侵袭，经脉阻滞不通所致。

（7）腰痛　指腰脊正中或腰部两侧疼痛。因"腰为肾之府"，故腰痛常见于肾脏及其周围组织的病变。多因肾虚失养、寒湿侵袭、瘀血或结石阻滞，或带脉损伤等导致。

（8）四肢痛　指四肢、肌肉、筋脉、关节等部位疼痛。常见于痹证，多因风寒湿邪侵袭，或风湿郁而化热，或痰瘀、瘀热阻滞气血运行所致。若独见足跟或胫膝酸痛者，则多属肾虚所致，常见于年老体衰之人。

（9）周身疼痛　指头身、腰背、四肢等部位均觉疼痛。临床应注意询问发病时间，了解病程之长短。一般新病周身疼痛，多属实证；若久病卧床不起而周身作痛，则属虚证。

（四）问头身胸腹不适

指询问头身胸腹部位除疼痛之外的其他不适或异常。如头晕、胸闷、心悸、胁胀、脘痞、腹胀、乏力等症状。

1. 头晕　指患者自觉头脑有眩晕感，重者感觉自身或景物旋转，站立不稳的症状。头晕是临床常见症状，可由多种原因引起。

头晕而胀，烦躁易怒，舌红苔黄，脉弦数者，多为肝火上炎。

头晕胀痛，头重脚轻，耳鸣，腰膝酸软，舌红少苔，脉弦细者，多为肝阳上亢。

头晕面白，神疲体倦，每因劳累而加重，舌淡脉弱者，多为气血亏虚。

头晕且重，如物裹缠，胸闷呕恶，舌苔白腻者，多为痰湿内阻。

外伤后头晕刺痛者，多属瘀血阻络。

2. 胸闷　指患者自觉胸部有痞塞满闷的症状。胸闷与心、肺、肝脏气机不畅有密切关系。

胸闷，伴心悸、气短者，多属心气不足，心阳不振。

胸闷，心痛如刺，多属心血瘀阻。

胸闷，伴咳喘痰多，多属痰湿蕴肺。

胸闷，伴胁胀，抑郁，善太息，多因肝郁气结所致。

3. 心悸　指患者自觉心跳不安，不能自主的症状。多是心神或心脏病变的反映。常因心之气血阴阳亏虚，或痰饮水湿、瘀血阻滞而导致。

心悸，气短、乏力、自汗，多属心气、心阳亏虚。

心悸，面白唇淡、头晕气短，多属气血两虚。

心悸，颧红、盗汗，多属心阴不足。

心悸，时作时止，胸闷不适，痰多，多属胆郁痰扰。

心悸，下肢或颜面浮肿，喘促，多属水气凌心。

心悸，短气喘息，胸痛不移，舌紫暗，多属心脉痹阻。

4. 胁胀　指患者自觉一侧或两侧胁部胀满不舒的症状。多见于肝胆病变。如胁胀易怒，善太息，多为情志不舒，肝气郁结；胁胀口苦，舌苔黄腻，多属肝胆湿热。

5. 脘痞　指患者自觉胃脘部胀闷不舒的症状。脘痞是脾胃病变的反映，多因中焦气机不利，升降失职而致。脘痞有虚实之分。

如脘痞纳呆，嗳腐吞酸者，多为饮食伤胃。

脘痞腹胀，纳呆呕恶，苔腻者，多为痰湿中阻。

脘痞食少，腹胀便溏者，多属脾胃虚弱。

脘痞干呕，饥不欲食者，多属胃阴亏虚所致。

6. 腹胀　指患者自觉腹部胀满、痞塞不舒，如物支撑的症状。腹胀主要因脾胃、肠、肝肾等病变，导致中焦气机不畅所致。腹胀有虚实之分。

腹部时胀时减而喜按者，属虚证，多因脾胃虚弱，失于健运所致。

持续胀满不减而拒按者，属实证，多因食积胃肠，或实热内结，阻塞气机而致。

7. 乏力　指患者自觉肢体倦怠无力的症状。乏力是多种内科疾病的常见症状，常因气血亏虚或脾虚湿困等导致，与肝脾两脏关系最为密切。

此外，尚有身重、身痒、麻木、拘挛等症，也属问头身胸腹不适的范围，临证时也应注意询问。

（五）问耳目

1. 耳鸣与耳聋

（1）耳鸣　指患者自觉耳内鸣响的症状。凡突发耳鸣，声大如潮，按之鸣声不减或加重者，多属实证。若渐觉耳鸣，声音细小，如闻蝉鸣，按之鸣声减轻或暂止者，多属虚证。

（2）耳聋　指患者听力减退，甚至听觉丧失的症状。一般新病暴聋者，多属实证。久病或年老渐聋者，多属于虚证。

2. 目眩及目昏、雀盲、歧视

（1）目眩　指患者自觉视物旋转动荡，如坐舟车，或眼前如有蚊蝇飞动之感，亦称眼花。由肝阳上亢、肝阳化风及痰湿上蒙清窍所致者，多属实证或本虚标实证；由气虚、血亏、阴精不足，目失所养引起者，多属虚证。

（2）目昏、雀盲、歧视　目昏指视物昏暗不明，模糊不清。雀盲指白昼视力正常，每至黄昏以后视物不清，亦称夜盲。歧视指视一物成二物而不清的症状。

目昏、雀盲、歧视三者，均为视力不同程度减退的病变，各有特点，但其病因、病机基本相同，多由肝肾亏虚，精血不足，目失充养而致。常见于久病或年老体弱之人。

（六）问饮食口味

指询问患者口渴与饮水、食欲与进食量及口中味觉等情况。通过询问饮食与口味情况，可了解体内津液的盈亏及输布情况，脾胃及相关脏腑功能的盛衰，对判断疾病的寒热虚实也有重要意义。

问饮食口味，应注意了解有无口渴、饮水多少、喜冷喜热，有无食欲、食量多少、食物的喜恶，以及口中有无异常味觉等。

1. 口渴与饮水　口渴即口中干而渴的感觉，饮水指实际饮水的多少。口渴与否，是体内津液盛衰和输布情况的反映。

（1）口不渴饮　指患者口不渴而不欲饮水。口不渴饮提示津液未伤，多见于寒证、湿证，或无明显燥热证者。由于寒邪或湿邪不耗津液，故口不渴而不欲饮。

（2）口渴欲饮 指患者口干渴而欲饮水。口渴欲饮提示津液损伤，多见于燥证、热证。口渴的程度直接反映体内津伤的程度。

口干微渴，兼发热者，多见于外感热病初期，伤津较轻。

大渴喜冷饮，兼壮热面赤，汗出，脉洪数者，提示热盛伤津较重，多见于阳明经证。

口渴多饮，伴小便量多，多食易饥，体渐消瘦者，为消渴，因肺胃燥热伤津所致。

口燥咽干，夜间为甚，兼颧红盗汗，舌红少津者，属阴虚内热证，由于阴虚津不上承所致。

（3）渴不多饮 指患者口中干渴，但饮水不多。多因津液失于输布所致。常见于湿热证、痰饮内停、瘀血内停及温病营分证。

渴不多饮，兼身热不扬，头身困重，苔黄腻者，属湿热证，由于湿热内蕴，津失布散所致。

渴喜热饮，饮水不多，多为痰饮内停，津不上承所致。

口干但欲漱水而不欲咽，兼舌紫暗或有瘀斑者，多属瘀血内停，气化不利所致。

口渴饮水不多也可见于温病营分证，多因邪热入营，蒸腾营阴上承所致。

2. 食欲与食量 食欲指对进食的要求和进食的欣快感觉，食量即实际的进食量。食欲和食量与脾胃、肝胆等脏腑功能密切相关。如脾胃或相关脏腑发生病变，常可引起食欲与进食的异常。

（1）食欲减退 又称不欲食、食欲不振、纳呆、纳少，指患者进食的欲望减退，或食之无味，食量减少，甚至不想进食的症状。

若新病食欲减退，一般是邪气影响脾胃功能，正气抗邪的保护性反映，病情较轻；若久病食欲减退，伴腹胀便溏，神疲倦怠，面色萎黄，舌淡脉虚者，多属脾胃虚弱所致；食少纳呆，伴头身困重，脘闷腹胀，舌苔厚腻者，多由湿盛困脾所致。

（2）厌食 指厌恶食物，或恶闻食味，又称恶食。

厌食，兼嗳气酸腐，脘腹胀满者，属食滞胃肠。

厌食油腻，兼脘腹痞闷，呕恶便溏，肢体困重者，属脾胃湿热。

厌食油腻，伴胁肋胀痛灼热，口苦泛呕，身目发黄者，为肝胆湿热。

孕妇厌食，多为妊娠反应，因妊娠后冲脉之气上逆，影响胃之和降所致，一般属生理现象。但严重厌食，反复出现恶心呕吐者，则属病态，为妊娠恶阻。

（3）消谷善饥 指食欲亢进，进食量多，但食后不久即感饥饿的症状，又称多食易饥。多因胃火炽盛，腐熟太过所致。多见于消渴，或瘿病。

（4）饥不欲食 指患者有饥饿感，但不想进食，或进食不多。多因胃阴不足，虚火内扰所致，常伴脘痞、嗳气、干呕等症。

（5）偏嗜食物或异物 指偏嗜某种食物，或嗜食生米、泥土、纸张等异物。嗜食异物者，多见于小儿虫积，常伴有消瘦、腹痛、腹胀等。

正常人因地域与生活习惯不同，常有饮食偏嗜，一般不会引起疾病。但若偏嗜太过，则有可能导致病变。妇女妊娠期间，偏嗜酸辣等食物，属生理现象。

3. 口味　指口中异常的味觉或气味。口味异常，常是脾胃功能失常或其他脏腑病变的反映。

（1）口淡　患者自觉口中乏味。多见于脾胃虚弱、寒湿中阻及寒邪犯胃。

（2）口苦　患者自觉口中有苦味。多见于肝胆火旺，或肝胆湿热，或心火上炎之证。

（3）口酸　患者自觉口中有酸味或反酸，或酸腐气味。多因肝胃郁热或伤食所致。

（4）口甜　患者自觉口中有甜味。多见于脾胃湿热或脾虚之证。

（5）口涩　患者自觉口有涩味，如食生柿子感觉，多与舌燥同时出现。为燥热伤津，或脏腑阳热偏盛，气火上逆所致。

（6）口黏腻　患者自觉口中黏腻不爽。多由湿热、痰热，或痰湿、寒湿中阻所致，常伴有舌苔厚腻。

（七）问睡眠

问睡眠主要询问睡眠时间的长短、入睡的难易、有无多梦等情况，并结合其他兼症，以了解机体阴阳气血的盛衰、心脾肝肾等脏腑功能的强弱。睡眠异常主要有失眠和嗜睡。

1. 失眠　指经常不易入睡，或睡而易醒、难以复睡，或睡而不酣、时易惊醒，甚至彻夜不眠的症状，常伴有多梦。又称不寐或不得眠。

失眠是阳不入阴，神不守舍的病理表现。由于机体阴阳失调，阴虚阳盛所致。其病机有虚实之分：由阴血亏虚、心神失养，或心虚胆怯、神魂不安，或阴虚火旺、内扰心神所致者，属虚证；由邪气内扰，使心神不宁而致者，属实证等。

2. 嗜睡　指神疲困倦，睡意很浓，经常不自主地入睡的症状。也称多寐、多睡眠。嗜睡多因机体阴阳失调，阳虚阴盛，或痰湿内盛所致。

（八）问二便

大小便是水谷代谢的产物。询问大小便状况，不仅可以了解机体消化功能的强弱、水液代谢的情况，亦是判断病证寒热虚实的重要依据。如《景岳全书》说："二便为一身之门户，无论内伤外感，皆当察此，以辨其寒热虚实。"

问二便，应注意询问二便的性状、颜色、气味、便量、便次、排便感觉及兼有症状等。这里着重介绍二便的性状、次数、便量、排便感等内容。

1. 大便　健康人一般每日或隔日大便一次，为黄色成形软便，排便顺畅，便内无脓血、黏液及未消化的食物。便次、便质及排便感的异常，主要有下列情况：

（1）便次异常

①便秘：指大便秘结不通，排便时间延长，或欲便而艰涩不畅的症状，亦称大便难。多因热结肠道，或津液亏少，或阴血不足，以致肠道燥化太过，肠失濡润而传导失常所致。亦有因气机郁滞，或气虚传送无力，或阳虚寒凝，以致腑气不畅而便秘者。

②泄泻：指便次增多，便质稀薄，甚至便稀如水样的症状。外感风寒湿热疫毒之邪，或内伤饮食，或脾胃虚弱，或命门火衰，或情志失调等，均可导致脾失健运，小肠

不能分清别浊，大肠传导亢进，水液直趋于下而致。

一般新病泻急者，多属实证；病久泄缓者，多属虚证。若黎明前腹痛作泄，泄后则安，伴形寒肢冷，腰膝酸软者，为"五更泄"，多由肾虚命门火衰，阴寒湿浊内积所致。

（2）便质异常

①完谷不化：指大便中含有较多未消化的食物。新起者多为食滞胃肠；病久多属脾胃虚寒、肾虚命门火衰。

②溏结不调：若大便时干时稀，多因肝郁脾虚，肝脾不调所致；若大便先干后稀，多属脾胃虚弱。

③脓血便：指大便中夹有脓血、黏液。多见于痢疾。常因湿热积滞交阻于肠，脉络受损，气血瘀滞而化为脓血所致。

④便血：指血自肛门排出，包括血随便出，或便黑如柏油状，或单纯下血的症状。多因脾胃虚弱，气不摄血，或胃肠积热、湿热蕴结等所致。

（3）排便感异常

①肛门灼热：指排便时肛门有灼热感。多因大肠湿热下注，或大肠郁热下迫直肠所致，见于湿热泄泻或湿热痢疾。

②里急后重：指腹痛窘迫，时时欲便，肛门重坠，便出不爽的症状。多因湿热内阻，肠道气滞所致，常见于湿热痢疾。

③排便不爽：指排便不通畅，有滞涩难尽之感。多因湿热蕴结，肠道气机不畅；或肝气犯脾，肠道气滞；或因食滞胃肠等所致。

④大便失禁：指大便不能控制，滑出不禁，甚则便出而不自知的症状。多因脾肾虚衰、肛门失约所致。见于久病年老体衰，或久泻不愈的患者。

⑤肛门气坠：指肛门有下坠感，甚则脱肛。若肛门气坠常于劳累或排便后加重者，多属脾虚中气下陷，常见于久泻久痢或年老体弱患者；若肛门气坠，伴肛门灼热者，则属于湿热蕴结。

2. 小便　一般情况下，健康成人日间排尿 3～5 次，夜间 0～1 次，每昼夜总尿量 1000～1800mL。小便为津液所化，了解小便有无异常，可诊察体内津液的盈亏和有关脏腑的气化功能。

（1）尿量异常

①尿量增多：指尿次、尿量皆明显超过正常量次。小便清长量多，常见于虚寒证。多尿兼多饮、多食、消瘦等症者，为消渴。

②尿量减少：指尿次、尿量皆明显少于正常量次。多因津液损伤或水液停聚所致，常见于各种热病和水肿、癃闭、鼓胀等疾病。

（2）尿次异常

①小便频数：指排尿次数增多，时欲小便的症状，亦称尿频。多因膀胱湿热，气化失职；或肾气不固，膀胱失约所致。新病小便频数，短赤急迫，伴尿道灼痛者，属膀胱湿热；久病小便频数，量多色清，夜间尤甚者，多属肾气不固。

②癃闭：指排尿困难，尿量减少，甚至小便闭塞不通为主要特征的病证。主要由肾

与膀胱气化失司所致。虚性癃闭，多因久病或年老肾阳亏虚所致；实性癃闭多由瘀血、结石或湿热阻滞等所致。

（3）排尿感异常

①小便涩痛：指排尿时自觉小便涩滞不畅、尿道灼热疼痛的症状。多因湿热蕴结，膀胱气化不利所致，常见于淋证。

②余沥不尽：指小便后点滴不尽的症状，又称尿后余沥。多因肾气不固，膀胱失约所致，常见于老年或久病体衰者。

③小便失禁：指小便不能随意控制而自遗的症状。多属肾气不固或下焦虚寒所致。若神昏而小便自遗者，属危重证候。

④遗尿：指成人或3周岁以上小儿，在睡眠中经常不自主地排尿的症状，俗称尿床。多因禀赋不足，肾气亏虚，膀胱失约所致。

（九）问经带

妇女月经、带下的异常，不仅是妇科常见疾病，也是全身病理变化的反映。因而即使一般疾病也应询问月经、带下情况，作为诊断妇科或其他疾病的依据。

1. 月经　月经指发育成熟的女子，胞宫周期性出血的生理现象。月经的形成与肾、肝、脾胃、胞宫、冲任两脉及气血等关系十分密切，所以询问月经的有关情况，可以判断机体脏腑功能强弱及气血盛衰。

月经一般每月一次，周期一般28天左右，行经天数3～5天，经量中等（为50～100mL），经色正红，经质不稀不稠，不夹血块。女子14岁左右月经初潮，49岁左右绝经。

（1）经期异常

①月经先期：指连续2个月经周期出现月经提前7天以上的症状。多因气虚不摄，冲任不固；或因阳盛血热、肝郁血热、阴虚火旺，热扰冲任，血海不宁而致。

②月经后期：指连续2个月经周期出现月经延后7天以上的症状。多因精血亏虚，血海不能按时满溢；或因气滞血瘀、寒凝血瘀、痰湿阻滞、冲任受阻所致。

③月经先后无定期：指月经周期或提前或延后达7天以上，并连续3个月经周期以上的症状。又称经期错乱、月经愆期。多因肝气郁滞，气机逆乱；或因脾肾虚损，冲任气血失调，血海蓄溢失常所致。

（2）经量异常

①月经过多：指月经周期、经期基本正常，但经量较常量明显增多。多因热扰冲任，迫血妄行；或因气虚不摄，冲任不固；或因瘀阻胞络，血不归经所致。

②月经过少：指月经周期基本正常，但经量较常量明显减少，甚至点滴即净的症状。多因精血亏少，血海失充；或因寒凝、血瘀、痰湿阻滞、冲任气血不畅所致。

③崩漏：指非正常行经期间阴道出血的症状。若出血势急而量多者，谓之崩（中）；势缓而量少，淋漓不断者，谓之漏（下），合称崩漏。崩漏的形成，多因热伤冲任，迫血妄行；或因脾肾气虚，冲任不固；或因瘀阻冲任，血不归经所致。

④闭经：指女子年逾 16 周岁，天癸至，而月经尚未来潮，或已行经后又中断停经3 个月以上者。闭经有生理与病理之分。在妊娠期、哺乳期或更年期、绝经期的月经停闭，属生理现象；部分少女初潮后，偶尔出现一时性停经，又无其他不适反应者，不作闭经论治。病理性闭经，主要因冲任气血失调所致。

（3）经色、经质异常　色淡红质稀，多为气虚或血少不荣；色深红质稠，乃血热内炽；经色紫暗，夹有血块，兼小腹冷痛，属寒凝血瘀所致。

（4）痛经　指在经期或行经前后，出现周期性小腹疼痛，或痛引腰骶，甚至剧痛难忍的症状，亦称经行腹痛。若经前或经期小腹胀痛或刺痛，多属气滞或血瘀；小腹冷痛，得温则痛减者，多属寒凝或阳虚；经期或经后小腹隐痛，多属气血两虚，胞脉失养所致。

2. 带下　带下是妇女阴道内的分泌物。生理性带下为少量、无色、无臭的分泌物，具有润泽阴道的作用。若带下过多，淋漓不断，或有色、质、气味的异常变化，即为病理性带下。但妇女在月经期前后、排卵期或妊娠期，带下量略有增加，仍属生理现象。

问带下，应注意询问量、色、质和气味等情况。因带下颜色不同，故有白带、黄带、赤白带、五色带等区分。

（1）白带　指带下色白量多。若白带质稀如涕，淋漓不绝而无臭味，多属脾肾阳虚，寒湿下注；白带质稠，状如凝乳或豆腐渣状，气味酸臭者，多属湿浊下注所致。

（2）黄带　指带下色黄，质地黏稠，气味臭秽的症状，多属湿热下注所致。

（3）赤白带　指白带中混有血液，赤白杂见的症状。多属肝经郁热，或湿毒蕴结所致。

（十）问小儿

儿科古称"哑科"，由于受到小儿理解及表达能力的影响，使问诊增加了难度，故医生还需要询问其父母或陪诊者，从而获得有关的疾病资料。因此，问小儿病除一般问诊内容外，还要结合小儿的特点，着重询问下列几个方面：

1. 出生前后情况　新生儿（出生后至 1 个月）的疾病多与先天因素或分娩情况有关，故应着重询问妊娠期及产育期母亲的营养健康状况，有何疾病，曾服何药，分娩时是否难产、早产等，以了解小儿的先天情况。

婴幼儿（1 个月至 3 周岁）发育较快，需要充足的营养供给，但其脾胃功能又较弱，如喂养不当，易患营养不良、腹泻以及"五软""五迟"等病。故应重点询问喂养方法及坐、爬、立、走、出牙、学语的迟早等情况，从而了解小儿后天营养状况和生长发育是否符合规律。

2. 预防接种、传染病史　小儿 6 个月～5 周岁之间，从母体获得的先天免疫力逐渐消失，而后天的免疫功能尚未形成，故易感染水痘、麻疹等急性传染病。预防接种可帮助小儿建立后天免疫功能，以减少感染发病。患过某些传染病，如麻疹，常可获得终身免疫力，而不会再患此病。若密切接触传染病患者，如水痘、丹痧等，常可引起小儿感染发病。因此，询问上述情况，可作为确定诊断的重要依据。

3. 易使小儿致病的原因 小儿脏腑娇嫩，抵抗力弱，调节功能低下，易受气候及环境影响而发病。如因感受六淫之邪而导致外感病，出现发热恶寒、咳嗽、咽痛等症；小儿脾胃较弱，消化力差，极易伤食，而出现呕吐、泄泻等症；婴幼儿脑神经发育不完善，易受惊吓，而见哭闹、惊叫等症。故要了解小儿致病原因，应注意围绕上述情况进行询问。

第四节 切 诊

切诊包括脉诊和按诊，两者都是医生用手对患者体表进行触摸按压，从而获得病情资料的一种诊察方法。脉诊是切按患者的脉搏，按诊是对病体的肌肤、手足、胸腹及其他部位进行触摸按压，脉诊和按诊同出一源，为切诊的两个组成部分。

一、脉诊

脉诊是医生用手指切按患者某些特定部位的浅表动脉，以了解患者身体状况、辨别病证的一种诊察方法，又称为诊脉、切脉。脉诊在我国具有悠久的历史，是中医最具特色的诊法之一。几千年来，由于历代医家的认真实践和深刻研究，脉诊在医疗实践中不断发展，现已积累了丰富的经验，形成了比较系统的理论。

脉象是手指感觉脉搏跳动的形象，是由动脉搏动的显现部位（深、浅），速率（快、慢），强度（有力、无力），节律（整齐与否、有无歇止）和形态等方面组成。脉象是中医辨证的一个重要依据，对分辨疾病的原因，推断疾病的变化，识别病情真假，判断疾病预后等，都具有重要的临床意义。

脉与病的关系十分复杂，反复临床实践发现，人体在生理情况下，由于形成脉象的各种因素，保持在一定范围的相对稳定，而使脉象表现为一定的形象（称为正常脉象）。在病理情况下，由于形成或影响脉象的各个因素或某些因素，发生了不同于生理的改变，而使脉象表现出不同于正常脉象的形象（称为病理脉象）。而不同的病证，又往往出现不同的病脉。所以，诊脉的临床价值是值得肯定的。

（一）诊脉的部位与方法

诊脉前应做好操作准备工作，选择比较安静的诊室，准备脉枕备用。医生应修剪指甲，避免诊脉时留下甲痕。

1. 部位 诊脉部位有遍诊法、三部诊法和寸口诊法等，目前临床上主要运用寸口诊法，即切按患者桡骨茎突内侧一段桡动脉的搏动，根据其脉动形象，以推测人体生理、病理状态的一种诊察方法。

关于寸口诊脉的原理，前人认为肺朝百脉，脉会太渊，太渊部位正当寸口，寸口是五脏六腑之终始。因此，全身各部分有病，都可以由寸口脉反映出来。寸口脉搏之所以能够反映五脏六腑的病变，是因为脾胃将水谷精微运送到各脏腑为之营养。脏腑之气亦有赖于脾胃的运行。手太阴肺之脉实起于中焦脾胃。因此，脏腑诸气的变化，都可以通过脾胃经脉的运行而反映于手太阴寸口。

寸口脉分为寸、关、尺三部（图 8-5），以腕后高骨（桡骨茎突）为标记，其内侧的部位为关，关前（腕侧）为寸，关后（肘侧）为尺。其长度约为一寸九分（中指同身寸）。两手各有寸、关、尺三部，共六部脉。寸关尺三部又可根据取脉压力的变化施行浮、中、沉三候的诊察。

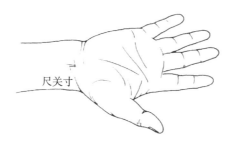

尺关寸

图 8-5　寸口脉寸关尺示意图

关于寸口分候脏腑，文献记载有不同的说法。常用寸口三部分候脏腑（表 8-1）。

表 8-1　寸口三部分候脏腑

寸口	寸	关	尺
左	心 膻中	肝胆 膈	肾 小腹（膀胱、小肠）
右	肺 胸中	脾胃	肾 小腹（大肠）

2. 时间　清晨是诊脉的最佳时间。脉象是非常灵敏的生理与病理信息，它的变化与气血的运行有密切关系，并受饮食、运动、情绪等方面因素的影响。清晨未进食时，机体内外环境比较安定，脉象能比较准确地反映机体的基础生理情况，同时亦比较容易发现病理性脉象。但临床上这样的要求一般难以实现，特别是对门诊、急诊的患者，要及时诊察病情，而不能拘泥于平旦。但是，诊脉时应保持诊室安静。为尽量减少各种因素的干扰，在诊脉前必须要让患者稍作休息，这样诊察的脉象才能比较准确地反映病情。

3. 体位　诊脉时患者应取正坐位或仰卧位，前臂自然向前平展，与心脏置于同一水平，手腕伸直，手掌向上，手指微微弯曲，在腕关节下面垫一松软的脉枕，使寸口部位充分伸展，局部气血畅通，便于诊察脉象。如果是侧卧，下面的手臂受压；或上臂扭转，脉气不能畅通；或手臂过高或过低，与心脏不在一个水平面时，都可能影响气血的运行，使脉象失真。所以，诊脉时必须注意让患者采取正确的体位，才能获得较为准确的脉象。

4. 平息　一呼一吸谓之一息。医者在诊脉时要保持呼吸自然均匀，清心宁神，以自己的呼吸计算患者脉搏的至数。平息的意义，一是指以医生的一次正常呼吸为时间单位，来测量患者的脉搏搏动次数；二是医生要思想集中，专注指下，以便仔细地辨别脉象，即所谓"持脉有道，虚静为保"。

5.定三关 医生以食指、中指、无名指进行诊脉，下指时，先以中指按在掌后高骨内侧桡动脉处，称为中指定关，然后用食指按在关前（腕侧）定寸，用无名指按在关后（肘侧）定尺。

小儿寸口脉部位狭小，不能容纳三指，可用"一指（拇指）定关法"，而不细分三部。3岁以下的小儿，用望指纹代替切脉。

6.布指 寸、关、尺三部位置确定后，三指略呈弓形倾斜，指端平齐，与受诊者体表约呈45度角为宜，以指目紧贴于脉搏搏动处。指目即指尖与指腹交界棱起之处，与指甲二角连线指尖的部位（图8-6），形如人目，是手指触觉比较灵敏的部位，而且推移灵活，便于寻找指感最清晰的部位，并可根据需要适当地调节指力。切脉时，要根据患者的手臂长短和医生的手指粗细，布指疏密有间。

7.运指 指医生布指之后，运用指力的轻重、挪移及布指变化以体察脉象。常用的指法有举、按、寻等（图8-7）。

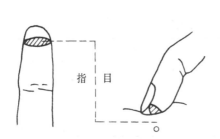

图8-6 寸口诊脉布指图

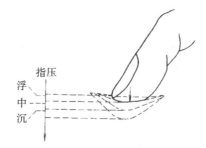

图8-7 寸口诊脉运指图

常用具体指法如下。

（1）举法：举法是指医生用较轻的指力，按在寸口脉搏跳动部位，以体察脉象方法。亦称"轻取"或"浮取"。

（2）按法：按法是指医生用较重的指力，甚至按到筋骨体察脉象的方法。此法又称"重取"或"沉取"。

（3）寻法：寻是指切脉时指力从轻到重，或从重到轻，左右推寻，调节最适当指力的方法。在寸口三部细细寻找脉动最明显的部位，统称寻法，以捕获最丰富的脉象信息。

8.候五十动 是指医生对患者诊脉时间一般不应少于50次脉搏跳动的时间。五十动一说出自《黄帝内经》。张仲景在《伤寒论·序》中说："动数发息，不满五十，短期未知决诊，九候曾无仿佛……夫欲视死别生，实为难矣！"诊脉时间过短，则不能仔细辨别脉象的节律等变化；诊脉时间过长，则因指压过久亦可使脉象发生变化，所诊之脉有可能失真。古人提出诊脉需要候"五十动"，其意义有二，一是有利于仔细辨别脉搏的节律变化，了解脉搏跳动50次中有没有出现脉搏节律不齐的促、结、代等脉象，或者是否出现时快时慢、三五不调的脉象。二是提醒医者在诊脉时态度要严肃认真，不得随便触按而草率从事。现代临床上诊脉每手应不少于 1 分钟，两手以 3 分钟为宜，必要时可延至 3 ~ 5 分钟。

（二）正常脉象

健康人的脉象称为正常脉象，又称平脉、常脉。

正常脉象的基本特征是：寸关尺三部皆有脉，不浮不沉，不快不慢，一息四~五至，相当于 72 ~ 80 次 / 分（成年人），不大不小，从容和缓，节律一致，尺部沉取有一定的力量，并随生理活动、气候、季节和环境等的不同而有相应变化。古人将正常脉象的特点概括称为"有胃""有神""有根"。

1. 有胃 指脉有胃气。脉之胃气，主要反映脾胃运化功能的盛衰及全身气血的盈亏。正如《素问·平人气象论》曰："人以水谷为本，故人绝水谷则死，脉无胃气亦死。"

现在一般认为，脉有胃气的表现是指下具有从容、徐和、软滑的感觉。平人脉象不浮不沉，不疾不徐，来去从容，节律一致，是为有胃气。即使是病脉，不论浮沉迟数，但有冲和之象，便是有胃气。反之，若应指坚搏、甚如循刀刃，则是无胃气之脉。

胃为"水谷之海"，是人体营卫气血生化之源，各脏腑、组织、经络的功能活动，有赖于胃气的充养，脉之胃气亦赖水谷之气的充养，在一定程度上亦决定于胃气的有无。人以胃气为本，脉亦以胃气为本，有胃气则生，少胃气则病，无胃气则死。正如清代程国彭《医学心悟·脉法金针》所言："凡诊脉之要，有胃气曰生，胃气少曰病，胃气尽曰不治。"因此，诊察脉象有无胃气，对于推断疾病的预后具有重要的意义。

2. 有神 即脉有神气。诊脉神之有无，可察精气之盈亏，脏腑之虚实。

脉之有神的表现，李杲认为"脉中有力，即为有神"，周学霆认为"缓即为有神"，陈士铎《脉诀阐微》曰："无论浮沉迟数滑涩大小之各脉，按指之下若有条理，先后秩然不乱者，此有神之至也。若按指而充然有力者，有神之次也。其余按指而微微鼓动者，亦谓有神。"综合各家之说，脉之有神是指脉律整齐、柔和有力。即使微弱之脉，但未至于散乱而完全无力，即属脉有神气。反之，若脉来散乱，脉至无伦，或微弱欲无，都是无神的脉象。

值得注意的是，神是人体生命活动的整体外在表现，脉之神气是其中的一个方面。因此，观察脉神推测病情，须与全身情况相结合，患者形神充沛，虽见脉神不振，尚有挽回之望；若形神已失，虽脉无凶象，亦不能掉以轻心。故《素问·三部九候论》曰："形肉已脱，九候虽调，犹死。七诊虽见，九候皆从者不死……若有七诊之病，其脉候亦败者死矣。"

3. 有根 即脉有根基。脉之有根无根主要说明肾气的盛衰。由于肾藏精，乃先天之本，元气之根，人身十二经脉全赖肾间动气之生发。

脉之有根，主要表现在尺脉有力、沉取不绝两个方面。因为尺脉候肾，沉取候肾，尺脉沉取应指有力，就是有根的脉象。若在病中，证虽危重，但尺脉沉取尚可摸得，则为肾气未绝，犹如树木之有根，枝叶虽枯，根本不坏，尚有生机。《伤寒论·平脉》曰："假令下利，寸口、关上、尺中，悉不见脉，然尺中时一小见，脉再举头者，肾气也。"如此尚为可治。王叔和曰："寸口虽无，尺犹不绝，如此之流，何忧陨灭。"相反，若脉浮大散乱而稍按则无，或尺脉沉取绝不应手，则说明肾气已败，病情危笃。

总之，脉贵有胃、有神、有根，是从不同侧面强调正常脉象的必备条件。胃神根三者是三位一体的，相互补充而不能截然分开，有胃必然有神、有根，即不论是何种脉象，只要节律整齐，有力中不失柔和，和缓中不失有力，尺部沉取应指有力，就是有胃、有神、有根的表现，说明脾胃、心、肾等脏腑功能不衰，气血精神未绝，虽病而病尚轻浅，正气未伤，生机仍在，预后良好。

脉和人体内外环境的关系，非常密切。由于人们年龄、性别、体质以及精神状态等因素的不同，脉象也可以随之发生某些变化。例如，年龄越小，脉跳越快：婴儿脉急数，每分钟脉 120～140 次；五六岁儿童，常为一息六至，每分钟脉 90～110 次；青壮年体强脉多有力，老年人体弱脉来较弱。成年女性较成年男性脉搏濡弱而略快。身材高大的人，脉的显现部位较长；矮小的人，脉的显现部位较短。瘦人脉多稍浮；胖人脉象多沉。另外，重体力劳动，剧烈运动，长途步行，喝酒，饱餐，或情绪激动时，脉多快而有力；饥饿时脉来较弱。有的人脉不见于寸口部，而是从尺部斜向手背，名"斜飞脉"；或脉显现于手背，名"反关脉"，均是桡动脉位置异常所致，不属病脉。

正常人的脉象还可因季节气候的影响发生变化。如春季稍弦，夏季稍洪，秋季稍浮，冬季稍沉。上述脉象的变化，仍属"平脉"，临床上应注意上述情况的变化和影响，并与病脉相鉴别。

（三）脉象要素

中医脉象的辨识主要依靠手指的感觉，体会脉搏的部位、至数、力度和形态等方面。历史上曾有过四要素、七要素、八要素等多种分法。医家周学海说："盖求明脉理者，须将位、数、形、势四字讲得真切，便于百脉无所不赅，不必立二十八脉之名也。"可见脉象要素意义之重大。目前临床应用最多的是八要素法，将复杂的脉象表现按八要素分析辨别是一种执简驭繁的重要方法。脉象的各种因素，大致归纳为脉象的脉位、至数、长度、宽度、力度、流利度、紧张度和均匀度八个方面，每种脉象可用不同的脉象要素来描述与区分。

脉位：指脉动显现部位的浅深。脉位表浅者为浮脉，脉位深沉者为沉脉。

至数：指脉搏的频率。中医以一个呼吸周期为脉搏的计量单位，一呼一吸为"一息"。一息脉来四～五至为平脉，一息五至以上为数脉，一息三至或三至以下为迟脉。

脉长：指脉动应指的轴向范围长短。脉动范围超越寸、关、尺三部称为长脉，应指不及三部称为短脉。

脉力：指脉搏的强弱。脉搏应指有力为实脉，应指无力为虚脉。

脉宽：指脉动应指的径向范围大小，即手指感觉到脉道的粗细（不等于血管的粗细）。脉道宽大者为大脉，脉道狭小者为细脉。

流利度：指脉搏来势的流利通畅程度。脉来流利圆滑者为滑脉；来势艰难，不流利者为涩脉。

紧张度：指脉管的紧急或弛缓程度。脉管紧张度高如弦脉、紧脉；脉弛缓者可见于缓脉。

均匀度：均匀度包括两个方面。一是脉动节律是否均匀；二是脉搏力度、大小是否一致。

在二十八脉中，有些脉象只是某一要素发生了变化，如浮脉、沉脉、数脉、迟脉等，这些脉象在其他七个脉象要素方面则一般没有明显的变化。若其他要素同时发生了变化，则属于相兼脉，如浮数脉、沉细脉、弦滑脉、沉涩脉等。而有些脉象本身就表现为两个或两个以上脉象要素方面的变化。如促脉、结脉表现为至数与均匀度的改变，洪脉、弱脉表现为脉位、脉力、脉宽上的改变，濡脉表现为脉位、脉宽、脉力的变化等。

（四）病脉与主病

疾病反映于脉象的变化，叫病理脉象，简称"病脉"。一般说来，除了正常生理变化范围以内及个体生理特异变化之外的脉象，均属病脉。在脉学的发展过程中，由于医者的切脉体会不同，对脉象记载的数目亦各有所异。我国现存最早的脉学专书《脉经》提出了24种；后世《诊宗三昧》提出的最多，为32种；《景岳全书》提出的最少，为16种；而《濒湖脉学》所提27脉比较普遍，近代则多记述28脉。

根据临床的一般需要和便于初学掌握，现用脉象对比法，着重叙述主要体现脉象某一要素改变的"单一脉"和某些临床常见脉象共18种。18种脉的脉象和主病，分述如下：

1. 浮脉

【脉象】轻取即得，举之泛泛有余，按之稍减不空。特点是脉搏显现部位浅。

【主病】多主表证，亦主虚证。

【脉象分析】外邪侵袭体表，气血抗邪于外，所以脉象见浮，且浮而有力。若内伤久病体虚，或阴虚阳无所依，或阳虚外浮，脉也可见浮，但浮而无力，属于虚脉一类，不可作外感论治。

2. 沉脉（附伏脉）

【脉象】轻取不应，重按始得。特点是脉象显现部位深。

【主病】一般见于里证。有力为里实，无力为里虚。

【脉象分析】邪郁在里，气血困滞，则脉见沉象。若因病邪内郁，正邪相搏于里，则脉沉而有力，主里实；若正气不足，脉气鼓动乏力，则脉沉而无力，主里虚。

附：【伏脉】比沉脉显现部位更深，重按推筋着骨始得。主邪闭、厥证、痛极，又主阳衰。

3. 迟脉

【脉象】一息脉来不足四至。特点是较正常脉搏次数少，每分钟＜60次。

【主病】多主寒证。有力为寒积，无力为虚寒。

【脉象分析】寒则气收，凝滞脉道，阳失健运，脉行缓慢，故见脉迟。若迟而有力为冷积实证；迟而无力，多属阳虚内寒。

4. 数脉（附疾脉）

【脉象】一息脉来五至以上。特点是较正常脉搏次数多，每分钟＞90次。

【主病】多主热证。有力为实热，无力为虚。

【脉象分析】邪热亢盛，脉行加速，故见数脉，必数而有力。久病阴虚，虚热内生，其脉也数，必细数无力。若阳虚外浮而见数脉，必数大而无力，按之豁然而空。

附：【疾脉】一息脉来七八至以上。主阳极阴尽，元气将脱。病情危重。

5. 虚脉

【脉象】三部脉举之无力，按之空虚。又为无力脉的总称。

【主病】一般见于虚证。多为气血两虚。

【脉象分析】气血不足，气不足以运其血，则脉来无力，血不足以充于脉，故按之空虚。

6. 实脉

【脉象】三部脉举按皆有力。为有力脉的总称。

【主病】一般见于实证。

【脉象分析】邪实而正气不虚，邪正相搏，故脉应指有力。

7. 滑脉

【脉象】往来流利，应指圆滑。

【主病】多主痰湿、食积、实热。

【脉象分析】痰食内滞，邪气壅盛，气实血涌，往来流利，故脉来应指滑利。平人脉滑而冲和，是营卫充实之象，亦为平脉。妇人妊娠亦可见滑脉，是气血充盛而调和的表现。

滑脉有数意，其特点是流利、圆滑，但不同于数脉的脉搏次数多于正常。

8. 涩脉

【脉象】往来艰涩，迟滞不畅，如轻刀刮竹。

【主病】多主精伤、血少；或气滞、血瘀、痰食内停。

【脉象分析】精亏血少，不能濡润经脉，所以脉气往来艰涩；气滞血瘀或邪阻经络，亦见涩脉。应分脉之有力无力，以辨虚实。

9. 洪脉（附大脉）

【脉象】脉来如波涛汹涌，来盛去衰。

【主病】多主热盛。

【脉象分析】内热充斥，脉来汹涌有余。热病伤阴，阴虚于内，阳盛于外，则脉也可见洪，但按之无力。

附：【大脉】脉形大于常脉，但无汹涌之势。大脉主邪气盛，即所谓"大则病进"。大脉又主正虚。辨邪正的盛衰，区别于大脉的有力、无力。

10. 细脉（附小脉）

【脉象】脉细如线，应指明显。

【主病】主诸虚劳损，以阴血虚为主；又主湿。

【脉象分析】脉细由阴血亏虚，不足以充脉道，故主诸虚劳损。又湿邪阻遏脉道，亦可见细脉。

附:【小脉】小脉即细脉，何梦瑶说"小与大相反名细"。

11. 微脉

【脉象】极细极软，似有似无，按之欲绝，至数不清。

【主病】主阴阳气血诸虚，多为阳衰危证。

【脉象分析】阴阳气血虚衰则脉微。阳气虚衰则脉道鼓动无力，阴血亏虚则脉道不充，故脉似有似无，至数不明。常见于心肾阳衰及暴脱患者，病情危重。微脉比细脉更细更软，可以理解为"特小"。

12. 濡脉

【脉象】浮小而细软。

【主病】主诸虚，又主湿。

【脉象分析】濡脉浮细软，是气血不足，脉道细小，故主诸虚。但湿邪在表时，脉亦软而浮小，应当与症状合参。

13. 弦脉

【脉象】端直以长，如按琴弦。特点是脉本身的紧张度高。

【主病】多主肝胆病，诸痛，痰饮。

【脉象分析】弦为肝脉，主肝胆病、痰饮、诸痛等证。虚劳内伤，中气不足，脾胃受肝病影响时，也常见弦脉。

弦脉可分别与浮、沉、迟、数、虚、实等脉并见，表、里、寒、热、虚、实诸证均可出现，是临床常见的脉象。

14. 紧脉

【脉象】脉来绷急，应指紧张有力，状如牵绳转索。特点是动脉搏动的张力大。

【主病】多主寒证、痛证、宿食内停。

【脉象分析】寒邪与阳相搏，或因疼痛，正邪相争，可致脉道紧张，而见左右弹指的紧象。宿食停滞，也可见紧脉。

15. 芤脉

【脉象】浮大中空，如按葱管。

【主病】失血、伤阴。

【脉象分析】芤脉浮大无力，按之中空，由于失血过多，或因过汗伤津，血虚于内，气浮于外，见此脉象。

16. 促脉

【脉象】脉来急数，时而一止，止无定数。

【主病】阳盛热实，血气、痰饮、宿食停滞。

【脉象分析】阳盛热实而阴不和，故脉象急而时一止。凡血、气、痰食、肿痛等诸实热证，可见此脉，脉象促而有力。若脉细促无力，多是虚脱之象，诊时应加注意。

17. 结脉

【脉象】脉来缓慢，时见一止，止无定数。

【主病】阴盛气结。

【脉象分析】阴盛而阳不能和，故脉来缓慢时而一止。寒痰瘀血，气郁不调，亦多见结脉。

结脉与促脉，同有歇止而止无定数，但二者有迟数的不同。结脉与促脉皆有歇止，故有别于迟脉与数脉。

18. 代脉

【脉象】脉来动而中止，不能自还，良久复动，止有定数。

【主病】脏气衰微，风证痛证，七情惊恐，跌扑损伤。

【脉象分析】代脉是脏气衰微，或脾气脱绝的征象。但风证、痛证、七情惊恐、中年损伤等病见到代脉，是因病而致脉气不能衔接。

代脉以止有定数别于促脉、结脉。

（五）相兼脉与主病

引起疾病的原因是多方面的，疾病的表现和变化常是错综复杂的。因此，临床常见的脉象，是反映疾病多个方面的相兼脉（小儿脉例外，临床只区分浮、沉、迟、数、虚、实、弦、滑等脉即可）。

相兼脉：由两个或两个以上单一脉复合组成的脉象，称相兼脉，又称为"复合脉"。前面所述的濡脉、促脉、结脉等均属相兼脉。

只要不是完全相反的两种或几种单一脉，如浮脉、沉脉；迟脉、数脉；洪脉、细脉等，都可能同时出现，组成相兼脉。例如，浮紧、沉迟、沉细数等。

相兼脉的一般规律是：相兼脉的主病，等于组成该相兼脉的各单一脉主病的总和。例如，浮紧脉，浮脉主表证，紧脉主寒证，浮紧脉即主表寒证；沉迟脉，沉脉主里证，迟脉主寒证，沉迟脉主里寒证；沉细数脉，沉脉主里证，数脉主热证，细脉主虚证且多阴血虚，沉细数即主里虚热证，余可类推。

临床常见相兼脉与主病如下。

浮紧脉：多见于外感寒邪之表寒证，或风寒痹证疼痛。

浮缓脉：多见于风邪伤卫，营卫不和的太阳中风证。

浮数脉：多见于风热袭表的表热证。

浮滑脉：多见于表证夹痰，常见于素体多痰湿而又感受外邪者。

沉迟脉：多见于里寒证。

沉弦脉：多见于肝郁气滞，或水饮内停。

沉涩脉：多见于血瘀，尤常见于阳虚而寒凝血瘀者。

沉缓脉：多见于脾虚，水湿停留。

沉细数脉：多见于阴虚内热或血虚。

弦紧脉：多见于寒证、痛症，常见于寒滞肝脉，或肝郁气滞等所致疼痛等。

弦数脉：多见于肝郁化火或肝胆湿热、肝阳上亢。

弦滑数脉：多见于肝火夹痰，肝胆湿热或肝阳上扰，痰火内蕴等病证。

弦细脉：多见于肝肾阴虚或血虚肝郁，或肝郁脾虚等证。

滑数脉：多见于痰热（火）、湿热或食积内热。

洪数脉：多见于阳明经证、气分热盛，常见于外感热病中。

（六）脉证顺逆与从舍

脉与证的关系十分密切。临床常从脉证的相应与不相应，以辨别疾病的顺逆。一般说来，凡脉证相应为顺，不相应为逆。如病属有余之证，脉见浮、洪、数、实，是谓脉证相应，为顺证，表示邪盛正实，正气足以抗邪；若反见沉、细、微脉，是谓脉证相反，为逆证，说明邪盛正衰，易致邪陷。

凡暴病脉来浮、洪、数、实者为顺，反映正气足以抗邪；久病脉来沉、微、细、虚者为顺，有邪衰正复之机。若新病脉见沉、微、细、虚，说明正气已衰；久病脉见浮、洪、数、实，表示正衰而邪不退，均属逆证。

脉与证多相应，但也有不相应的，如实证见虚脉，虚证见实脉。临床上遇到这些情况，必须明辨脉证的"从""舍"。舍脉从证与舍证从脉，是辨别病证的关键之一，须四诊合参，认真分析，才能取舍得宜。

临证对脉有"从"、有"舍"，说明脉象只是患者临床表现的一个方面，而不是病证的唯一表现。脉诊，只是中医切诊的重要组成部分，而不能代替其他诊断方法。因此，把切脉讲得十分神秘，难以理解，盲目地夸大其临床意义；或轻率否定，认为可有可无的倾向，都是片面的。必须一分为二地对待脉诊，强调四诊合参，收集全面而合于实际的临床资料，为辨证打下可靠的基础。

前面重点阐述了 18 种临床常见的脉象，须重点学习。为便于学习比较，将临床 29 种病理脉象分类及特点归纳小结（表 8-2）。

表 8-2　病脉与主病

脉纲	共同特点	相类脉		
		脉名	脉象	主病
浮脉类	轻取即得	浮	举之有余，按之不足	表证，亦见于虚阳浮越证
		洪	脉体阔大，充实有力，来盛去衰	热盛
		濡	浮细无力而软	虚证，湿困
		散	浮取散漫无根，伴至数或脉力不匀	元气离散，脏气将绝
		芤	浮大中空，如按葱管	失血，伤阴之际
		革	浮而搏指，中空边坚	亡血、失精、半产、崩漏

脉纲	共同特点	相类脉		
		脉名	脉象	主病
沉脉类	重按始得	沉	轻取不应，重按始得	里证
		伏	重按推至筋骨始得	邪闭、厥病、痛极
		弱	沉细无力而软	阳气虚衰、气血俱虚
		牢	沉按实大弦长	阴寒内积、疝气、癥积
迟脉类	一息不足四至	迟	一息不足四至	寒证，亦见邪热积聚
		缓	一息四至，脉来怠缓	湿病，脾胃虚弱，亦见于平人
		涩	往来艰涩，迟滞不畅	精伤、血少、气滞、血瘀、痰食内停
		结	迟而时一止，止无定数	阴盛气结、寒痰瘀血、气血虚衰
数脉类	一息五至以上	数	一息五至以上，不足七至	热证，亦主里虚证
		疾	脉来急疾，一息七八至	阳极阴竭，元气欲脱
		促	数而时一止，止无定数	阳热亢盛、瘀滞、痰食停积、脏气衰败
		动	脉短如豆，滑数有力	疼痛、惊恐
虚脉类	应指无力	虚	举按无力，应指松软	虚证，多气血两虚
		细	脉细如线，应指明显	气血俱虚、湿证
		微	脉细极软，似有似无	气血大虚、阳气暴脱
		代	迟而中止，止有定数	脏气衰微、疼痛、惊恐、跌仆损伤
		短	首尾俱短，不及本部	有力主气郁，无力主气损
实脉类	应指有力	实	举按充实有力	实证、平人
		滑	往来流利，应指圆滑	痰湿、食积、实热及青壮年、孕妇
		弦	端直以长，如按琴弦	肝胆病、疼痛、痰饮等，老年健康者
		紧	绷急弹指，状如转索	实寒证、疼痛、宿食
		长	首尾端直，超过本位	阳气有余、阳证、热证、实证、平人
		大	脉体宽大，无汹涌之势	健康人、病进

二、按诊

按诊，是对患者的肌肤、手足、脘腹及其他病变部位的触摸按压，以观察疾病的变化，如或热或凉，或硬或软，或拒按或喜按等，从而推断疾病的部位和性质。

（一）按肌表

主要是察明肌表的寒热、荣枯、润燥以及肿胀等。按肌表不仅能从冷暖以知寒热，更可从热的微甚、浅深而分别表里虚实。凡微热者初按热重，久按则热转轻的，是热在表；若久按其热更甚，热从内向外蒸发的，是热在里。

（二）按手足

主要是察寒热。诊手足温凉，可判断阳气的盛衰。

（三）按脘腹

主要是通过轻触表面，察皮肤的润燥；轻手循抚，问其痛与不痛；重手推按，审其软硬，以辨明脏腑虚实和病邪性质及其内积的程度。

【经文摘录】

《素问·移精变气论》："得神者昌，失神者亡。"

《灵枢·平人绝谷》："五脏安定，血脉和利，精神乃居，故神者，水谷之精气也。"

《灵枢·大惑论》："五脏六腑之精气，皆上注于目而为之精……目者，心之使也；心者，神之舍也。"

《灵枢·五色》："青黑为痛，黄赤为热，白为寒，是谓五官。"

《灵枢·五色》："以五色命脏，青为肝，赤为心，白为肺，黄为脾，黑为肾。"

《素问·三部九候论》："必先度其形之肥瘦，以调其气之虚实。"

《素问·脉要精微论》："头者精明之府，头倾视深，精神将夺矣。背者胸中之府，背曲肩随，府将坏矣。腰者肾之府，转摇不能，肾将惫矣。膝者筋之府，屈伸不能，行则偻附，筋将惫矣。骨者髓之府，不能久立，行则振掉，骨将惫矣。"

《景岳全书·伤寒典》："舌为心之官，本红而泽。"

《重订诊家直诀》："凡舌苔，以匀薄有根为吉。"

《辨舌指南》："苔垢薄者，形气不足；苔垢厚者，病气有余。"

《难经·六十一难》："闻而知之者，闻其五音，以别其病。"

《医宗金鉴·四诊心法要诀》："五声之变，变则病生，肝呼而急，心笑而雄，脾歌以漫，肺哭促声，肾呻低微。色克则凶。"

《景岳全书·传忠录》："一问寒热二问汗，三问头身四问便，五问饮食六问胸，七聋八渴俱当辨。九因脉色察阴阳，十从气味章神见。见定虽然事不难，也须明哲毋招怨。"

《景岳全书·传忠录》："问寒热者，问内外之寒热，欲以辨其在表在里也。"

《医碥·问证》："外感身热有汗为伤风，无汗为伤寒。"

《素问·脏气法时论》："肝病者，两胁下痛引少腹，令人善怒。"

《素问·至真要大论》："诸风掉眩，皆属于肝。"

《灵枢·海论》："髓海不足，则脑转耳鸣。"

《素问·逆调论》："胃不和则卧不安。"

《素问·平人气象论》："春胃微弦曰平，弦多胃少曰肝病，但弦无胃曰死……夏胃微钩曰平，钩多胃少曰心病，但钩无胃曰死……长夏胃微耎弱曰平，弱多胃少曰脾病，但代无胃曰死……秋胃微毛曰平，毛多胃少曰肺病，但毛无胃曰死……冬胃微石曰平，石多胃少曰肾病，但石无胃曰死。"

《素问·三部九候论》："形盛脉细，少气不足以息者危；形瘦脉大，胸中多气者死。形气相得者生，参伍不调者病。"

《难经·一难》："寸口者，脉之大会，手太阴之脉动也。寸口者，五脏六腑之所终始，故法取于寸口也。"

《濒湖脉学》："脉有七诊，曰浮中沉，上下左右，消息求寻。又有九候，举按轻重，三部浮沉，各候五动。寸候胸上，关候膈下，尺候于脐，下至跟踪。左脉候左，右脉候右，病随所在，不病者否。"

【相关现代研究】

中医四诊是中医诊断学现代化研究的重点。近年来，学者结合现代传感技术、计算机技术等，探讨四诊的客观化、规范化等。

中医面色诊信息采集与识别是基于计算机技术，以中医理论和临床实践为指导，应用图像处理、模式识别、人工智能等多种信息处理方法对面色的颜色等信息进行识别和分析，探索建立针对中医面色诊信息客观自动识别的方法，李福凤等多从面部颜色及光泽、血液流变学、面部温度等角度进行研究。

闻诊客观化是利用声物理学和声信号的数学分析处理方法，对所闻之声进行检测和分析。江益靓等在数据增强基础上，使用卷积神经网络（DACNN）进行闻诊，以判别受试者的症状为体实或体虚，女性和男性受试者分别达到了97.25%和95.12%的体质判别准确率。

中医问诊规范化研究，是借助人工智能和数据挖掘技术，对中医问诊信息进行数据挖掘、建立问诊模型，也成为中医问诊的有益探索。问诊规范化、程序化采集则是问诊智能化的前提，罗瑞静等将计算机技术、智能信息处理技术和中医理论相结合，研制出具有人机对话功能的训练软件、人机交互功能的中医问诊训练系统，临床判读符合率达90%。

目前，根据仪器采集的物理变量，脉象仪可分为五类，分别是采集压力变量的换能器、采集脉动位移的换能器、采集脉管容积变化的换能器、采集脉动振动频率的换能器，以及采集多种物理信号的换能器。蒋颖等对不同类别仪器进行分析，指出每种脉诊仪只能检测部位、至数、长度、宽度、力度、均匀度、流利度、紧张度的一部分物理量，并提出如何整合各种脉诊仪物理量的思考。

主要参考文献

［1］李福凤，邸丹，王忆勤，等.基于计算机技术的中医面色诊信息采集与识别研究［J］.世界科学技术—中医药现代化，2008，10（6）：71-76.

［2］马天才，庄燕鸿，王忆勤，等.声诊现代化研究及其在中医学研究中的应用［J］.上海中医药大学学报，2009，23（1）：79-82.

［3］江益靓，张旭龙，邓晋，等.数据增强基础上使用卷积神经网络进行闻诊（英

文）［J］.复旦学报（自然科学版），2019，58（03）：328-334.

［4］刘国萍，王忆勤，许朝霞，等.中医问诊规范化研究的难点［J］.中华中医药学刊，2010，28（6）：1191-1193.

［5］罗瑞静，何建成.中医智能化问诊系统开发及应用前景［J］.时珍国医国药，2014，25（07）：1797-1798.

［6］蒋颖，刘聪颖，张亚丹，等.脉诊检测分析仪的研究进展与新思路［J］.中华中医药杂志，2017，32（1）：218-221.

第九章 辨 证

【导学】

辨证是中医认识疾病的独特思路与方法。八纲辨证是辨证的总纲，其他辨证方法多是在八纲辨证基础上的深化；气血津液辨证、脏腑辨证主要用于辨析内伤杂病，六经辨证、卫气营血辨证、三焦辨证主要用于外感病辨证。

学习本章内容既要掌握各种辨证方法的特点和适用范围，又要注重不同辨证方法之间的相互联系。并初步学会运用这些方法进行临床辨证分析。

学习要点：八纲辨证、气血津液辨证各自的概念、证候表现、辨证要点；五脏病的常见症状，五脏病辨证各证候的概念、证候表现、辨证要点。

辨证是在人体整体观、天人相应、变动观点等理论指导下，对四诊所收集的资料进行综合分析、归纳，抓住疾病本质，判断并给出恰当证名的诊断思维过程。

在中医数千年的发展历史中，辨证论治作为中医诊断疾病的重要手段和方法，占有重要的地位。

第一节 八纲辨证

一、八纲辨证的概念与源流

八纲指表、里、寒、热、虚、实、阴、阳八个纲领。

运用八纲对四诊所获得的各种病情资料进行分析、综合与归纳，从而辨别疾病现阶段病变部位的深浅、病情性质的寒热、邪正斗争的盛衰和病证类别的阴阳，称为八纲辨证。

八纲是从各种具体证候的个性中抽象出来的带有普遍规律的共性纲领，它能把错综复杂的临床表现，分别概括为表证、里证、寒证、热证、虚证、实证，再进一步归纳为阴证、阳证两大类。即对于任何一种证候，从大体病位来说，总离不开表或里；从基本性质来说，一般可区分为寒与热；从邪正斗争的关系来说，主要反映为实与虚；从病证类别来说，均可归属于阴或阳。因此，八纲辨证是中医辨证的总纲，是用于分析各种疾病共性的辨证方法，在诊断过程中能起到执简驭繁、提纲挈领的作用。

八纲辨证是从八个方面对疾病本质做出纲领性的辨别。但是，八纲之间不是彼此孤立的，而是相互联系、可变的，其间可以相兼、错杂、转化，如表里同病、虚实夹杂、寒热错杂、表证入里、里邪出表、寒证转为热证、热证转为寒证、实证转为虚证、虚证转为实证等，并且有可能出现证候的真假，如真热假寒、真寒假热、真实假虚、真虚假实等，这就大大增加了八纲辨证的复杂程度，同时也扩大了对病情进行辨证的可行性和实用性。临床上的证候尽管复杂多变，但均可用八纲进行概括。

八纲辨证早在《黄帝内经》中就有散在性论述，东汉时期张仲景在《伤寒杂病论》中已运用八纲对疾病进行辨证论治，明代张介宾在《景岳全书·传忠录》提出"二纲六变"作为辨证的要领，近代祝味菊在《伤寒质难》中正式提出了八纲的概念："所谓'八纲'者，阴、阳、表、里、寒、热、虚、实是也。"20世纪50年代，八纲辨证作为辨证方法见诸教材，得以普及。

二、八纲辨证的基本证候

表证与里证、寒证与热证、虚证与实证、阴证与阳证，是四对既相互对立又相互联系的基本证候。

（一）表里辨证

表里是辨别疾病病位深浅和病势趋向的两个纲领。就人体结构而言，皮毛、肌腠、经络在外属表，脏腑、气血、骨髓在内属里。表证病在体表，病位轻浅；里证病在体内，病位深重。病邪由表入里，病势加重；由里出表，病势减轻。

表里辨证对外感病的诊断和治疗具有特别重要的意义。

1. 表证

【概念】指六淫等外邪经皮毛、口鼻侵犯机体时所表现的证候，多见于外感病的初期阶段，具有起病急、病位浅、病程短的特点。

【证候表现】恶寒（或恶风）发热，头身疼痛，鼻塞，流涕，咽喉痒痛，微有咳嗽，舌淡红苔薄白，脉浮。

【证候分析】因六淫等外邪侵袭肌表所致。表证以外邪袭表，卫气失调为主要病机，恶寒发热、头身疼痛、苔薄白、脉浮为外邪在表之征象；鼻塞、流涕、咽喉痒痛、微有咳嗽为肺气失宣的症状。

【辨证要点】以新起恶寒发热、头身疼痛、脉浮为辨证要点。

2. 里证

【概念】指病位在内，脏腑、气血、骨髓等病变所表现的证候。里证与表证相对而言，多见于外感病的中、后期或内伤杂病，具有病因复杂、病位较深、病情较重、病程较长的特点。

【证候表现】里证证候表现多样，其基本特征为无新起恶寒发热，以脏腑、气血、阴阳等失调的症状为主要表现。如发热，烦躁神昏，口渴欲饮，或畏寒，肢冷蜷卧，身倦乏力，口淡多涎，腹痛，便秘或泄泻，呕吐，尿少色黄或清长，苔厚，脉沉等。

【证候分析】里证以脏腑、气血、阴阳功能失调为主要病机。

【辨证要点】寒热单见，无新起恶寒发热并见，以脏腑、气血、阴阳等失调的症状为辨证要点。

3. 半表半里证

【概念】指病变既非完全在表，又未完全入里，病位处于表里进退变化之中，以寒热往来为主要表现的证候。

【证候表现】寒热往来，胸胁苦满，心烦喜呕，默默不欲饮食，口苦，咽干，目眩，脉弦。

【证候分析】表邪入里，邪正分争，少阳枢机不利。

【辨证要点】寒热往来，兼见胸胁苦满、心烦喜呕等症状为辨证要点。

4. 表证与里证的鉴别要点 主要审察其寒热、有无内脏症状、舌象和脉象等变化。此外，辨别表证和里证还需考虑起病的缓急、病情的轻重、病程的长短等情况（表9-1）。

表9-1 表证与里证鉴别表

证名	寒热症状	内脏症状	舌象	脉象
表证	恶寒发热并见	不明显	少变化	浮
里证	寒热单见	明显	多变化	沉或其他
半表半里证	寒热往来	明显	多变化	弦

（二）寒热辨证

寒热是辨别疾病性质的一对纲领。寒热主要突出反映疾病中机体阴阳的盛衰及病邪的阴阳性质。阴盛或阳虚表现为寒证；阳盛或阴虚表现为热证。

1. 寒证

【概念】指感受阴寒邪气或机体阳虚阴盛所表现的证候。

【证候表现】恶寒或畏寒，冷痛，喜暖，面色白，肢冷蜷卧，口淡不渴，痰、涕清稀，小便清长，大便稀溏，舌淡苔白而润滑，脉迟或紧等。

【证候分析】寒证以阴寒内盛或阳气不足为主要病机。恶寒或畏寒、喜暖、面色白、肢冷蜷卧为阳气失于温煦的表现；口淡不渴，痰、涕清稀，小便清长，大便稀溏为阳气不得温化；舌苔白而润滑、脉迟或紧等为寒象。

【辨证要点】以恶寒喜暖、肢冷蜷卧、面白、分泌物及排泄物清稀、舌苔白滑、脉迟或紧等症状为辨证要点。

2. 热证

【概念】指感受阳热邪气或机体阴虚阳亢所表现的证候。

【证候表现】发热，恶热喜冷，面红目赤，口渴喜冷饮，烦躁不宁，痰、涕黄稠，或五心烦热，盗汗，大便干结，小便短赤，舌红苔黄而燥，脉数等。

【证候分析】热证以阳热亢盛或阴虚内热为主要病机。发热，恶热喜冷，面红目赤，口渴喜冷饮，烦躁不宁，痰、涕黄稠，大便干结，小便短赤，为阳热偏盛，灼伤津液；五心烦热，盗汗，为阴虚内热之象；舌红苔黄而燥，脉数，为热象。

【辨证要点】以发热、面赤、分泌物及排泄物稠浊、舌红、脉数等症状为辨证要点。

3. 寒证与热证的鉴别要点 辨别寒证与热证，应重视对寒热的喜恶、口渴与否、面色赤白、四肢温凉，以及二便、舌象、脉象等方面的鉴别（表 9-2）。

表 9-2 寒证与热证鉴别表

证名	寒热	口渴	面色	痰涕	四肢	二便	舌象	脉象
寒证	恶寒喜暖	口淡不渴	白	色白清稀	冷	大便稀溏，小便清长	舌色淡，苔白润滑	迟或紧
热证	恶热喜凉	渴喜冷饮	赤	色黄黏稠	热	大便干结，小便短赤	舌色红，苔黄燥或少苔	数

（三）虚实辨证

虚实是辨别邪正盛衰的两个纲领。《素问·通评虚实论》谓："邪气盛则实，精气夺则虚。"虚实反映病变过程中人体正气的强弱和致病邪气的盛衰，邪气盛者表现为实证，正气不足者表现为虚证。

1. 实证

【概念】指邪气亢盛所表现的证候。本证为邪实而正气未虚，具有起病急、病程短的特点。

【证候表现】各种实证的证候表现各不相同，临床一般多见于新起、暴病者，病情急剧者，体质壮实者，症状剧烈者，舌质苍老、脉实有力者。常见症状有高热，胸闷烦躁，甚至神昏谵语，呼吸气粗，痰涎壅盛，腹胀痛拒按，大便秘结或下利，里急后重，小便不利或涩痛、色黄量少，舌质苍老，舌苔厚腻，脉实等。

【证候分析】由于外邪性质与致病的病理产物不同，故临床表现各异。高热，胸闷烦躁，甚至神昏谵语，呼吸气粗，为阳热之邪亢盛；痰涎壅盛，腹胀痛拒按，大便秘结或下利，里急后重，小便不利或涩痛、色黄量少，舌质苍老，舌苔厚腻，脉实有力，为里邪亢盛之征象。

【辨证要点】新起、暴病，病情急剧，体质壮实，症状剧烈，舌质苍老，脉实者多为实证。

2. 虚证

【概念】指人体正气不足所表现的证候。虚证包括气、血、阴、阳、精、津液不足，以及脏腑各种不同的虚损。

【证候表现】各种虚证的表现不尽一致。临床一般以久病、病势缓者多虚证，耗损过度者、体质素弱者多虚证，症状平缓者多虚证，舌质娇嫩、脉虚者为虚证。常见症状有面色淡白或萎黄，精神萎靡，身倦乏力，形寒肢冷，自汗，大便稀溏或滑脱，小便清长或失禁，舌淡胖嫩，脉虚或弱，或形体消瘦颧红，五心烦热，潮热，盗汗，舌红少苔或无苔，脉细数无力。

【证候分析】面色淡白或萎黄，精神萎靡，身倦乏力，形寒肢冷，自汗，大便稀溏或滑脱，小便清长或失禁，舌淡胖嫩，脉虚或弱，为阳气亏虚之征象；形体消瘦颧红，五心烦热，盗汗，潮热，舌红少苔或无苔，脉细数无力，为阴虚之征象。

【辨证要点】久病、病势缓，耗损过度，体质素弱，症状平缓，舌质娇嫩，脉虚者多为虚证。

3. 实证与虚证的鉴别要点 虚证和实证主要可从病程、病势、体质及症状、舌脉等方面加以鉴别（表9-3）。

表9-3　实证与虚证鉴别表

证名	病程	体质	精神	声息	疼痛	二便	舌象	脉象
实证	新病，病程短	多壮实	亢奋	声高息粗	拒按	大便秘结或下利，小便不利或涩痛	舌质苍老，苔厚	有力
虚证	久病，病程长	多虚弱	萎靡	声低息微	喜按	大便稀溏或滑脱，小便清长或失禁	舌嫩，苔少或无	无力

（四）阴阳辨证

阴阳是八纲辨证的总纲，是辨别疾病属性的两个纲领，可以统括其余六纲，故有人称八纲为"二纲六变"。

八纲中的表里、寒热、虚实六纲，是从不同侧面概括病情，只能说明疾病某一方面的特征，并不能反映疾病的全貌，而阴阳则可以对疾病进行总的归纳，使复杂证候纲领化。表、热、实属阳；里、寒、虚属阴。

由于中医学中的阴阳不仅是抽象的哲学概念，而且已经有了许多具体的医学内容，如阳气、阴液、肺阴、脾阳等。所以，采用阴阳命名的除作为属性阴阳的阴证和阳证外，还应包括体内阴阳虚损的证候，主要有阳虚证、阴虚证、亡阳证和亡阴证。

1. 阴证

【概念】指凡符合阴的一般属性的证候，具有抑制、沉静、衰退、晦暗等表现，症状表现于内的、向下的、不易发现的，或病邪性质为阴邪致病，病情变化较慢的，均属阴证。里证、虚证、寒证均属阴证范围。

【证候表现】不同的疾病，所表现的阴性证候不尽相同。常见的有面色淡白或晦暗，少气懒言，倦怠无力，精神萎靡，身重，蜷卧，畏寒肢冷，语言低怯，呼吸微而缓，口淡不渴，痰、涕清稀，小便清长，大便溏薄，舌淡胖嫩苔白滑，脉沉迟或细涩或微弱等。

【辨证要点】以抑郁、沉静、功能衰退，分泌物、排泄物清稀等为辨证要点。

2. 阳证

【概念】指凡符合阳的一般属性的证候，具有兴奋、躁动、亢进、明亮等表现，症状表现于外的、向上的、容易发现的，或病邪性质为阳邪致病，病情变化较快的，均属阳证。表证、热证、实证均属阳证范围。

【证候表现】不同的疾病，表现出的阳性证候不尽相同。常见的有：恶寒发热，或壮热，面红目赤，躁动不安，或神昏谵语，呼吸气粗而快，语声高亢，喘促痰鸣，痰、涕黄稠，口渴喜冷饮，大便秘结，尿少色黄而涩痛，舌红绛起芒刺，苔黄而干，脉实、数、浮等。

【辨证要点】以亢奋、躁动、功能亢进，分泌物、排泄物黏稠等为辨证要点。

3. 阴证与阳证的鉴别要点　一般来说，凡急性的，兴奋、功能亢进、明亮的均属阳证；凡慢性的，抑郁、静而不躁、清冷、功能衰退、晦暗的均属阴证（表9-4）。

表9-4　阳证与阴证鉴别表

四诊	阳证	阴证
望诊	面红目赤，烦躁不安，痰、涕黄稠，舌红绛起芒刺，苔黄而干	面色淡白或晦暗，蜷卧，倦怠无力，精神萎靡，痰、涕清稀，舌淡胖嫩苔白滑
闻诊	语声高亢，多言，呼吸气粗而快	语声低怯，静而少言，呼吸气微而缓
问诊	消谷善饥，渴喜冷饮，大便秘结，尿少色黄而涩痛	纳呆，不渴或喜热饮，大便溏薄，小便清长
切诊	腹痛拒按，身热肢温，脉象浮、数、实	腹痛喜按，身寒肢冷，脉象沉迟、细涩、微弱

4. 阴虚证

【概念】指体内阴液不足，阴不制阳，滋润、濡养等作用减退所表现的虚热性质的证候。又称"里虚热证"。

【证候表现】形体消瘦，口燥咽干，五心烦热，午后潮热，盗汗，颧红，舌红少苔或无苔，脉细数。

【证候分析】形体消瘦，口燥咽干，为阴液亏虚，失却濡养之象；五心烦热，午后潮热，盗汗，颧红，舌红少苔或无苔，脉细数，为阴虚阳亢，虚火内盛的征象。

【辨证要点】以口燥咽干、五心烦热、潮热盗汗、舌红少苔、脉细数为辨证要点。

5. 阳虚证

【概念】指体内阳气不足，阳不制阴，温煦、推动、气化等作用减退所表现的虚寒性质证候。又称"里虚寒证"。

【证候表现】精神萎靡，少气懒言，畏寒肢冷，面色㿠白，口淡不渴或喜热饮，大便稀溏，小便清长或尿少浮肿，舌淡苔白滑，脉沉迟无力或弱。

【证候分析】精神萎靡，少气懒言，为阳气之推动等功能减退之象；畏寒肢冷，面色㿠白，口淡不渴或喜热饮，大便稀溏，小便清长或尿少浮肿，舌淡苔白滑，脉沉迟无力或弱，为阳气亏虚，温煦、气化等功能减退的征象。

【辨证要点】以精神萎靡、少气懒言、畏寒肢冷、大便稀溏、小便清长、舌淡苔白滑、脉沉迟无力等为辨证要点。

6. 亡阴证

【概念】指机体阴液大量耗失，阴液严重亏乏欲竭所表现的危重证候。

【证候表现】汗热味咸而黏，虚烦躁扰，身灼肢温，恶热，口渴喜冷饮，呼吸急促，皮肤皱瘪，小便极少，面赤颧红，唇舌干燥，舌红而干，脉细数疾而按之无力。

【证候分析】皮肤皱瘪，小便极少，唇舌干燥，为阴液极度耗竭，失却滋润之象；汗热味咸而黏，虚烦躁扰，身灼肢温，恶热，口渴喜冷饮，呼吸急促，面赤颧红，脉细数疾而按之无力，为阴液严重亡失亏乏，阴竭阳浮之征象。

【辨证要点】以汗热味咸而黏、虚烦躁扰、身灼肢温、面赤颧红、脉细数疾而按之无力等为辨证要点。

7. 亡阳证

【概念】指机体阳气严重耗损，阳气欲脱所表现的危重证候。

【证候表现】冷汗淋漓、汗质稀淡，神情淡漠，肌肤不温，四肢厥冷，口不渴或渴喜热饮，呼吸微弱，面色苍白，舌淡而润，脉微欲绝。

【证候分析】冷汗淋漓、汗质稀淡，为阳气欲脱，津失固摄；神情淡漠，肌肤不温，四肢厥冷，口不渴或渴喜热饮，呼吸微弱，面色苍白，舌淡而润，脉微欲绝，为阳气极度衰微欲脱，失却温煦、推动之象。

【辨证要点】以冷汗淋漓、汗质稀淡、四肢厥冷、呼吸微弱、面色苍白、脉微欲绝等为辨证要点。

8. 亡阴证和亡阳证的鉴别　亡阴证和亡阳证，均是疾病危重证候的表现，临床应注意鉴别（表9-5）。

表 9-5　亡阴证和亡阳证鉴别表

内容	亡阴证	亡阳证
寒热	身热畏热	身冷畏寒
四肢	温热	厥冷
汗出	汗热味咸而黏	冷汗淋漓，汗质清稀
口渴	口渴喜冷饮	口不渴或渴喜热饮
呼吸	呼吸急促	呼吸微弱
舌象	舌红而干	舌淡而润
脉象	脉细数疾，按之无力	脉微欲绝

三、八纲证候间的关系

八纲证候是相互联系，具有必然性、普遍性。阴阳表里寒热虚实，各自从不同的角度概括说明病变的本质，各自都不是完整的证，只有将八纲联系起来对病情作综合性的分析考察，才能对证候有比较全面、正确地认识。用八纲来分析、判断、归类证候，并不是彼此孤立、绝对对立、静止不变的，而是可有相互兼夹、错杂，可有中间状态并且随病变发展而不断变化的。故八纲证候间存在着广泛而密切的关系，归结之有证候相兼、证候错杂、证候真假，证候转化四类。

（一）证候相兼

广义的证候相兼，是指八纲各种证候的相兼存在。狭义的证候相兼，即指在疾病某一阶段，其病位无论在表、在里，但疾病性质上没有寒与热、虚与实相反的证候存在。此处是指狭义的证候相兼。

表里、寒热、虚实各自是从不同的侧面反映疾病某一方面的本质，临床上的证候不可能只涉及病位、病因、病性的某一方面。因此，在辨证的时候，论病位之在表在里，必然要区分其寒热、虚实性质；论病性之属寒属热，必然要辨别病位在表或在里、邪盛或正虚；论病情之虚实，必察其病位之表里、病性之寒热。八纲辨证在临床上常见的相兼证候有表实寒证、表实热证、里实寒证、里实热证、里虚寒证、里虚热证等。

1. 表实寒证　指寒邪袭表所表现的证候，常简称为表寒证。临床可见恶寒重，发热轻，头身疼痛，无汗，苔薄白润，脉浮紧。

2. 表实热证　指热邪侵袭肌表所表现的证候，又称为表热证。临床可见发热，微恶风寒，头痛，少汗，口微渴，舌边尖红，脉浮数。

3. 里实寒证　指寒邪侵袭脏腑，困遏阳气，阴寒内盛所表现的证候。临床可见恶寒喜暖，面色白，四肢欠温，口淡不渴，腹冷痛拒按，大便溏泄，小便清长，舌苔白润，脉迟有力或紧。

4. 里实热证　指邪气内犯脏腑，阳热内盛所表现的证候。临床可见发热，恶热喜凉，面红目赤，口渴喜冷饮，烦躁不安，腹胀满痛拒按，便秘溲黄，舌红苔黄燥，脉洪等。

5. 里虚寒证　指体内阳气亏损所表现的证候，又称阳虚证。详见阴阳辨证中的阳虚证。

6. 里虚热证　指机体阴液不足所表现的证候，又称阴虚证。详见阴阳辨证中的阴虚证。

理论上讲，尚有表虚寒、表虚热，但对外邪初袭、病位处于肌表浅层的表证而言，矛盾的主要方面在于外邪，一般不存在气血阴阳的亏虚，所以区分表虚寒、表虚热，无实际意义。

（二）证候错杂

证候错杂指在疾病某一阶段，同时出现表里、寒热、虚实等不同病位或性质的证候。八纲中的证候错杂主要有表里同病、寒热错杂、虚实夹杂。

1. 表里同病　指表证和里证在同一时期出现。见于初病既有表证又有里证；或表证未解，又及于里；或旧病未愈，又加新病，如本有内伤，又加外感，或先有外感，又内伤饮食劳倦等。表里同病往往与寒热、虚实并见，常见表热里寒、表寒里热、表实里虚以及表里俱寒、表里俱热、表里俱实等。

2. 寒热错杂　指既有寒证又有热证，寒热同时出现。常见类型有上热下寒证、上寒下热证、表寒里热证、表热里寒证等。

（1）上热下寒证　指患者在同一时间内，上部表现为热，下部表现为寒的证候。如既见胸中烦热、口臭、牙龈肿痛等上热证，同时又见腹痛喜暖喜按、大便溏泄之下寒证。此为上焦有热，中焦有寒的上热下寒证。

（2）上寒下热证　指患者在同一时间内，上部表现为寒，下部表现为热的证候。如既有胃脘冷痛、呕吐清涎之寒证，又同时出现尿少色黄、尿频尿痛之热证。此为胃中有寒，膀胱有热的上寒下热证。

（3）表寒里热证　指寒在表而热在里的证候。多见于素有内热又外感风寒，或外寒入里化热而表寒未解的病证。由于里热所在部位不同，故各类表寒里热的临床表现不尽一致，常见的有：恶寒发热，头身痛，无汗，烦躁，口渴，尿黄，脉浮紧。

（4）表热里寒证　指热在表而寒在里的证候。多见于素有里寒又外感风热，或因表热证误下而脾阳耗伤。临床上既出现发热恶寒、头痛、咳嗽、咽喉肿痛的表热证，同时又出现大便溏泄、四肢不温、小便清长的里寒证。

3. 虚实夹杂　虚实夹杂指患者同时存在着正虚和邪实的证候。包括实证夹虚、虚证夹实、虚实并重。若结合病位，则有表里虚实错杂以及上下虚实错杂。

（1）实证夹虚　指以邪实为主，正虚为次的证候。此证常发生于实证过程中正气受损的患者，亦可见于体虚而新感外邪者。如本来是壮热、大汗出、心烦、舌红苔黄的里热证，由于里热炽盛，耗伤气阴，又出现疲乏、口渴、脉浮大无力等气阴两伤的症状，这是实热兼气阴两虚，属实中夹虚之证。

（2）虚证夹实　指以正虚为主，邪实为次的证候。此证多见于实证日久，正气大伤而余邪未尽的患者，亦可见于素体大虚而复感外邪者。如温病的肝肾亏虚证，出现于温病后期，症见低热不退、手足心热、口干、舌干绛无苔。这是邪热灼烁肝肾之阴，而呈现邪少虚多的证候。

（3）虚实并重　指正虚和邪实均十分明显的证候。此证多见于较严重的实证，迁延日久，正气大伤而实邪不减，亦可见于原本正气甚虚，同时实邪较盛的患者。如鼓胀之病，出现腹胀满如鼓、腹壁青筋暴露、二便不通等实邪盛于内，同时又出现形体羸瘦、不能食、精神萎靡等正气大伤的症状，此属虚实并重证候。

（三）证候真假

证候真假指某些疾病在病情的危重阶段，可以出现一些与疾病本质相反的"假象"，掩盖着病情的真象。所谓"真"，指与疾病本质相符的证候；所谓"假"，指疾病表现的某些不符合常规认识的假象，即与病理本质所反映的常规证候不相符的表现。对于证候的真假，必须认真辨别，才能去伪存真，抓住疾病的本质，对病情做出准确的判断。证候真假主要有寒热真假和虚实真假。

1. 寒热真假　当病情发展到寒极或热极的时候，有时会出现一些与其真寒或真热本质相反的"假象"症状，即所谓真寒假热、真热假寒。这些假象常见于病情危笃的严重阶段。

（1）真寒假热证　即内有真寒而外现假热的"寒极似热"证候。患者的临床表现为身热、口渴、面赤、脉大等，似是热证，但仔细观察，身虽热而反欲近衣被取暖；口渴但不欲饮，或喜少量热饮；面虽赤但颧红如妆，游移不定；脉虽大却按之无力；同时还可见四肢厥冷、小便清长、大便稀溏、精神萎靡、舌淡苔白等一派寒象。此为阴寒内盛，格阳于外，故又称"阴盛格阳"。

（2）真热假寒证　即内有真热而外现假寒的"热极似寒"证候。患者的临床表现是四肢厥冷、脉沉等，似是寒证，但手足冷而身体灼热，不恶寒而反恶热；脉虽沉却数而有力；并见口渴喜冷饮、烦躁不安、大便干结、尿少色黄、舌红苔黄等一派热象。这种手足厥冷、脉沉为假寒象，是由于内热炽盛，阳气郁闭，不能外达所致。内热才是疾病的本质，即阳盛于内，格阴于外，故又称"阳盛格阴""阳厥""热厥"，并且内热愈盛，则肢冷愈严重，即所谓"热深厥亦深"。

（3）寒热真假的鉴别　辨别寒热之真假，除了解疾病的全过程外，主要从以下两方面来体察：首先，假象多出现在四肢、皮肤和面色等方面，而脏腑、气血阴阳等方面的内在表现则能如实反映疾病的本质。故辨证时应以里证、舌象、脉象等作为诊断的依据。如舌质的淡白与红绛、润与燥、口渴与否、脉之有力与否、小便清长与色黄量少等。其次，假象与真象的面赤、肢冷等是有区别的。例如，假热的面赤仅在颧颊上，颜色浅红而娇嫩，浮露于皮肤，时隐时现；真热的面赤是满面通红。再如肢冷，假寒之肢冷反不欲近衣被，并伴有胸腹热炽，按之灼手；真寒的肢冷可并见身体蜷卧，欲加衣被。

2. 虚实真假　在疾病发展变化过程中，会出现与疾病虚实本质相反的假象，即"至虚有盛候"的真虚假实证、"大实有羸状"的真实假虚证。辨证时要从复杂的症状中辨别真假，去伪存真。

（1）真实假虚证　指疾病本质属实证，反见某些虚羸现象的证候，称为真实假虚证。如热结肠胃、痰食壅滞、大聚大积之实证，却见神情默默、畏寒肢冷、脉涩等类似虚证的表现。虽神情默默，而语时有力，声高气粗；脉虽涩，而按之有力；虽畏寒肢冷，而胸腹按之灼手。实证出现类似虚象的原因是实邪阻滞经脉，气血不能畅达而形体失养之故。

（2）真虚假实证　指疾病本质属虚证，但又出现一些类似实证现象的证候，称为真虚假实证。如素体脾虚，运化乏力，因而出现腹部胀满、脉弦等类似实证的表现。但腹满时有缓解，不似实证之腹满不减；腹痛而喜按，按之不痛或按之痛减，不似实证之拒按；脉虽弦，但按之无力。虚证出现类似实证的原因，是机体正气虚弱，运化无力，气血不畅之故。

（3）虚实真假的鉴别　首先要注意脉象的有力无力、有神无神、浮候沉候。疾病本质隐伏于内，假象常表现于外，故辨证时脉象应以沉候为据，重按有力有神为真实证，无力无神为真虚证。其次要注意舌象的苍老与胖嫩。舌质胖嫩淡白为真虚证，苍老坚敛为真实证。还要注意语言发声，气息高亢与低怯。语声高亢，气粗者多为实证，语声低怯，息微者多为虚证。此外还必须了解疾病的全过程，如发病原因、诱因、疾病演变情况，治疗经过、体质强弱以及病之新久等。

（四）证候转化

证候转化指疾病在发展变化过程中，八纲中相互对立的证候之间可以相互转化，转化后原来证候的本质和现象均已改变。因此，它与证候的相兼、错杂、真假等概念均不相同。但应看到，在证候转化这种质变之前，往往有一个量变的过程，因而在证候转化之前，往往有证候相兼、证候错杂的关系。八纲的证候转化包括表里出入、寒热转化、虚实转化三类。

1. 表里出入 疾病在发展过程中，表证不解，内传而变成里证，称为由表入里；某些里证，其病邪可以从里向外透达，称为由里出表。一般而言，这种病位上的变化，由表入里多提示病情加重，由里出表多预示病情减轻。因此，掌握病势的表里出入变化，对于预测疾病的发展与转归，均具有重要意义。

2. 寒热转化 指在一定的条件下，疾病的寒热属性发生转变，寒证转化为热证，或热证转化为寒证。

寒证与热证的转化，是由邪正力量的对比所决定的，其关键在于机体阳气的盛衰。寒证转化为热证，是人体正气尚强，阳气较为旺盛，寒邪郁而化热，提示正气尚能抗御邪气；热证转化为寒证，多属邪盛正虚，正不胜邪，阳气耗伤而处于衰败状态，提示正气无力抗邪，病情严重。

3. 虚实转化 在疾病发展过程中，由于邪正相争，力量对比发生了变化，虚证和实证之间出现相互转化，实证转化为虚证，或虚证转化为实证。临床上虚证转化为实证，实质上是因虚而致实，形成了虚实夹杂之证。

第二节 气血津液辨证

气血津液辨证是根据气血津液的生理功能、病理特点，对四诊所收集的各种病情资料进行分析、归纳，以辨别疾病当前病理本质是否存在着气血津液病证的辨证方法。

气血津液辨证的主要内容包括气病辨证、血病辨证、气血同病辨证、津液病辨证。

一、气病辨证

气病范围较为广泛，《素问·举痛论》说："百病生于气也。"这里的"气"，主要是指人体的气机。因为脏腑功能的正常发挥，有赖于人体气机和畅通达，升降出入有序，所以当气失调和，百病乃变化而生。《景岳全书·杂证谟》曾言："而凡病之为虚为实，为热为寒，至其变态莫可名状，欲求其本，则只一气字足以尽之，盖气有不调之处，即病本所在之处也。"气病以气的功能减退、气机失调为基本病机。其常见证有气虚证、气陷证、气不固证、气脱证、气滞证、气逆证、气闭证。其中，气虚证、气陷证、气不固证、气脱证属于气病的虚证；气滞证、气逆证、气闭证属于气病的实证。

（一）气虚证

【概念】指机体元气不足，脏腑组织功能减退，以神疲乏力，少气懒言，脉虚等为主要表现的证。

【证候表现】气短，神疲乏力，少气懒言，头晕目眩，自汗，动则诸症加剧，舌质淡嫩，苔白，脉虚。

【证候分析】元气亏虚，脏腑组织功能减退，则气短，少气懒言，神疲乏力；气虚清阳不升，头目失养，则头晕目眩；气虚卫外不固，腠理疏松，则自汗；劳则耗气，故活动时诸症加剧；气虚无力鼓动血脉，血不上荣于舌，则见舌淡苔白；气虚运血无力，故脉虚。

由于元气亏虚，常导致诸多脏腑组织功能减退，故临床上常见心气虚证、肺气虚证、脾气虚证、肾气虚证、胃气虚证等；也可各脏气虚证相兼出现，如心肺气虚证、脾胃气虚证、肺脾气虚证等。

气虚又可引发多种病理变化，如气虚功能减退，运化无权，推动无力，可导致血虚、阳虚、生湿、生痰、气滞、水停、血瘀等。

【辨证要点】以神疲乏力，少气懒言，自汗，脉虚，动则诸症加剧为辨证要点。

（二）气陷证

【概念】指气虚无力升举，清阳之气反而下陷，以自觉坠胀或内脏下垂为主要表现的证。

【证候表现】头晕目眩，神疲乏力，气短，腹部有坠胀感，或久痢久泄，或见内脏下垂、脱肛、子宫脱垂等，舌淡苔白，脉虚。

【证候分析】本证是气虚证的一种特殊表现形式，多由气虚进一步发展而来。凡能引起气虚证的原因，均可导致本证的发生，故可见头晕目眩，神疲乏力，气短等气虚症状。中气亏虚，脾失健运，清阳不升，气陷于下，则久泄久痢；气虚升举无力，不能维持腹内脏器固有的位置，故觉腹部坠胀，或见内脏下垂，如胃下垂、肾下垂、脱肛、子宫脱垂等。

由于气陷主要是指中焦脾虚气陷，故此证又称中气下陷证或脾虚气陷证。

【辨证要点】以气坠、脏器下垂与气虚症状共见为辨证要点。

（三）气不固证

【概念】指气虚失其固摄功能，以自汗，或二便、经血、精液、胎元等不固为主要表现的证。

【证候表现】气短，疲乏，面白，舌淡，脉虚无力，或自汗不止；或流涎不止；或遗尿，余溺不尽，小便失禁；或大便滑脱失禁；或各种出血；或妇女月经过多，崩漏；或为滑胎、小产；或见男子遗精、滑精、早泄等。

【证候分析】本证多由气虚证进一步发展而来，是气虚证的一种特殊表现形式。故可见气短，疲乏，面白，舌淡，脉虚无力等气虚症状；并有各种不固的证候特点。气不固津，则可致自汗不止，流涎不止；气虚不能固摄二便，则可致遗尿，余溺不尽，小便失禁；或大便滑脱失禁；气不能固摄血液则可致各种慢性出血，或妇女月经过多，崩漏；气虚胎元不固则可致滑胎、小产；气不摄精则可致遗精、滑精、早泄等。

【辨证要点】以自汗或出血或二便失禁，或精液、胎元不固等与气虚症状共见为辨证要点。

（四）气脱证

【概念】指元气亏虚已极而欲脱，以气息微弱为主要表现的危重证。

【证候表现】呼吸微弱而不规则，汗出不止，面色苍白，口开目合，手撒身软，神志朦胧，昏迷或昏仆，二便失禁，舌质淡白，苔白润，脉微欲绝。

【证候分析】元气亏虚至极，肺无力司呼吸，故呼吸微弱而不规则。气脱无以养心，则神失所养而见神志朦胧，昏迷或昏仆；气脱失于固摄，则汗出不止，二便失禁；气脱无力运血，血不上荣，故见面色苍白；元气亏虚欲脱，脏气外泄，故见口开目合，手撒身软；气脱无以鼓动血脉，故见脉微欲绝。

【辨证要点】以病势危重，气息微弱，汗出不止，脉微，二便失禁，手撒身软等为辨证要点。

（五）气滞证

【概念】指人体某一部分或某一脏腑、经络的气机阻滞，运行不畅，以胀痛为主要表现的证。

【证候表现】胸胁、脘腹等处或损伤部位的胀闷或疼痛，疼痛性质可为胀痛、窜痛、攻痛，时轻时重，部位不定，按之一般无形，胀痛常随嗳气、肠鸣、矢气等而减轻，或症状随情绪变化而增减，脉象多弦，舌象可无明显变化。

【证候分析】气机郁滞，运行不畅，轻则胀闷，重则疼痛，可表现为胀痛、窜痛、攻痛；气聚散无常，故其痛时轻时重，痛无定处，按之无形；嗳气、矢气、叹息或情绪舒畅时，气机暂时得以通畅，故胀、痛可缓解；情绪不舒时，气机郁滞加重，故症状加剧。

【辨证要点】以胸胁脘腹或损伤部位的胀痛、窜痛为辨证要点。

（六）气逆证

【概念】指气机升降失常，逆而向上，以咳喘、呕恶等为主要表现的证。主要包括肺气上逆、胃气上逆、肝气上逆。

【证候表现】咳嗽、喘促，或恶心、呕吐、呃逆、嗳气，或头痛、眩晕、甚至昏厥、呕血等。

【证候分析】肺失肃降，肺气上逆发为咳喘；胃失和降，胃气上逆而为呃逆、嗳气、恶心、呕吐；肝气升发太过，气火上逆，阻闭清窍，轻则头痛、眩晕，重则昏厥；血随气逆，并走于上，络破血溢，则呕血。

【辨证要点】以咳喘，呕吐呃逆，头痛眩晕与气滞证共见为辨证要点。

（七）气闭证

【概念】指邪气阻闭神机或脏器、官窍，致气机逆乱，闭塞不通，以突发神昏晕厥、绞痛为主要表现的实性急重证。

【证候表现】突发昏仆或晕厥；或脏器绞痛，或二便闭塞，呼吸气粗，声高，脉沉实有力。

【证候分析】气机逆乱，心窍闭塞，故见突然昏仆或晕厥；气机闭塞，肺气不宣，息道不通，则呼吸气粗、声高；瘀血、砂石、蛔虫、痰浊等阻塞脉络、管腔，气机闭塞而发绞痛，二便闭塞；脉沉实有力为实邪内阻之征。

【辨证要点】以突然昏厥，绞痛，二便不通，呼吸气粗为辨证要点。

二、血病辨证

血病的主要病理变化为血液亏虚，或血液运行障碍。其常见证有血虚证、血脱证、血瘀证、血热证、血寒证，其中，血虚证、血脱证属于血病的虚证；血瘀证、血热证、血寒证属于血病的实证。

（一）血虚证

【概念】指血液亏虚，不能濡养脏腑、经络、组织，以面、舌、唇等色淡白为主要表现的证。

【证候表现】面色淡白或萎黄，眼睑、口唇、舌质、爪甲的颜色淡白，头晕眼花，心悸，失眠多梦，肢体麻木，妇女月经量少、色淡、延期或经闭，脉细无力等。

【证候分析】血液亏虚，不能濡养头目，上荣舌面，故头晕眼花，面色淡白或萎黄，眼睑、口唇色淡；血虚心失所养则心悸；血虚神失所养则失眠多梦；血虚不能濡养筋脉、肌肤，故肢体麻木，爪甲色淡；女子以血为用，血虚致血海空虚，冲任失充，故妇女月经量少、色淡、延期甚或经闭；舌淡，脉细均为血虚之象。

血虚证临床主要见于心血虚证和肝血虚证，或心肝血虚证，并可有血虚肠燥证、血虚肤燥证、血虚生风证等。

血虚可与气虚、阴虚、血瘀等相兼，形成气血两虚证、阴血亏虚证、血虚夹瘀证。

血虚进一步发展可致血脱。

【辨证要点】以面、睑、唇、舌、甲色淡白、脉细等为辨证要点。

（二）血脱证

【概念】指突然大量出血或长期反复出血，致血液亡脱，以面色苍白、脉微或芤为主要表现的危重证。

【证候表现】面色苍白，头晕，眼花，心悸，气短，四肢逆冷，舌色枯白，脉微或芤。

【证候分析】本证多因突然大量出血，或长期失血、血虚进一步发展而成。血液大量耗失，血脉空虚，不得荣润则面色苍白，舌色枯白，脉微或芤；血液亡失，心脏、清窍失养则心悸，头晕眼花；气随血脱，阳气失于温养则四肢逆冷。

【辨证要点】以有血液严重损失的病史，面色苍白、脉微或芤为辨证要点。

气脱证、血脱证、亡阳证、亡阴证，皆属疾病发展到濒危阶段的证候，且常可相互影响而同时存在，临床不易严格区分，诊断时主要是辨别何种亡脱在先。亡阳、血脱、气脱均可见面色苍白、脉微；亡阴、亡阳、气脱均有汗出的特点；亡阴证有身热烦渴的特征；亡阳证以身凉肢厥为特征；气脱证以气息微弱尤为突出；血脱证有血液大量耗失的病史。

（三）血瘀证

【概念】指由瘀血内阻，以疼痛、肿块、出血、瘀血色脉征为主要表现的证。

【证候表现】疼痛，刺痛、痛处拒按、固定不移、常在夜间痛甚；体表包块色青紫，腹内者触及质硬而推之不移；出血反复不止，色紫黯或夹血块；面色黧黑，或唇甲青紫，或皮下紫斑，或肌肤甲错，或腹露青筋，或皮肤出现丝状红缕，舌质紫暗、紫斑、紫点，或舌下络脉曲张，脉涩或结、代等。

【证候分析】本证可由气滞、气虚、血寒、血热及外伤、跌仆等损伤造成。瘀血内停，络脉不通，不通则痛，故疼痛如针刺、部位固定、拒按；夜间阳气入脏，阴气用事，阴血凝滞更甚，故夜间疼痛加重；瘀血凝聚局部不散，在体表呈青紫色，在体内形成坚硬而按之不移的肿块；瘀阻血脉，血不循经而外溢，则见出血；停聚体内者，凝结为瘀，又堵塞脉络，成为再次出血的原因，故由瘀血引发的出血，其特点是反复不止，色紫黯或夹血块；瘀血内阻，气血不能濡养肌肤，则见肌肤甲错；血行瘀滞，血色变紫、变黑，故见面色黧黑，唇甲青紫；脉络瘀阻，则见舌下络脉曲张，皮肤出现丝状红缕，腹露青筋，皮下紫斑；瘀血阻滞皮下及脉络，故见皮下瘀斑，皮肤丝状红缕，腹壁青筋暴露；舌质紫暗、紫斑、紫点，脉涩或结、代均为瘀血之征。

根据瘀血阻滞部位的不同，临床常见血瘀证有心脉痹阻证、瘀阻脑络证、瘀阻胞宫等证；

瘀血内阻还可导致血虚、水停等病理改变。

综上所述，血瘀证具有病变范围广泛、病理变化多样、临床表现错综复杂的特点，临床时只要善于抓住其基本的病理环节和临床特征，即能做出正确诊断。

【辨证要点】以刺痛，肿块，出血色暗，唇舌爪甲瘀斑青紫等为辨证要点。

（四）血热证

【概念】指火热炽盛，热迫血分，以出血、热象为主要表现的实热证。

【证候表现】咳血、吐血、衄血、尿血、便血、月经过多、崩漏等急性出血证，血色鲜红质稠，身热，面红，口渴，心烦，失眠，或局部疮疡，红、肿、热、痛，舌红绛，脉滑数或弦数。

【证候分析】热为阳邪，其性燔灼蒸腾而煎熬津液，火热炽盛，内迫血分，损伤脉络，致血液妄行而溢于脉外，故见各种急性出血证，血色鲜红质稠；火热内炽，灼伤津液，则身热，面红，口渴；血热上扰心神，故见心烦，失眠；火热邪毒积于局部，灼血腐肉，使局部血液壅聚，故见局部疮疡，红、肿、热、痛；舌红绛，脉滑数或弦数为血热炽盛的表现。

【辨证要点】以急性出血，血色鲜红质稠与实热症状共见为辨证要点。

（五）血寒证

【概念】指寒邪客于血脉，凝滞气机，血行不畅，以冷痛、形寒、肤色紫暗为主要表现的实寒证。

【证候表现】手足、颠顶、少腹、小腹等处冷痛拘急，得温则痛减，遇寒则加剧，皮肤紫黯发凉，形寒肢冷，妇女月经延期，经色紫黯，夹有血块，舌淡紫苔白，脉沉迟涩或紧。

【证候分析】寒邪侵犯血脉，脉道收引，血行不畅，致手足络脉瘀滞，气血不得畅达，故见手足冷痛拘急，皮肤紫黯发凉；血得温则行，得寒则凝，所以喜暖怕冷，得温则痛减；寒滞肝脉，则见颠顶、少腹冷痛拘急；寒凝胞宫，则见妇女小腹冷痛，月经延期，经色紫黯，夹有血块；寒邪伤阳，肌肤失于温煦，故形寒肢冷；舌淡紫苔白，脉沉迟涩或紧为阴寒内盛，血行不畅的表现。

【辨证要点】以患处局部冷痛拘急，肤色紫黯，恶寒、唇舌青紫，形寒肢冷，妇女月经延期、经色紫黯夹块，脉沉迟涩或紧为辨证要点。

三、气血同病辨证

气与血在生理上具有相互依存、相互资生和相互为用的关系，在病理上则相互影响，气病可影响及血，血病可波及气，这种既见气病，又见血病的状态即为气血同病。因此，气血同病辨证是根据气与血关系的特点，分析辨认气血病证的辨证方法。

临床常见的气血同病证候有气滞血瘀证、气虚血瘀证、气血两虚证、气不摄血证和气随血脱证等。其病机特点是：二者互为因果，兼并为患，即气滞可导致血瘀，血瘀可导致气滞；气虚可导致血虚、血瘀和失血，而血虚、血瘀和失血也可演变为气虚，失血也可致气脱。

（一）气滞血瘀证

【概念】指气滞导致血行瘀阻或血瘀导致气行瘀阻，以气滞和血瘀症状相兼为主要表现的证。

【证候表现】局部（胸胁、脘腹）胀满走窜疼痛，甚或刺痛，部位固定，拒按；或有肿块坚硬，局部青紫肿胀；或有情志抑郁，急躁易怒；妇女可见经闭，痛经，经色紫黯夹有血块，乳房胀痛等症；或有面色紫暗，皮肤青筋暴露；舌质紫黯或有紫斑，脉弦涩。

【证候分析】气机不畅，则胀痛、窜痛；瘀血内停，则刺痛，部位固定，拒按；瘀血内停，积滞成块，则见肿块坚硬，局部青紫肿胀；肝气郁滞，肝失疏泄，则见情志抑郁，急躁易怒；气血运行不畅，脉络阻滞，瘀血之色显见，则面色紫暗，皮肤青筋暴露；瘀血阻滞胞脉，血行不畅，则痛经，经色紫黯夹有血块，甚或闭经；舌质紫黯，或紫斑、紫点，涩脉或沉涩脉，均为气滞血瘀之象。

【辨证要点】以气滞证与血瘀证的症状共见为辨证要点。

（二）气虚血瘀证

【概念】气虚运血无力而致血行瘀滞，以气虚和血瘀症状相兼为主要表现的证。

【证候表现】身倦乏力，少气懒言，或有自汗，胸腹或其他局部有固定痛处、刺痛不移、拒按，面色淡白，舌质淡紫或有紫斑，脉沉涩无力。

【证候分析】气虚则身倦乏力，少气懒言；卫外不固则自汗；气虚运血乏力，久则瘀血内停，瘀血形成则气血运行不畅，不通则痛，则局部有固定痛处、刺痛不移、拒按；气虚血瘀，机体失于充养，则面色淡白；瘀血形成则舌质淡紫或有紫斑；血行乏力失畅，故脉沉涩无力。

【辨证要点】以气虚证与血瘀证的症状共见为辨证要点。

（三）气血两虚证

【概念】指气血不能相互化生，以气虚与血虚症状相兼为主要表现的证。

【证候表现】神疲乏力，少气懒言，或有自汗，面色淡白无华或萎黄，口唇、爪甲、目眦淡白不荣，头晕目眩，心悸失眠，肢体麻木，形体消瘦，月经量少色淡，甚或闭经，舌质淡白，脉弱或虚。

【证候分析】气虚则全身脏腑功能活动减退，则见神疲乏力，少气懒言；气虚，卫外不固，则见自汗；气血不足，不能上荣，则见面色淡白无华或萎黄，口唇淡白不荣；气血不足，脑窍失养，则见头晕目眩；血虚，血不养心，神不守舍，则见心悸失眠；血虚，不能濡养形体、筋脉、爪甲，则见形体消瘦，肢体麻木，爪甲淡白；血液亏虚，冲任失养，则见月经量少色淡，甚或闭经；舌质淡白，脉弱或虚，均为气血两虚之象。

【辨证要点】以气虚证与血虚证的症状共见为辨证要点。

（四）气不摄血证

【概念】指气虚不能统摄血液而致出血，以气虚及出血症状为主要表现的证。

【证候表现】鼻衄、肌衄、齿衄、吐血、便血、尿血、月经过多、崩漏等各种出血，神疲乏力，少气懒言，面色淡白无华，心悸失眠，舌淡，脉弱。

【证候分析】气虚统血无权，血即离经而外溢，血溢于上，则见鼻衄、齿衄；血溢肌肤，则见肌衄；血溢于胃肠，则见吐血、便血；血溢于膀胱，则发尿血；气虚冲任不固，则见月经过多、崩漏；气虚，脏腑功能减退，则见神疲乏力，少气懒言；气血亏虚，不能上荣于面，则见面色淡白无华；不能濡养心神，则见心悸失眠；舌淡，脉弱为气虚之象。

【辨证要点】以慢性出血与气血两虚症状共见为辨证要点。

（五）气随血脱证

【概念】指大量出血时引起气随之暴脱的危重证候，以大出血及气脱症状为主要表现的证。

【证候表现】大量出血的同时，突然见面色苍白，四肢厥冷，大汗淋漓，气息微弱，甚至昏厥，舌淡，脉微欲绝或见芤脉、散脉。

【证候分析】血为气母，血脱则气无所附，故气亦随之而脱；气血不能上荣，则见面色苍白，舌淡；气脱，则见气息微弱；气脱阳亡，不能温煦固护肤表，则见四肢厥冷；神随气散，神无所主，则为昏厥；津随气泄，则大汗淋漓；血液骤然亡失，气无所依附而迅速外越，则脉见芤脉或散脉；若阳气亡失将尽，无力鼓动于脉，则脉微。

【辨证要点】以大失血同时，随即出现面色苍白，四肢厥冷，大汗淋漓，脉象微细欲绝等症状为辨证要点。

四、津液病辨证

津液病主要以津液亏虚和津液输布与运化障碍为主，常见证有津液亏虚证、痰证、饮证、水停证。

（一）津液亏虚证

【概念】指由于机体津液亏少，导致脏腑、组织、器官失其滋润濡养，以口干、尿少及皮肤干等为主要表现的证。

【证候表现】口、鼻、唇、舌、咽、皮肤干燥，或皮肤枯瘪而缺乏弹性，眼球深陷，小便短少而黄，大便干结，舌红少津，脉细数无力等。

【证候分析】津液亏虚，不能滋润濡养脏腑、组织、器官，则见口、鼻、唇、舌、咽、皮肤干燥，或皮肤枯瘪而缺乏弹性，眼球深陷等症；津液耗伤，下不能化生尿液，滋润大肠，则小便短少，大便干结；津液亏少，不能制阳，则舌红少津，脉细数。

【辨证要点】以口、鼻、唇、舌、咽、皮肤干燥，尿少便干等为辨证要点。

（二）痰证

【概念】指痰浊停聚或流窜于脏腑、经络、组织之间，以痰多、体胖等为主要表现的证。

【证候表现】胸闷，咳喘，痰多黏稠，脘痞，纳呆，恶心，呕吐痰涎，头晕目眩，形体肥胖，或神昏而喉中痰鸣，或神志错乱而为癫、狂、痴、痫；或肢体麻木，半身不遂；或某些部位出现圆滑柔韧的包块等，如瘰疬气瘿，痰核乳癖等，喉中异物感，舌苔腻，脉滑。

【证候分析】痰浊内停，肺失宣降则咳吐痰多、胸闷；痰浊中阻，胃失和降则脘痞、纳呆、泛恶、呕吐痰涎；痰蒙清窍则头晕目眩；痰湿泛于肌肤则形体肥胖；痰蒙心神，则为癫、狂、痴、痫；痰浊停聚或流窜经络，气血运行不利，可见肢体麻木，半身不遂；痰结皮下、肌肉，局部气血不畅，凝聚成块，在颈多见瘰疬、气瘿；在乳房多见乳癖；在咽喉多见梅核气；痰浊内阻而见苔腻、脉滑。

痰证又有寒痰、热痰、燥痰、湿痰之分。

可见，痰浊为病，范围广泛，病情复杂，见症多端，故有"百病多因痰作祟""怪病多痰"之说。

【辨证要点】以咳吐痰多、喉中痰鸣、体胖，或局部有圆滑包块，苔腻、脉滑等为辨证要点。

（三）饮证

【概念】指饮邪停滞于胃肠、胸胁、心肺、四肢等处，以胸闷脘痞、呕吐清水、咳吐清稀痰涎、肋间饱满等为主要表现的证。

【证候表现】脘腹痞满，沥沥有声，泛吐清水，咳嗽气喘，痰多清稀，喉中有哮鸣声，胸闷心悸，甚或咳逆倚息不得平卧，或胸胁饱满，支撑胀痛，随呼吸、咳嗽、转身而痛加剧，小便不利，肢体浮肿、沉重痛，头晕目眩，苔白滑，脉弦或滑。

【证候分析】根据饮邪停积的部位不同，而将饮证分为四种：痰饮、悬饮、支饮、溢饮。

1.痰饮　饮邪停于胃肠，阻滞气机，胃失和降，则见脘腹痞满，沥沥有声，泛吐清水，谓之痰饮。

2.悬饮　饮邪停于胸胁，悬结不散，阻遏肺气，则见胸胁饱满，支撑胀痛，随呼吸、咳嗽、转身而痛加剧，谓之悬饮。

3.支饮　饮邪停于心肺，心阳被遏，肺失肃降，气道不利，则见咳嗽气喘，痰多清稀，喉中有哮鸣声，胸闷心悸，甚或咳逆倚息不得平卧，谓之支饮。

4.溢饮　饮邪留滞于四肢肌肤，则见小便不利，肢体浮肿、重痛，谓之溢饮。

饮邪内阻，清阳不升，则头晕目眩，苔白滑，脉弦或滑为饮邪内停的表现。

【辨证要点】饮证以咳痰清稀量多，呕吐清水痰涎，胃脘有振水声，胸胁积水，苔滑，脉弦为辨证要点。

（四）水停证

【概念】指体内水液停聚，以水肿、尿少等为主要表现的证。

【证候表现】水肿，或见于下肢，或见于面睑，甚或全身皆肿，按之凹陷而不易起，或腹满如鼓，叩之声浊，水肿可随体位而改变；小便短少、不利；周身困重，舌淡胖，苔白滑，脉濡缓。

【证候分析】水液停聚，水为有形之邪，泛溢肌肤则见水肿，或见于下肢，或见于面睑，甚或全身皆肿，按之凹陷而不易起；水停于腹腔则腹满如鼓，叩之声浊；水的流动性大、趋于低处，故水肿可随体位而改变；水湿浸渍肢体，则周身困重；水液内停，膀胱气化失司，则小便短少，不利，舌淡胖，苔白滑，脉象濡缓均为水湿内停之征。

【辨证要点】以肢体浮肿、小便不利，或腹大如鼓，舌胖苔滑等为辨证要点。

湿、水、饮、痰均为津液代谢失常的病理产物。由于湿、水、饮、痰本属一类，难以截然划分，且可相互转化、兼并，故又常互相通称，如有痰饮、痰湿、水饮、水湿、湿饮、湿痰等名。

第三节 脏腑病辨证

脏腑病辨证，是在认识脏腑生理功能和病理特点的基础上，综合分析四诊所收集的症状、体征及相关病情资料，从而判断疾病所在的脏腑部位及病性的一种辨证方法。

《黄帝内经》提出按脏腑进行辨证的观点，分别归类了五脏、六腑各自的病状，论述了脏腑病的相互传变；东汉代张仲景所著《金匮要略》确立了脏腑病机立论辨证；《中藏经》有专论脏腑寒热虚实诸篇，使脏腑病辨证初具系统性；唐代孙思邈《备急千金要方》、宋代钱乙《小儿药证直诀》、金元时期张元素《医学启源》、李东垣《脾胃论》等进一步充实和发展了脏腑病辨证，确立了脏腑病辨证的重要地位；明代张介宾、绮石、李中梓，清代王泰林、叶天士等医家也从不同角度对脏腑病辨证进行了卓有成效的研究。近几十年来，通过对古代医籍的整理、总结，较为完善的脏腑病辨证理论体系已形成，并得以推广应用。

脏腑病辨证的基本方法，首辨病位，次辨病性。脏腑体系比较完整，每一脏腑均有独特的生理功能、病机特点和常见症状，可据此对病位做出判断；病性辨证包括气血津液、六淫、阴阳虚损等，是脏腑病辨证的基础。病位与病性有机结合后，形成完整的证的诊断。脏腑病辨证是中医辨证体系中的重要内容，更是临床诊断病证的基本方法，是内科、妇科、儿科等各科辨证的基础，具有广泛的适用性。

一、心病辨证

心的病变主要反映在心脏本身及其主血脉、藏神功能的失常方面，临床以心悸、胸痛、心痛、心烦、神昏、神志错乱、脉结，或代或促、失眠、多梦、健忘等为心病的常见症状。此外，某些舌体病变，如舌痛、舌疮等，亦常责之于心病。

心病证候有虚、实、虚实夹杂之分。虚证多因先天不足，脏气虚弱，或思虑劳神太过，久病伤心，导致心气虚、心阳虚、心阳虚脱、心血虚、心阴虚等证；实证多由火扰、痰阻等原因，导致心火亢盛、痰迷心窍、痰火扰神等证；虚实夹杂证多由正气先虚，阳气不足，痰阻、血瘀、寒凝、气滞等原因，导致心脉痹阻证，为本虚标实证。

（一）心气虚证

【概念】指心气虚弱，鼓动乏力所表现的证候。

【证候表现】心悸，胸闷，气短懒言，神疲乏力，自汗，动则尤甚，面色淡白或萎黄，舌淡白，脉虚或左寸脉弱。

【证候分析】心气不足，宗气运转乏力，故心悸，胸闷；全身功能活动减弱，气虚卫外不固，动则气耗，气虚运血无力，无力鼓动脉道，故气短懒言，神疲乏力，自汗，动则尤甚，面色淡白或萎黄。舌淡白，脉虚或左寸脉弱为气虚之征。

【辨证要点】以心悸、胸闷与气虚症状共见为辨证要点。

（二）心阳虚证

【概念】指心阳亏虚，温运无力，虚寒内生所表现的证候。

【证候表现】心悸，心胸憋闷疼痛，气短，自汗，畏寒肢冷，神疲乏力，面色㿠白，或面唇青紫，舌质淡胖或紫暗，苔白滑，脉弱或结代。

【证候分析】心气虚及阳，宗气不足，阳虚则寒盛，寒凝经脉，气机郁滞，心脉痹阻不通，故心悸，心胸憋闷疼痛，脉结代；阳虚气亦虚，气虚卫外不固，血脉失充，鼓动脉管无力；阳虚则寒，寒则不能温煦肢体，血行不畅，水湿不化，故气短，自汗，畏寒肢冷，神疲乏力，面色㿠白，或面唇青紫。舌质淡胖或紫暗，苔白滑，脉弱为阳虚之征。

【辨证要点】以心悸、心胸憋闷疼痛与阳虚症状共见为辨证要点。

（三）心阳暴脱证

【概念】指心阳虚衰至极，阳气暴脱所表现的危重证候。

【证候表现】在心阳虚证表现的基础上，突然心悸，心胸剧痛，冷汗淋漓，四肢厥冷，面色苍白，呼吸微弱，或神志模糊，甚则昏迷，唇舌青紫，脉微欲绝。

【证候分析】心阳衰亡，血运不畅，瘀阻心脉，不通则痛，故心悸，心胸剧痛；阳气亡脱，不能卫外，不能温煦肢体，不能助肺以行呼吸，无力推动血行致络脉瘀滞，血液不能外荣肌肤，心神失养、涣散，故冷汗淋漓，四肢厥冷，面色苍白，呼吸微弱，或神志模糊，甚则昏迷。唇舌青紫，脉微欲绝为亡阳之征。

【辨证要点】以心悸、胸痛与亡阳症状共见为辨证要点。

（四）心血虚证

【概念】指血液亏虚，心失所养所表现的证候。

【证候表现】心悸，失眠，多梦，健忘，头晕眼花，面色淡白或萎黄，唇舌色淡，脉细无力。

【证候分析】心血不足，心神失养，神不守舍，故心悸，失眠，多梦，健忘；血虚则不能濡养脑髓，不能上荣头面，脉道失充，故头晕眼花，面色淡白或萎黄。唇舌色淡，脉细无力为血虚之征。

【辨证要点】以心悸、失眠与血虚症状共见为辨证要点。

（五）心阴虚证

【概念】指阴液亏虚，心失濡养，虚热内扰所表现的证候。

【证候表现】心悸，心烦，失眠多梦，口燥咽干，形体消瘦，两颧潮红，手足心热，潮热盗汗，舌红少苔，脉细数。

【证候分析】心阴亏虚，心失濡养，阴虚火旺，虚火扰神，神不守舍，故心悸，心烦，失眠多梦；阴液亏虚，官窍形体失于滋润，阴不制阳，虚热内生，故口燥咽干，形体消瘦，两颧潮红，手足心热，潮热盗汗。舌红少苔，脉细数为阴虚之征。

【辨证要点】以心悸、心烦、失眠与阴虚症状共见为辨证要点。

（六）心火亢盛证

【概念】指心火亢盛，扰神迫血，上炎下移所表现的实热证候。

【证候表现】心烦，失眠，口渴，尿黄，便秘，面红，舌尖红绛，苔黄，脉数有力。或见狂躁谵语、神志不清，或见口舌生疮，溃烂疼痛，或见小便短赤灼痛。

【证候分析】心火亢盛，扰乱心神，神不守舍，故心烦，失眠；火热伤津，火热上炎，热盛气血运行加速，故口渴，尿黄，便秘，面红；热扰或热闭心神，故狂躁谵语、神志不清；心火上炎，故口舌生疮，溃烂疼痛；心热移于小肠，故小便短赤灼痛。舌尖红绛，苔黄，脉数有力为火热内盛之征。

【辨证要点】以心烦、舌赤口疮与实热症状共见为辨证要点。

（七）心脉痹阻证

【概念】指瘀血、痰浊、阴寒、气滞等痹阻心脉所表现的证候。由于致病因素的不同，临床又可分为瘀阻心脉证、痰阻心脉证、寒凝心脉证、气滞心脉证等。

【证候表现】心胸憋闷疼痛，痛引肩背内臂，时作时止，心悸；或以刺痛为主，舌质晦暗或有青紫斑点，脉细、涩、结、代；或以心胸憋闷疼痛为主，体胖，身重困倦，痰多，舌苔腻，脉沉滑或沉涩；或以遇寒痛剧，得温痛减为主，畏寒肢冷，舌淡苔白，脉沉迟或沉紧；或以胀痛为主，随情志变化而增减，胁肋胀痛，喜太息，脉弦。

【证候分析】正气先虚，阳气不足，心失温养，血行无力，容易继发瘀血内阻，痰浊停聚，阴寒凝滞，气机阻滞等病理变化以致心脉痹阻，气血不得畅通，不通则痛，搏动失常，手少阴心经之脉横出腋下，循肩背、内臂后缘，故心胸憋闷疼痛，痛引肩背内臂，时作时止，心悸。

本证大多属本虚标实，当疼痛发作时往往由于实邪阻滞心脉的关系，因而在辨证上必须分清瘀、痰、寒、气的不同，才能做出正确的诊断。瘀阻心脉证以刺痛为特点，伴见舌暗，或有青紫斑点，脉细涩或结代等瘀血内阻的症状；痰阻心脉证以闷痛为特点，伴体胖，身重困倦，痰多，苔腻，脉沉滑或沉涩等痰浊内盛的症状；寒凝心脉证以痛势剧烈，遇寒加剧，得温痛减为特点，伴畏寒肢冷，舌淡苔白，脉沉迟或沉紧等阴寒内盛的症状；气滞心脉证以胀痛为特点，其发作往往与情志变化有关，伴见胁肋胀痛，喜太息，脉弦等气机郁滞的症状。

【辨证要点】以心胸憋闷疼痛、心悸等为辨证要点。

（八）痰迷心窍证

【概念】指痰浊蒙蔽心神，神志异常所表现的证候。又名痰蒙心神证。

【证候表现】意识模糊，甚则昏不知人；或神情抑郁，表情淡漠，或痴呆，或神志错乱，喃喃独语，举止失常；或突然昏仆，不省人事，口吐涎沫，喉中痰鸣，四肢抽搐，伴面色晦滞，胸闷，呕恶，舌苔腻，脉滑。

【证候分析】痰浊蒙蔽心神，神明失司，故意识模糊，甚则昏不知人，或神情抑郁，表情淡漠，或痴呆，或神志错乱，喃喃独语，举止失常；痰浊内盛，引动肝风，肝风夹痰，闭阻心神；痰浊内阻，清阳不升，浊气上泛；痰阻胸阳，故突然昏仆，不省人事，口吐涎沫，喉中痰鸣，四肢抽搐，伴面色晦滞，胸闷，呕恶。舌苔腻，脉滑为痰浊内盛之征。

【辨证要点】以神志异常与痰浊症状共见为辨证要点。

（九）痰火扰神证

【概念】火热痰浊扰闭心神，神志异常所表现的证。又名痰火扰心证。

【证候表现】心烦，失眠，或神昏谵语，或胡言乱语，哭笑无常，狂躁妄动，打人毁物，发热口渴，面红目赤，呼吸气粗，胸闷，喉间痰鸣，咯痰黄稠，便秘尿黄，舌质红，苔黄腻，脉滑数。

【证候分析】痰火内盛，扰乱心神，故心烦，失眠，或神昏谵语，或胡言乱语，哭笑无常，狂躁妄动，打人毁物。邪热内蕴，蒸腾上炎，热灼津伤，痰火内盛，痰阻气机，故发热口渴，面红目赤，呼吸气粗，胸闷，喉间痰鸣，咯痰黄稠，便秘尿黄。舌质红，苔黄腻，脉滑数为痰热内盛之征。

【辨证要点】以神志异常与痰热症状共见为辨证要点。

二、肺病辨证

肺的病变主要反映在肺及其呼吸功能失调，宣降功能失常，通调水道、输布津液失职，卫外不固等方面。临床以咳嗽、气喘、咯痰、胸痛、咽喉痒痛、鼻塞流涕、水肿等为肺病的常见症状，其中咳喘尤为多见。

肺病证候有虚实之分。虚证多因久病咳喘，或他脏病变累及于肺，导致肺气虚和肺阴虚等证。实证多因风、寒、燥、热等外邪侵袭和痰饮停聚于肺所致，有风寒束肺、风热犯肺、燥邪犯肺、痰热壅肺、痰浊阻肺等证。

（一）肺气虚证

【概念】指肺气虚弱，宣降无权，卫外不固所表现的证候。

【证候表现】咳嗽无力，气短而喘，动则尤甚，声低懒言，咯痰清稀，自汗畏风，易于感冒，神疲体倦，面色淡白，舌淡脉弱或右寸脉弱。

【证候分析】肺气虚弱，宣降无权，气逆于上，故咳嗽、气喘、咯痰；元气化生不足，肺失充养，卫外不固，气虚无力推动气血，故声低懒言，自汗畏风，易于感冒，神疲体倦，面色淡白。舌淡脉弱为气虚之征。

【辨证要点】以咳嗽无力、气短而喘与气虚症状共见为辨证要点。

（二）肺阴虚证

【概念】指肺阴亏虚，虚热内扰所表现的证候。

【证候表现】干咳无痰，或痰少而黏、不易咯出，或痰中带血，声音嘶哑，口燥咽干，形体消瘦，五心烦热，潮热盗汗，两颧潮红，舌红少苔或无苔，脉细数。

【证候分析】肺阴不足，虚火内炽，故口燥咽干，形体消瘦，五心烦热，潮热盗汗，两颧潮红。肺阴亏虚。舌红少苔或无苔，脉细数为阴虚之征。

【辨证要点】以干咳、痰少而黏与阴虚症状共见为辨证要点。

（三）风寒束肺证

【概念】指风寒侵袭，肺卫失宣所表现的证候。

【证候表现】咳嗽，咯痰稀白，气喘，鼻塞，流清涕，咽痒，恶寒，微有发热，头身疼痛，无汗，舌苔薄白，脉浮紧。

【证候分析】风寒袭肺，肺气失宣，故咳嗽，气喘；风寒袭表，卫阳被遏，邪正交争，郁于肌表，腠理闭塞，故恶寒，微有发热，鼻塞，流清涕，咽痒，头身疼痛，无汗。舌苔薄白，脉浮紧为风寒之征。

【辨证要点】以咳嗽、咯痰稀白与风寒表证症状共见为辨证要点。

（四）风热犯肺证

【概念】指风热侵袭，肺卫失宣所表现的证候。

【证候表现】咳嗽，痰少色黄，气喘，鼻塞，流浊涕，咽喉肿痛，发热，微恶风寒，口微渴，舌尖红，苔薄黄，脉浮数。

【证候分析】风热犯肺，肺气失宣，风热上扰，故咳嗽，气喘，鼻塞，咽喉肿痛，痰少色黄；风热袭表，卫气抗邪，邪正交争，郁于肌表，肌表失于温煦，故发热，微恶风寒，流浊涕，口微渴。舌尖红，苔薄黄，脉浮数为风热之征。

【辨证要点】以咳嗽、痰少色黄与风热表证症状共见为辨证要点。

（五）燥邪犯肺证

【概念】指外感燥邪，肺失宣降所表现的证候。

【证候表现】干咳无痰，或痰少而黏、不易咯出，甚则胸痛，痰中带血，或见鼻衄，口、唇、鼻、咽、皮肤干燥，微有恶寒发热，尿少便干，舌苔薄而干燥少津，脉浮数或浮紧。

【证候分析】燥邪犯肺，损耗肺津，燥性干涩，损伤血络，故胸痛，鼻衄，干咳痰少，或痰少而黏，痰中带血；燥邪伤津，津伤液亏，卫气失和，故口、唇、鼻、咽、皮肤干燥，微有恶寒发热，尿少便干。舌苔薄而干燥少津，脉浮，为燥邪之征。

【辨证要点】以干咳痰少、鼻、咽、唇、口、舌干燥为辨证要点，多与气候干燥有关。

（六）痰热壅肺证

【概念】指痰热互结，壅滞于肺，肺失清肃所表现的证候。

【证候表现】咳嗽，咯痰黄稠而量多，或胸痛，咳吐脓血腥臭痰，胸闷，气喘息粗，甚则鼻翼扇动，喉中痰鸣，发热口渴，小便短黄，大便秘结，舌红苔黄腻，脉滑数。

【证候分析】外邪犯肺，郁而化热，痰壅热蒸，肺失清肃，气逆上冲，故咳嗽，咯痰，气喘息粗，胸闷胸痛。痰热阻滞肺络，气滞血瘀，血腐肉败，热灼津伤，故咯痰黄稠而量多，或咳吐脓血腥臭痰，喉中痰鸣，发热口渴，小便短黄，大便秘结。舌红苔黄腻，脉滑数为痰热内盛之征。

【辨证要点】以咳喘、痰多黄稠与实热症状共见为辨证要点。

（七）痰浊阻肺证

【概念】指痰浊停聚于肺，肺失宣降所表现的证候。

【证候表现】咳嗽，痰白量多易咯，质黏稠或清稀，胸闷，气喘，或喉间有哮鸣声，舌苔白腻，脉滑。

【证候分析】痰浊阻肺，肺失宣降，肺气不利，上涌气道，故咳嗽，咯痰，胸闷，气喘；寒湿外邪侵袭于肺，或中阳不足，聚湿成痰，痰气搏结，其气上涌，故痰多易咯色白，质黏稠或清稀，或喉间有哮鸣声。舌苔白腻，脉滑为痰浊内阻之征。

【辨证要点】以咳喘、痰白量多、易咯等为辨证要点。

三、脾病辨证

脾的病变主要反映在运化、升清功能失职，致使水谷不运，水湿潴留，或气血生化不足，以及脾不统血，清阳不升等方面。临床以腹胀、腹痛、食少、便溏、内脏下垂、慢性出血、浮肿、肢体困重等为脾病的常见症状。

脾病证候有虚实之分。虚证多因饮食、劳倦、思虑过度所伤，或病后失调所致，可见脾气虚、脾阳虚、脾气下陷、脾不统血等证；实证多由饮食不节，或外感寒湿、湿热之邪，或失治误治等导致寒湿困脾、湿热蕴脾等证。

（一）脾气虚证

【概念】指脾气不足，运化失职所表现的证候。

【证候表现】食少，腹胀，多食尤甚，大便稀溏，倦怠乏力，少气懒言，形体消瘦，或肥胖，或浮肿，面色萎黄，舌淡苔白，脉缓或弱。

【证候分析】脾气虚弱，运化失职，清浊不分，水湿下注肠道，故食少，腹胀，大便稀溏；缓脉为脾病之脉；气虚的特点为动则加重，故多食尤甚。脾气虚化源不足，不能充养肢体、肌肉，水湿不运，泛溢肌肤，气血不能上荣，气虚无力鼓动脉道，故倦怠乏力，少气懒言，形体消瘦，或肥胖，或浮肿，面色萎黄。舌淡苔白，脉缓或弱为气虚之征。

【辨证要点】以食少、腹胀、便溏与气虚症状共见为辨证要点。

（二）脾阳虚证

【概念】指脾阳虚衰，失于温运，阴寒内生所表现的证候。

【证候表现】食少，腹胀，腹痛绵绵，喜温喜按，大便稀溏，甚至完谷不化，或肢体浮肿，小便短少，或白带清稀量多，畏寒肢冷，面色㿠白，口淡不渴，舌淡胖或有齿痕，苔白滑，脉沉迟无力。

【证候分析】脾阳虚衰，运化失职；清浊不分，水湿下注肠道；阳虚阴盛，寒从中生；水湿不化，泛溢肌肤，故食少，腹胀，腹痛绵绵，喜温喜按，大便稀溏，甚至完谷不化，或肢体浮肿。水湿内停，膀胱气化失司；妇女带脉不固，水湿下渗；脾阳亏虚，不能温煦四肢肌肉；阳虚气血不荣，水气上泛；气虚无力鼓动脉道，故小便短少，或白带清稀量多，畏寒肢冷，面色㿠白，口淡不渴。舌淡胖或有齿痕，苔白滑，脉沉迟无力为阳虚之征。

【辨证要点】以食少、腹胀腹痛、便溏与阳虚症状共见为辨证要点。

（三）脾气下陷证

【概念】指脾气虚弱，升举无力所表现的证候。又名中气下陷证。

【证候表现】脘腹重坠作胀，多食更甚，或便意频数，肛门重坠，或久泄不止，甚则脱肛，或小便浑浊如米泔水，或胃、肝、肾等内脏下垂，或眼睑下垂，或子宫脱垂，头晕目眩，食少，便溏，气短懒言，神疲乏力，面白无华，舌淡苔白，脉缓或弱。

【证候分析】脾主升清，托举内脏，若脾气虚衰，升举无力，气坠于下，故脘腹重坠作胀，多食更甚，便意频数，肛门重坠，或久泄不止，甚则脱肛，或小便浑浊如米泔水，或胃、肝、肾等内脏下垂，或眼睑下垂，或子宫脱垂。缓脉为脾病之脉。脾虚不能输布精微，清浊不分，下注膀胱；清阳不升，头目失养；脾失健运，生化乏源，气血不能输布全身，脏腑功能减退，气虚无力鼓动脉道，故头晕目眩，食少，便溏，气短懒言，神疲乏力，面白无华。舌淡苔白，脉弱为气虚之征。

【辨证要点】以脘腹重坠、内脏下垂与气虚症状共见为辨证要点。

（四）脾不统血证

【概念】指脾气虚弱，统血无权所表现的证候。

【证候表现】便血、吐血、尿血、鼻衄、皮下紫斑，或妇女月经过多、崩漏，食少，便溏，面色萎黄，神疲乏力，气短懒言，舌淡，脉细无力。

【证候分析】脾失健运，故食少便溏；脾气亏虚，不能统摄血液，血溢脉外，故见便血、吐血、尿血、鼻衄、皮下紫斑，或妇女月经过多、崩漏；生化乏源，气血不足，头面失于营养，功能衰减，故面色萎黄，神疲乏力，气短懒言。舌淡，脉细无力为气血虚弱之征。

【辨证要点】以各种慢性出血与气虚症状共见为辨证要点。

（五）寒湿困脾证

【概念】指寒湿内盛，困遏脾阳，脾失温运所表现的证候。

【证候表现】脘腹胀闷，口腻纳呆，泛恶欲呕，腹痛便溏，头身困重，或肢体肿胀，小便短少，或面色晦暗不泽，或妇女白带量多，口淡不渴，舌体淡胖，舌苔白滑或白腻，脉濡缓或沉细。

【证候分析】寒湿内盛，脾失健运，影响胃之和降，胃气上逆，水湿内停，湿滞气机，水湿下渗，故脘腹胀闷，口腻纳呆，泛恶欲呕，腹痛便溏；湿为阴邪，其性重浊，郁遏清阳；寒湿困脾，阳气被遏，水湿不运，泛溢肌肤；寒湿困阻，气血不能上充头面；寒湿下注，带脉失约，湿遏气机，故头身困重，或肢体肿胀，小便短少，或面色晦暗不泽，或妇女白带量多，口淡不渴。舌体淡胖，舌苔白滑或白腻，脉濡缓或沉细为寒湿之征。

【辨证要点】以腹胀、纳呆、便溏与寒湿症状共见为辨证要点。

（六）湿热蕴脾证

【概念】指湿热内蕴，脾运失常所表现的证候。

【证候表现】脘腹胀闷，纳呆，恶心欲呕，口中黏腻，渴不多饮，便溏不爽，身热不扬，汗出热不解，肢体困重，小便短黄，或见面目发黄、色鲜明，舌质红，苔黄腻，脉濡数或滑数。

【证候分析】外感湿热，阻滞中焦，脾失健运，升降失常；湿热下注，阻滞气机；湿热困脾，留滞肌肉，故脘腹胀闷，纳呆，恶心欲呕，便溏不爽，肢体困重；湿热蕴脾，上熏蒸于口、下注膀胱；湿遏热伏，热邪难以散发，故口中黏腻，渴不多饮，身热不扬，汗出热不解，小便短黄；湿热蕴结脾胃，熏蒸肝胆，肝失疏泄，胆汁不循常道而泛滥肌肤，故见面目发黄、色鲜明。舌质红，苔黄腻，脉濡数或滑数为湿热之征。

【辨证要点】以腹胀、纳呆、便溏与湿热症状共见为辨证要点。

四、肝病辨证

肝的病变主要反映在疏泄失常，精神情志异常，气机逆乱，消化功能障碍，肝不藏血，筋膜失濡，以及肝经循行部位经气受阻等方面。临床常见症状有精神抑郁、烦躁，胸胁、少腹胀痛，头晕目眩，颠顶痛，肢体震颤，手足抽搐，以及目疾，月经不调，睾丸疼痛等。

肝病证候有虚、实、虚实夹杂之分。以实证为多见。实证多由情志所伤，使肝失疏泄，气机郁结，或气郁化火，气火上逆，或寒邪、火邪内犯于肝所致，可见肝气郁结、肝火上炎、寒滞肝脉等证；虚证多因久病失养，或他脏病变所累等，导致肝血虚、肝阴虚等证；虚实夹杂证多由阴液亏虚，阴不制阳，阳亢于上，或阳亢失制，阳动化风，导致肝阳上亢、肝阳化风证。

（一）肝血虚证

【概念】指肝血不足，所系组织器官失于濡养所表现的证候。

【证候表现】头晕目眩，视物模糊或夜盲，或肢体麻木，手足震颤，关节拘急，肌肉𥆨动，皮肤瘙痒，爪甲不荣，或为妇女月经量少、色淡，愆期，甚则闭经，面白无华，舌淡，脉细。

【证候分析】肝开窍于目，在体为筋，肝血不足，不能上荣头面，目失所养，筋失血养，故头晕目眩，视物模糊或夜盲，或肢体麻木，手足震颤，关节拘急，肌肉𥆨动，爪甲不荣；女子肝血不足，冲任失养，血海空虚，血虚不能上荣，故妇女月经量少、色淡，愆期，甚则闭经，面白无华。舌淡，脉细为血虚之征。

【辨证要点】以眩晕、视物模糊、肢麻手颤、月经异常与血虚症状共见为辨证要点。

（二）肝阴虚证

【概念】指阴液亏虚，所系组织器官失于濡润，阴不制阳，虚热内扰所表现的证候。

【证候表现】头晕目眩，两目干涩，视物模糊，或胁肋隐隐灼痛，或手足震颤、蠕动，口咽干燥，两颧潮红，五心烦热，潮热盗汗，舌红少苔，脉弦细数。

【证候分析】肝阴不足，头目、筋脉失濡；虚火内灼，肝络失养，故两目干涩，目眩，视物模糊，或手足震颤、蠕动，或胁肋隐隐灼痛；肝阴耗损，阴液不能上承，阴虚无以制阳，故口咽干燥，两颧潮红，五心烦热，潮热盗汗。舌红少苔，脉细数为阴虚之征；弦脉为肝病之脉。

【辨证要点】以目涩、胁痛、手足震颤与阴虚症状共见为辨证要点。

（三）肝气郁结证

【概念】指肝失疏泄，气机郁滞所表现的证候。

【证候表现】情志抑郁，善太息，胸胁少腹胀满疼痛，走窜不定，或咽部异物感，或颈部瘿瘤、瘰疬，妇女可见乳房胀痛，月经不调，痛经，脉弦。病情轻重与情绪变化关系密切。

【证候分析】肝失疏泄，气机郁滞，气血不和，故情志抑郁，善太息，胸胁少腹胀满疼痛，走窜不定，月经不调；肝气郁结，气不行津，津聚为痰，结于咽喉、颈部；肝郁气滞，冲任失调，故咽部异物感，或颈部瘿瘤、瘰疬，妇女可见乳房胀痛，痛经，病情变化与情绪相关。脉弦为肝病主脉。

【辨证要点】以情志抑郁、胸胁少腹胀痛等为辨证要点，多与情志因素密切相关。

（四）肝火上炎证

【概念】指火热炽盛，内扰于肝，气火上逆所表现的证候。

【证候表现】头晕胀痛，痛势剧烈，面红目赤，急躁易怒，失眠多梦，耳鸣如潮，甚或突发耳聋，或胁肋灼痛，吐血、衄血，口苦口干，小便短黄，大便秘结，舌红苔黄，脉弦数。

【证候分析】肝经实火内炽，上攻头目，扰乱心神，循胆经上冲于耳，故胁肋痛，头晕胀痛，面红目赤，急躁易怒，失眠多梦，耳鸣如潮，甚则耳聋；肝火上炎，迫血妄行；实火内炽，火邪灼津，故吐血、衄血，口苦口干，小便短黄，大便秘结。舌红苔黄，脉数为火热之征；脉弦为肝病主脉。

【辨证要点】以头痛、烦躁、耳鸣、胁痛与实热症状共见为辨证要点。

（五）肝阳上亢证

【概念】指肝肾阴亏于下，肝阳亢扰于上所表现的上实下虚证候。

【证候表现】眩晕耳鸣，头目胀痛，面红如醉，急躁易怒，失眠多梦，头重脚轻，腰膝酸软，舌红少苔，脉弦细数。

【证候分析】肝阳升发太过，血随气逆，上冲扰头，亢阳扰乱心神，故眩晕耳鸣，头目胀痛，面红如醉，急躁易怒，失眠多梦；肝肾阴亏，筋骨失养，上盛下虚，故腰膝酸软，头重脚轻。舌红少津，脉细数为阴虚之征；脉弦为肝病主脉。

【辨证要点】以眩晕耳鸣、头目胀痛、面红如醉、腰膝酸软等为辨证要点。

（六）肝风内动证

肝风内动证，泛指因风阳、火热、阴虚、血虚等所致，以眩晕、抽搐、震颤为主要表现的证候。根据其病因病性、证候表现的不同，可分为肝阳化风证、热极生风证、阴虚动风证和血虚生风证等。

1.肝阳化风证

【概念】指肝阳上亢，肝风内动所表现的证候。

【证候表现】头胀头痛，急躁易怒，耳鸣，眩晕欲仆，项强，头摇，语言謇涩，肢体震颤，手足麻木，步履不稳，面红目赤，甚至突然昏仆，喉中痰鸣，口眼㖞斜，舌强语謇，半身不遂，舌红苔黄腻，脉弦有力。

【证候分析】肝阳上亢，气血上壅头面，阳亢化风，筋脉挛急，故头胀头痛，急躁易怒，耳鸣，面红目赤，眩晕欲仆，步履不稳，项强，头摇，语言謇涩，肢体震颤，手足麻木；风阳暴升，气血逆乱，肝风夹痰，蒙蔽心神，风痰窜扰经络，经气不利，故突然昏仆，喉中痰鸣，口眼㖞斜，舌强语謇，半身不遂。舌红苔黄腻为痰热之征；脉弦有力为肝阳上亢之征。

【辨证要点】以眩晕、肢麻震颤、头胀头痛，甚至突然昏仆、口眼㖞斜、半身不遂等为辨证要点。

2. 热极生风证

【概念】指邪热炽盛,热极动风所表现的证候。

【证候表现】壮热,颈项强直,两目上视,四肢抽搐,角弓反张,牙关紧闭,烦躁谵语或神昏,口渴,舌质红绛,苔黄燥,脉弦数。

【证候分析】肝风内动,邪热亢盛,筋脉失养而拘挛,故颈项强直,两目上视,四肢抽搐,角弓反张,牙关紧闭;邪热内盛,耗伤津液,扰闭心神,故壮热,烦躁谵语或神昏,口渴。舌质红绛,苔黄燥,脉数为热极之征;脉弦为肝病主脉。

【辨证要点】以高热、神昏、颈项强直、抽搐为辨证要点。

3. 阴虚动风证

【概念】指肝阴亏虚,筋脉失濡,虚风内动所表现的证候。

【证候表现】和【证候分析】可参阅"肝阴虚证",侧重风的临床表现。

【辨证要点】以手足震颤、蠕动与阴虚症状共见为辨证要点。

4. 血虚生风证

【概念】指肝血亏虚,筋脉失养,虚风内动所表现的证候。

【证候表现】和【证候分析】可参阅"肝血虚证",侧重风的临床表现。

【辨证要点】以肢麻手颤、关节拘急、肌肉𥆧动与血虚症状共见为辨证要点。

(七)寒滞肝脉证

【概念】指寒邪侵袭,凝滞肝经所表现的证候。

【证候表现】少腹冷痛,牵引阴部坠胀作痛,或阴器收缩引痛,或颠顶冷痛,遇寒痛甚,得温痛减,畏寒肢冷,舌淡苔白,脉沉紧或弦紧。

【证候分析】足厥阴肝经绕阴器,循少腹,上颠顶,肝经受寒,气血运行不畅,经脉收引挛急,故少腹、阴部、颠顶疼痛;肝经寒凝,阴寒内盛,阳气被遏,故冷痛或收缩引痛,遇寒痛甚,得温痛减,畏寒肢冷。舌淡苔白,脉沉紧为寒盛之征。

【辨证要点】以少腹、阴部、颠顶冷痛与寒的症状共见为辨证要点。

五、肾病辨证

肾的病变主要反映在人体生长发育迟缓或早衰,生殖功能障碍,水液代谢失常,呼吸功能减退,脑、髓、骨、发、耳及二便功能异常等方面。临床常见腰膝酸软疼痛、耳鸣耳聋、齿摇发脱、阳痿遗精、精少不育、经闭不孕、水肿、呼吸气短而喘、二便异常等症状。

肾病多虚,多因禀赋不足,或年幼精气未充,或年老精气亏损,或房事不节,或他脏病久及肾等,导致肾的阴、阳、精、气亏损。常见肾阳虚、肾阴虚、肾精不足、肾气不固、肾不纳气等证。

(一)肾精不足证

【概念】指肾精亏损,骨、髓、脑等失于充养所表现的证候。

【证候表现】小儿生长发育迟缓，囟门迟闭，骨骼痿软，身体矮小，智力低下，男子精少不育，女子经闭不孕，性欲减退，成人早衰，腰膝酸软，两足痿软，动作迟缓，耳鸣耳聋，发脱齿松，健忘恍惚，神情呆钝，舌淡，脉弱。

【证候分析】肾精不足，不能化气生血，充肌长骨，无以充髓实脑；精亏髓少，脑海空虚，故小儿生长发育迟缓，囟门迟闭，骨骼痿软，身体矮小，智力低下；肾精亏损，生殖无源；腰府、骨络失养；肾开窍于耳，肾之华在发，齿为骨之余，精亏不足，故男子精少不育，女子经闭不孕，性欲减退，成人早衰，腰膝酸软，两足痿软，动作迟缓，耳鸣耳聋，发脱齿松，健忘恍惚，神情呆钝。舌淡，脉弱为虚弱之征。

【辨证要点】以生长发育迟缓、早衰、生殖功能低下等为辨证要点。

（二）肾阳虚证

【概念】指肾阳亏虚，温煦失职，气化失权所表现的证候。

【证候表现】腰膝酸冷，面色㿠白或黧黑，畏寒肢冷，下肢尤甚，头晕目眩，精神萎靡，或性欲减退，男子阳痿早泄，滑精精冷，女子宫寒不孕，或久泄不止，完谷不化，五更泄泻，或小便频数清长，夜尿频多，或浮肿，腰以下尤甚，小便短少，舌质淡胖，苔白滑，脉沉迟无力，尺脉尤甚。

【证候分析】肾阳虚衰，温煦失职，阳虚温运失司，气血运行无力，难荣头面，故腰膝酸冷，面色㿠白或黧黑，畏寒肢冷，头晕目眩，精神萎靡；肾阳不足，命门火衰，生殖功能减退；火不生土，脾失健运，膀胱气化失司，水液内停，泛溢肌肤，水湿趋下，小便化源不足，故性欲减退，男子阳痿早泄，滑精精冷，女子宫寒不孕，或久泄不止，完谷不化，五更泄泻，或小便频数清长，夜尿频多，或浮肿，腰以下尤甚，小便短少。舌质淡胖，苔白滑，脉沉迟无力为阳虚之征；尺脉尤甚为肾虚之征。

【辨证要点】以腰膝酸冷、性欲减退、夜尿多，或水肿、腰以下尤甚与阳虚症状共见为辨证要点。

（三）肾阴虚证

【概念】指肾阴亏损，失于滋养，虚热内扰所表现的证候。

【证候表现】腰膝酸软疼痛，头晕耳鸣，齿松发脱，男子阳强易举，遗精、早泄，女子经少、闭经，或崩漏，健忘，口燥咽干，形体消瘦，五心烦热，潮热盗汗，午后颧红，小便短黄，舌红，少苔或无苔，脉细数。

【证候分析】肾阴亏虚，腰膝失养，阴虚精亏髓减，清窍脑海失充；肾开窍于耳；肾之华在发，齿为骨之余，故腰膝酸软疼痛，头晕耳鸣，齿松发脱，健忘；肾阴不足，失于滋润，虚火内扰，故口燥咽干，形体消瘦，五心烦热，潮热盗汗，午后颧红，小便短黄；肾阴亏损，虚热内生，相火扰动，男子精关不固，女子冲任不充，或迫血妄行，故男子阳强易举，遗精、早泄，女子经少、经闭，或崩漏。舌红少苔或无苔，脉细数为阴虚之征。

【辨证要点】以腰酸而痛、遗精、经少、头晕耳鸣与阴虚症状共见为辨证要点。

（四）肾气不固证

【概念】指肾气亏虚，失于封藏固摄所表现的证候。

【证候表现】小便频数清长，尿后余沥不尽，遗尿，夜尿频多，小便失禁，或男子滑精，早泄，或女子月经淋漓不尽，或带下清稀量多，或胎动易滑小产，腰膝酸软，神疲乏力，耳鸣失聪，舌淡苔白，脉弱。

【证候分析】肾气亏虚，骨络失养，功能减退，气血不能上充于耳，故腰膝酸软，耳鸣失聪；肾气不足，气血运行乏力；固摄无权，膀胱失约，精关不固，冲任失约，带脉失固，胎元不固，故神疲乏力，小便频数清长，尿后余沥不尽，遗尿，夜尿频多，小便失禁，或男子滑精，早泄，或女子月经淋漓不尽，或带下清稀量多，或胎动易滑小产。舌淡苔白，脉弱为气虚之征。

【辨证要点】以小便、精液、经带、胎气不固与气虚症状共见为辨证要点。

（五）肾不纳气证

【概念】指肾气亏虚，气不归元，摄纳无权所表现的证候。

【证候表现】喘咳无力，呼多吸少，气短不续，动则尤甚，语声低怯，自汗，乏力，腰膝酸软，耳鸣，或尿随咳出，舌淡苔白，脉弱。

【证候分析】肾气亏虚，无以荣养腰膝，上荣耳窍，故腰膝酸软，耳鸣；肾气亏虚，气失摄纳；肾气不足，水液有失固摄，宗气生成不足，故喘咳无力，呼多吸少，气短不续，动则尤甚，语声低怯，自汗，乏力。舌淡苔白，脉弱为气虚之征。

【辨证要点】以咳喘无力、呼多吸少、动则尤甚与气虚症状共见为辨证要点。

六、腑病辨证

小肠、大肠、胃、胆、膀胱等腑分别与心、肺、脾、肝、肾等脏互为表里，具有受盛、传化水谷的功能，泻而不藏，实而不满，以降为顺，以通为用。

胃的病变主要反映在受纳、腐熟功能障碍及胃失和降，胃气上逆。多因饮食失节，或外邪侵袭等所致，病久可致胃的阴虚、阳虚、气虚。症状常见胃脘胀满或疼痛、恶心、呕吐、嗳气、呃逆等，常见胃气虚、胃阳虚、胃阴虚、胃寒、胃热、食滞胃脘等证。

小肠的病变多因寒、热、湿等邪侵袭，或饮食所伤等所致，主要反映在泌别清浊功能和气机的失常。症状常见小便赤涩疼痛、腹胀、腹痛等，常见小肠实热证。

大肠的病变多因感受湿热之邪，或热盛伤津，或阴血亏虚等所致，主要反映在大便传导功能的失常。症状常见便秘、腹泻、便下脓血以及腹痛、腹胀等症，常见大肠湿热、大肠津亏等证。

胆的病变常因湿热侵袭，肝病影响等所致，主要反映在贮藏和排泄胆汁、情绪活动等的异常。症状常见胆怯、易惊、口苦、黄疸等症，常见胆郁痰扰证。

膀胱的病变多因湿热侵袭，或肾病影响膀胱所致，主要反映在贮尿、排尿功能的异常。症状常见尿频、尿急、尿痛、尿闭等症，常见膀胱湿热证。

（一）胃气虚证

【概念】指胃气虚弱，胃失和降所表现的证候。

【证候表现】胃脘隐痛或痞胀，按之觉舒，不思饮食，多食则胀甚，嗳气，面色萎黄，气短懒言，神疲倦怠，舌质淡，苔薄白，脉弱。

【证候分析】胃气亏虚，受纳腐熟功能减退；胃气失和，下降不及，反而上逆，故胃脘隐痛或痞胀，不思饮食，多食则胀甚，嗳气；胃气亏虚，生化不足，气血虚少，故面色萎黄，气短懒言，神疲倦怠。舌质淡，苔薄白，脉弱，为气虚之征。

【辨证要点】以胃脘痞满、隐痛喜按、食少与气虚症状共见为辨证要点。

（二）胃阳虚证

【概念】指阳气不足，胃失温煦，受纳腐熟功能减退所表现的证候。

【证候表现】胃脘冷痛，绵绵不已，时作时止，喜温喜按，食后缓解，食少脘痞，泛吐清水或夹未消化食物，畏寒肢冷，倦怠乏力，口淡不渴，舌淡胖嫩，脉沉迟无力。

【证候分析】胃阳不足，气失温运，虚寒内生，受纳腐熟功能减退，水谷不化，胃气上逆，故胃脘痛，食少脘痞；阳虚气弱，全身失于温养，功能减退；胃阳被伤，性属虚寒，阳虚内寒，津液未伤，故冷痛绵绵，喜温喜按，食后缓解，畏寒肢冷，倦怠乏力，口淡不渴。舌淡胖嫩，脉沉迟无力，为阳虚之征。

【辨证要点】以胃脘冷痛、喜温喜按与阳虚症状共见为辨证要点。

（三）胃阴虚证

【概念】指阴液亏虚，胃失濡润、和降所表现的证候。

【证候表现】胃脘痞胀，隐隐灼痛，嘈杂不舒，饥不欲食，干呕，呃逆，口燥咽干，大便干结，小便短少，舌红少苔乏津，脉细数。

【证候分析】胃阴不足，气失和降，胃阴失润，虚热扰动，纳化失常；胃失和降，胃气上逆，故胃脘痞胀，嘈杂不舒，饥不欲食，干呕，呃逆；胃阴亏虚，虚热内生，故隐隐灼痛，口燥咽干，大便干结，小便短少。舌红少苔乏津，脉细数，为阴虚之征。

【辨证要点】以胃脘痞胀不舒、灼痛、嘈杂、饥不欲食与阴虚症状共见为辨证要点。

（四）胃寒证

【概念】指寒邪凝滞胃腑，胃失温煦所表现的证候。

【证候表现】胃脘冷痛，遇寒痛剧，得温痛减，恶心呕吐，口淡不渴，或口泛清水，面色苍白，畏寒肢冷，舌苔白润，脉紧。

【证候分析】寒邪凝滞胃腑，络脉收引，气机郁滞；受纳腐熟功能减退，水谷不化，胃气上逆，故胃脘疼痛，恶心呕吐；寒邪内盛，气血得寒则凝，得热则行，故冷痛遇寒加剧，得温痛减，口淡不渴，或口泛清水，面色苍白，畏寒肢冷。舌苔白润，脉紧，为实寒之征。

【辨证要点】以胃脘冷痛、遇寒痛剧、得温痛减为辨证要点。

（五）胃热证

【概念】指火热壅滞于胃，胃失和降所表现的证候。

【证候表现】胃脘灼痛、拒按，消谷善饥，或口臭，牙龈肿痛溃烂，齿衄，渴喜冷饮，小便短黄，大便秘结，舌红苔黄，脉滑数。

【证候分析】胃火炽盛，壅塞胃气，阻滞不通；受纳腐熟功能亢进，浊气上冲，故胃脘灼痛、拒按，消谷善饥；火炽胃中，热盛伤津，血热妄行，故渴喜冷饮，口臭，牙龈肿痛溃烂，齿衄，小便短黄，大便秘结。舌红苔黄，脉滑数，为实热之征。

【辨证要点】以胃脘灼痛、消谷善饥与实热症状共见为辨证要点。

（六）食滞胃脘证

【概念】指饮食停积胃肠所表现的证候。

【证候表现】脘腹胀满疼痛、拒按，厌食，嗳腐吞酸，呕吐酸馊食物，吐后胀痛得减，泻下不爽，或肠鸣，矢气臭如败卵，大便酸腐臭秽，舌苔厚腻，脉滑或沉实。

【证候分析】胃气失和，阻滞不通，食积于胃，腐熟不及，胃中腐浊之气夹杂未消化食物上逆，故脘腹胀满疼痛、拒按，厌食，嗳腐吞酸，呕吐酸馊食物，吐后胀痛得减；积食下移肠道，阻塞气机，腐败食物下注，胃中腐浊之气上蒸，故泻下不爽，或肠鸣，矢气臭如败卵，大便酸腐臭秽。舌苔厚腻，脉滑或沉实，为食滞之征。

【辨证要点】以脘腹痞胀疼痛、呕吐酸馊腐臭为辨证要点，多有伤食病史。

（七）小肠实热证

【概念】指心火下移小肠，泌别清浊失司所表现的证候。

【证候表现】参阅"心火亢盛证"。

【证候分析】参阅"心火亢盛证"。

【辨证要点】以小便赤涩疼痛与心烦及实热症状共见为辨证要点。

（八）大肠湿热证

【概念】指湿热阻滞大肠所表现的证候。

【证候表现】腹痛，暴泻如水，或腹泻不爽，粪质黄稠秽臭，肛门灼热，或下痢脓血，里急后重，身热口渴，小便短黄，舌质红，苔黄腻，脉滑数。

【证候分析】湿热之邪，蕴结大肠，阻滞气机，气机紊乱，湿热秽浊下趋，故腹痛，暴泻如水，或腹泻不爽，粪质黄稠秽臭，肛门灼热，或下痢脓血，里急后重；邪热蒸达，热邪伤津，故身热口渴，小便短黄。舌质红，苔黄腻，脉滑数，为湿热之征。

【辨证要点】以腹痛、暴泻如水，或大便黄稠秽臭，或下痢脓血与湿热症状共见为辨证要点。

（九）大肠津亏证

【概念】指津液亏损，肠失濡润，传导失职所表现的证候。

【证候表现】大便干燥如羊屎，艰涩难下，数日一行，腹胀作痛，或可于左少腹触及包块，或口臭，或头晕，口干咽燥，舌红少津，苔黄燥，脉细涩。

【证候分析】阴津耗伤，肠道失濡，大便失润，传导不行，气机阻滞，故腹胀作痛，或于左少腹触及包块，大便干燥如羊屎，艰涩难下，数日一行；阴津亏损，不能上润，腑气不通，浊气上逆，故口干咽燥，口臭。舌红少津，苔黄燥，脉细涩，为津亏之征。

【辨证要点】以大便燥结、排便困难与津亏症状共见为辨证要点。

（十）胆郁痰扰证

【概念】指痰热内扰，胆气不宁所表现的证候。

【证候表现】胆怯易惊，心悸失眠，烦躁不安，胸胁闷胀，善太息，头晕目眩，口苦，泛恶欲呕，舌红，苔黄腻，脉弦滑数。

【证候分析】痰热内扰，胆气不宁，神不守舍，胆失疏泄，经气不畅，热迫胆气上溢，故胆怯易惊，心悸失眠，胸胁闷胀，善太息，口苦；痰热循经上扰，胆气犯胃，故烦躁不安，头晕目眩，泛恶欲呕。舌红，苔黄腻，脉弦滑数，为痰热之征。

【辨证要点】以胆怯易惊、心悸失眠、烦躁、眩晕、呕恶等为辨证要点。

（十一）膀胱湿热证

【概念】指湿热侵袭，蕴结膀胱所表现的证候。

【证候表现】小便频数急迫、短黄，排尿灼热涩痛，或小便浑浊，尿血，尿有砂石，或腰部、小腹胀痛，发热，口渴，舌红，苔黄腻，脉滑数。

【证候分析】湿热侵袭膀胱，循经及肾，气化不利，热迫尿道，迫血妄行，煎熬尿浊，结成砂石，故腰部、小腹胀痛，小便频数急迫、短黄，排尿灼热涩痛，或小便浑浊，尿血，尿有砂石；湿热郁蒸，故发热，口渴。舌红，苔黄腻，脉滑数，为湿热之征。

【辨证要点】以小便频急涩痛与湿热症状共见为辨证要点。

七、脏腑兼病辨证

人体五脏六腑是一个有机联系的整体，在生理上既分工又合作，共同完成各种复杂的生理功能，以维持生命活动的正常进行，在病理上存在着内在联系和相互影响。凡两个或两个以上脏腑的病证并见者，称为脏腑兼病。

脏腑兼病在临床上甚为多见，其证候也较为复杂。常见的脏腑兼病有心肾不交证、心肾阳虚证、心肺气虚证、心脾两虚证、心肝血虚证、肺脾气虚证、肺肾阴虚证、肝火犯肺证、肝脾不调证、肝胃不和证、肝胆湿热证、脾肾阳虚证、肝肾阴虚证等。脏腑兼证并非单一脏腑证的简单相加，需要从脏腑之间的各种生理病理及经络的联系出发，弄清彼此的先后、因果、主次、并列等相互关系。

第四节　外感病辨证

外感病是指人体感受外邪而引起的一类疾病，多具有特定的致病因素，疾病发展过程中具有明显的阶段性，并有季节性、地域性、流行性，或传染性等特点。

外感病的辨证方法主要有六经辨证、卫气营血辨证和三焦辨证。

一、六经辨证

六经辨证，是东汉张仲景在《素问·热论》六经分证理论的基础上，根据外感病的发生发展、证候特点和传变规律总结而创立的一种辨证方法。

（一）六经病证

1. 太阳病证　指外感病初期所表现的证。邪犯太阳，随其浅深而证有经腑之分。

（1）太阳经证　指风寒之邪侵袭人体肌表，正邪相争，营卫失和所表现的证，为外感病的初起阶段。

①太阳中风证　指以风邪为主的风寒之邪侵袭太阳经脉，使卫强营弱所表现的证，又称外感表虚证。

【证候表现】发热，恶风，头痛，自汗出，脉浮缓。或见鼻鸣、干呕。

②太阳伤寒证　指以寒邪为主的风寒之邪侵袭太阳经脉，使卫阳被遏，营阴郁滞所表现的证，又称伤寒表实证。

【证候表现】恶寒，发热，头项强痛，肢体疼痛，无汗或喘，脉浮紧。

（2）太阳腑证　指太阳经证不解，病邪循经内传太阳之腑所表现的证，分为太阳蓄水证和太阳蓄血证。

①太阳蓄水证　指太阳经证不解，邪气内传足太阳膀胱腑，邪与水结，膀胱气化失司，水液停蓄所表现的证。

【证候表现】发热，恶寒，小腹满，小便不利，口渴，或水入则吐，脉浮或浮数。

②太阳蓄血证　指太阳经证未解，邪热内传，邪热与瘀血互结于少腹所表现的证。

【证候表现】少腹急结或硬满，小便自利，如狂或发狂，善忘，大便色黑如漆，脉沉涩或沉结。

2. 阳明病证　指外感病发展过程中，病邪内传阳明而致，多系阳热亢盛，胃肠燥热所表现的证。其特点是阳热炽盛，属里实热证，为邪正斗争的极期阶段，分为阳明经证和阳明腑证。

（1）阳明经证　指邪热亢盛，充斥阳明之经，弥漫于全身，而肠中糟粕尚未结成燥屎所表现的证。

【证候表现】身大热，汗大出，大渴引饮，或心烦躁扰，气粗似喘，面赤，苔黄燥，脉洪大。

（2）阳明腑证　指邪热内炽阳明之腑，并与肠中糟粕相搏，燥屎内结，阻滞肠道所表现的证。

【证候表现】日晡潮热，手足濈然汗出，脐腹胀满硬痛而拒按，大便秘结不通，甚则谵语、狂乱、不得眠，舌苔黄厚干燥，或起芒刺，甚至苔焦黑燥裂，脉沉迟而实，或滑数。

3. 少阳病证 指邪犯少阳，正邪分争，枢机不利，胆火内郁，经气不畅所表现的证。

【证候表现】寒热往来，口苦，咽干，目眩，胸胁苦满，默默不欲饮食，心烦喜呕，脉弦。

4. 太阴病证 指脾阳虚弱，邪从寒化，寒湿内生所表现的证。

【证候表现】腹满而吐，食不下，口不渴，自利，时腹自痛，四肢欠温，脉沉缓或弱。

5. 少阴病证 指伤寒六经病变的后期阶段出现心肾亏虚，全身性阴阳衰惫所表现的证。少阴经属心肾，为水火之脏，人身之根本。病至少阴，已属疾病后期的危重阶段。分为少阴寒化证和少阴热化证。

（1）少阴寒化证 指病邪深入少阴，心肾阳气虚衰，从阴化寒，阴寒独盛所表现的虚寒证。

【证候表现】无热恶寒，但欲寐，四肢厥冷，下利清谷，呕不能食，或食入即吐，脉微细甚或欲绝，或见身热反不恶寒，甚则面赤。

（2）少阴热化证 指病邪深入少阴，心肾阴虚，从阳化热所表现的虚热证。

【证候表现】心烦不得眠，口燥咽干，或咽痛，舌尖红少苔，脉细数。

6. 厥阴病证 指疾病发展传变到较后阶段，所出现的阴阳对峙、寒热交错、厥热胜复等为特点所表现的证。

【证候表现】消渴，气上撞心，心中疼热，饥而不欲食，食则吐蛔。

（二）六经病证的传变

六经病证循着一定的趋向发展，在一定的条件下发生转变，谓之传变。一般情况下，六经病证依据脏腑、经络的相互联系而传变，表现为传经、直中、合病、并病四种方式。

1. 传经 病邪从外侵入，由表及里，或正气来复，由里出表，由某一经病证转变为另一经病证，称为传经。传经的方式有以下三种。

（1）循经传 指按伤寒六经的顺序相传。如太阳病不愈，传入阳明，阳明不愈，传入少阳；三阳不愈，传入三阴，首传太阴，次传少阴，终传厥阴。

（2）越经传 指不按循经传次序，隔一经甚或隔两经相传。如太阳病不愈，不传阳明，而直传少阳，或直传太阴，多由病邪亢盛，正气不足所致。

（3）表里传 指六经中互为表里的阴阳两经相传。如太阳膀胱经传入少阴肾经，阳明胃经传入太阴脾经，少阳胆经传入厥阴肝经等。表里相传之中，从阳经传入阴经者，多为邪盛正虚，由实转虚，病情加重之恶兆；从阴经传出阳经者，则为正能胜邪，病情向愈之佳兆。

2. 直中 凡外感病邪不从阳经传入，而直接侵袭阴经者，称为直中。

3. 合病 伤寒病不经传变，两经或三经的病证同时出现，称为合病。

4. 并病 疾病凡一经病证未罢，又出现另一经病证，两经病证合并出现，称为并病。

二、卫气营血辨证

卫气营血辨证，是清代医家叶天士所确立的一种辨治温病的辨治体系。温病是一类由温邪所引起的热象偏重、并具有一定传染性和季节性的外感疾病。

（一）卫气营血病证

1. 卫分证 指温邪侵袭肌表，卫气功能失常所表现的证候。常见于温病的初起阶段。

【证候表现】发热，微恶风寒，头痛，口干微渴，舌边尖红，苔薄黄，脉浮数。或伴有咳嗽，咽喉肿痛。

2. 气分证 指温邪入里，未传入营血分，影响人体气的生理功能所出现的一类证候类型。

【证候表现】壮热，不恶寒，反恶热，汗出，口渴，尿黄，舌红苔黄，脉数有力。或见咳喘，胸痛，咳痰黄稠；或见心烦懊侬，坐卧不安；或见日晡潮热，便秘腹胀，痛而拒按，甚或谵语、狂乱，苔黄干燥甚则焦黑起刺，脉沉实；或见口苦咽干，胸胁满痛，心烦，干呕，脉弦数。

3. 营分证 指温邪深入营分，劫灼营阴，扰神窜络而出现的证候类型。营分证是温病发展过程中较为深重的阶段。

【证候表现】身热夜甚，口不甚渴或不渴，心烦不寐，甚或神昏谵语，斑疹隐隐，舌质红绛无苔，脉细数。

4. 血分证 指温邪深入血分，引起耗血动血，瘀热互结所出现的证候类型。血分证是温病发展过程中最为深重的阶段。

血分证病变主要累及心、肝、肾三脏，根据病理改变及受损脏腑的不同，血分证可分为血分实热证和血分虚热证。

（1）血分实热证 指温热病邪深入血分，闭扰心神，迫血妄行，或燔灼肝经所表现的证。

【证候表现】身热夜甚，躁扰不宁，甚者神昏谵狂，舌质深绛，脉弦数；或见斑疹显露、色紫黑，或吐血、衄血、便血、尿血；或见四肢抽搐，颈项强直，角弓反张，目睛上视，牙关紧闭。

（2）血分虚热证 指血热久羁，耗伤肝肾之阴，以虚热不退，并见机体失养，或虚风内动等所表现的证。

【证候表现】持续低热，暮热早凉，五心烦热，或见口干咽燥，形体干瘦，神疲耳聋，舌干少苔，脉虚细，或见手足蠕动，瘛疭。

（二）卫气营血证的传变

温病的整个发生过程，可表现为卫气营血证候的演变过程。一般来说，其传变有顺传和逆传两种形式。

1. 顺传 指温热病邪按照卫分→气分→营分→血分的次序传变。此为一般规律。

2. 逆传　指指邪入卫分后，不经过气分阶段而直接深入营、血分。实际上"逆传"只是顺传规律中的一种特殊类型，病情更加急剧、重。

三、三焦辨证

三焦辨证是清代著名医家吴鞠通确立并完善的一种诊治温病的辨治体系。

（一）三焦病证

1. 上焦病证　指温邪侵袭手太阴肺和手厥阴心包所表现的证候。

【证候表现】发热，微恶风寒，微汗出，头痛，咳嗽，鼻塞，口渴，舌边尖红，脉浮数；或但热不寒，多汗，烦躁口渴，咳嗽，气喘，苔黄，脉数；甚则高热，神昏，谵语，舌謇，肢厥，舌质红绛。

2. 中焦病证　指温邪侵犯中焦脾胃，以发热口渴、腹满便秘或身热不扬、呕恶脘痞、便溏等为主要表现的证候。

【证候表现】发热气粗，面红目赤，腹满便秘，渴欲饮冷，口燥咽干，唇裂舌焦，小便短赤，大便干结，苔黄燥或焦黑，甚则神昏谵语，脉沉实有力；或身热不扬，头身困重，胸脘痞闷，泛恶欲呕，小便不利，大便不爽或溏泄，舌苔黄腻，脉细而濡数。

3. 下焦病证　指温热之邪犯及下焦，以劫夺肝肾之阴为主要表现的证候。

【证候表现】身热，手足心热甚于手足背，颧红，口燥咽干，神倦，耳聋，舌红少苔，脉虚大；或见手足蠕动，或瘛疭，心中憺憺大动，神倦，脉虚，舌绛苔少，甚或时时欲脱。

（二）三焦病证的传变

1. 顺传　指温邪始犯上焦手太阴肺，继而传至中焦阳明胃的过程，被称为顺传。提示病邪由浅入深，病情由轻转重。

2. 逆传　指温邪由手太阴肺经直接传入手厥阴心包经者的过程，被称为逆传。提示邪热炽盛，病情重笃。

【经文摘录】

《素问·阴阳应象大论》："善诊者，察色按脉，先别阴阳。"

《素问·通评虚实论》："邪气盛则实，精气夺则虚。"

《素问·调经论》："百病之生，皆有虚实。"

《灵枢·本神》："肝气虚则恐，实则怒。脾气虚则四肢不用，五脏不安；实则腹胀，泾溲不利。心气虚则悲；实则笑不休。肺气虚则鼻塞不利少气；实则喘喝，胸盈仰息。肾气虚则厥；实则胀，五脏不安。"

《伤寒论·辨太阳病脉证并治上》："太阳之为病，脉浮，头项强痛而恶寒。"

《伤寒论·辨阳明病脉证并治》："阳明之为病，胃家实是也。"

《伤寒论·辨少阳病脉证并治》："少阳之为病，口苦，咽干，目眩也。"

《伤寒论·辨太阴病脉证并治》:"太阴之为病,腹满而吐,食不下,自利益甚,时腹自痛。若下之,必胸下结硬。"

《伤寒论·辨少阴病脉证并治》:"少阴之为病,脉微细,但欲寐也。"

《伤寒论·辨厥阴病脉证并治》:"厥阴之为病,消渴,气上撞心,心中疼热,饥而不欲饮食,食则吐蛔,下之利不止。"

《金匮要略·惊悸吐衄下血胸满瘀血病脉证治》:"病人胸满,唇痿舌青,口燥,但欲漱水不欲咽,无寒热,脉微大来迟,腹不满,其人言我满,为有瘀血。"

《金匮要略·痰饮咳嗽病脉证并治》:"问曰:夫饮有四,何谓也?师曰:有痰饮,有悬饮,有溢饮,有支饮。"

《温热论·第八条》:"大凡看法:卫之后方言气,营之后方言血。在卫汗之可也;到气才宜清气;乍入营分,犹可透热,仍转气分而解……至入于血,则恐耗血动血,直须凉血散血。"

《温病条辨·上焦》:"凡温病者,始于上焦,在手太阴。"

《温病条辨·中焦》:"面目俱赤,语声重浊,呼吸俱粗,大便闭,小便涩,舌苔老黄,甚则黑有芒刺,但恶热,不恶寒,日晡益甚者,传至中焦,阳明温病也。"

《温病条辨·下焦》:"热邪深入下焦,脉沉数,舌干齿黑,手指但觉蠕动。下焦温病,热深厥甚,脉细促,心中憺憺大动,甚则心中痛。"

《医门棒喝·叶氏温病论》:"凡温病初起,发热而微恶寒者,邪在卫分;不恶寒而恶热,小便色黄,已入气分矣;若脉数舌绛,邪入营分;若舌深绛,烦扰不寐,或夜有谵语,已入血分矣。"

《景岳全书·传忠录》:"表证者,邪气之自外而入者也,凡风寒暑湿火燥,气有不正,皆是也。"

《景岳全书·传忠录》:"寒热者,阴阳之化也。"

《景岳全书·传忠录》:"寒在上者,为吞酸,为膈噎,为饮食不化,为嗳腐胀哕。热在下者,为腰足肿痛,为二便秘涩,或热痛遗精,或溲混便赤。"

《通俗伤寒论·气血虚实章》:"虚中夹实,虽通体皆现虚象,一二处独见实证,则实证反为吃紧;实中夹虚,虽通体皆现实象,一二处独见虚证,则虚证反为吃紧。景岳所谓'独处藏奸'是也。"

《诸病源候论·心病候》:"心气盛,为神有余,则病胸内痛,胁支满,胁下痛,膺、背、膂胛间痛,两臂内痛,喜笑不休,是心气之实也,则宜泻之。心气不足,则胸腹大,胁下与腰背相引痛,惊悸恍惚,少颜色,舌本强,善忧悲,是为心气之虚也,则宜补之。"

《诸病源候论·肝病候》:"肝气盛,为血有余,则病目赤,两胁下痛引小腹,善怒,气逆则头眩,耳聋不聪,颊肿,是肝气之实也,则宜泻之。肝气不足,则病目不明,两胁拘急,筋挛,不得太息,爪甲枯,面青,善悲恐,如人将捕之,是肝气之虚也,则宜补之。"

《诸病源候论·脾病候》:"脾气盛,为形有余,则病腹胀,溲不利,身重苦饥,足痿不收,行善瘛,脚下痛,是为脾气之实也,则宜泻之。脾气不足,则四肢不用,后泄，食不化，呕逆，腹胀，肠鸣，是为脾气之虚也，则宜补之。"

《诸病源候论·肺病候》："肺气盛，为气有余，则病喘咳气，肩背痛，汗出，尻、阴、股、膝、踹、胫、足皆痛，是为肺气之实也，则宜泻之。肺气不足，则少气不能报息，耳聋，嗌干，是为肺气之虚也，则宜补之。"

《诸病源候论·肾病候》："肾气盛，为志有余，则病腹胀，飧泄，体肿，喘咳，汗出，憎风，面目黑，小便黄，是为肾气之实也，则宜泻之。肾气不足，则厥，腰背冷，胸内痛，耳鸣苦聋，是为肾气之虚也，则宜补之。"

【相关现代研究】

近年来，诸多学者在传统辨证体系的基础上，提出了微观辨证、证素辨证、汤方辨证、方证辨证、藏象辨证、病机辨证等新的辨证方法。

微观辨证，如 C 反应蛋白和血沉可作为有效的实验室指标来判断类风湿关节炎中医证候寒热分型；胡志希等研究发现，早发冠心病血瘀证血管紧张素转换酶基因多态性与早发冠心病血瘀证的发生密切相关，DD 型等位基因可能为早发冠心病血瘀证候选的标志基因；连方等通过基因组学分析表明，肾阴虚证导致不孕症可能与细胞凋亡、生殖功能相关，肾阳虚证导致不孕症可能与女性妊娠、胚胎着床相关。

证素辨证，是朱文峰教授提出并创立的以证素为核心的辨证体系，不仅使中医诊断变得客观、规范、标准，而且可以实现中医的精准化诊断及治疗；与现代检验指标相结合能够运用现代数理统计方法对其进行挖掘研究，探索其分布规律并发现隐含规律，进一步指导临床。

随着中医大数据时代的到来，车志英等提出要研究契合辨证的智能化信息处理方法，引进人工智能学科的最新研究成果，依照数据挖掘的工作理念，综合运用多种信息分析处理技术，建立科学定量的辨证模型，以提高辨证的准确性与规范性。

主要参考文献

[1] 李勇军，王娜，赵俊桃.实验室指标在类风湿性关节炎中医辨证分型中的应用研究 [J].光明中医，2013，28（9）：1822-1823.

[2] 胡志希，胡思远，李琳，等.血管紧张素转换酶基因多态性对早发冠心病血瘀证的影响 [J].中西医结合心脑血管病杂志，2013，11（5）：515-518.

[3] 连方，姜晓媛，孙振高，等.肾阴虚证及肾阳虚证不孕症患者卵巢颗粒细胞基因表达谱研究 [J].中医杂志，2015，56（2）：143-147.

[4] 朱文峰.证素辨证学 [M].北京：人民卫生出版社，2008.

[5] 车志英.从数学的角度学习中医诊断学 [J].时珍国医国药，2016，27（12）：3021-3023.

第十章　养生与治则

【导学】

养生与治则，是关于保养生命、预防疾病和治则治法的理论，是中医学理论体系的重要组成部分。生长壮老已是人类生命的自然规律，健康与长寿是人类永恒的追求。中医养生学，是中医理论与实践的有机结合。"治未病"思想体现出中医防重于治、防治结合的鲜明特色。治则是指导临床治疗的基本原则。

本章主要介绍了养生原则和治未病的内涵与外延，以及治病求本、扶正祛邪、调整阴阳、调理气血、调和脏腑和三因制宜等治疗原则。

学习要点：养生的基本原则；未病先防；既病防变；愈后防复；治病求本；正治反治；扶正祛邪；调整阴阳；调理气血；调和脏腑；三因制宜。

第一节　养　生

一、概念

养生，即保养生命，又称摄生、道生、保生。养生的目的就是扶助人体正气，增强抗病能力，提高健康水平，减少疾病发生，从而延缓衰老、延长寿命。

中医养生学说是在中医理论指导下，根据人体生命活动变化规律，探索和研究中国传统的调摄身心、增强体质、预防疾病、延年益寿的理论和方法的学问，是中医学的特色和优势之一。

二、基本原则

中医学认为，衰老是长期的阴阳失调、脏腑精气虚衰、情志失调以及痰、瘀、毒侵害的结果。因此，延缓衰老、健康长寿，应当注重内外两个方面的调养：从外而言，倡导顺应天地自然，适应外环境的变化；从内来讲，注重形神共养、培补脾肾精气、调理阴阳平衡。

《素问·上古天真论》所说的"上古之人，其知道者，法于阴阳，和于术数，食饮有节，起居有常，不妄作劳，故能形与神俱，而尽终其天年，度百岁乃去"，即是对养生基本原则的精辟论述。

（一）天人合一、顺应自然

人以天地之气生，四时之法成。在长期进化、适应自然的过程中，人类形成了与天地自然变化相应的生理节律性。故养生必须效法自然，在生活起居、衣食住行、精神调养等方面都要顺应自然界阴阳变化的规律。《素问·四气调神大论》认为，四时阴阳为万物之根本，人的生命要顺应自然规律，提出"春夏养阳，秋冬养阴"的养生原则。

外界环境除了自然环境，还有社会环境。社会的道德观念、生活方式、饮食起居、政治地位、人际关系等，都会对人的精神状态、身体功能和体质产生直接影响。人类寿命随着社会的进步而不断延长，但是也要看到人口的急速增长、环境污染、贫富分化、激烈的社会竞争和紧张的生活节奏等，都在时时刻刻影响着人的精神状态，成为心身疾病的促发因素。

中医学认为"上知天文，下知地理，中知人事，可以长久"。防病保健并非单纯医学本身的问题，人与社会和谐发展，不仅有利于个人的全面发展，更有利于寿命的延长。

（二）形神共养、养神为先

形神共养，指形体与精神的协调统一，身心和谐的养生原则，体现了中医学"形与神俱"的生命观、健康观。

中医养生以调神为第一要义。神为生命的主宰，宜清静内守，而不宜躁动妄耗。《素问·上古天真论》说："恬惔虚无，真气从之，精神内守，病安从来。"旨在强调养神要保持心态平衡和心神安定，节制七情，少私寡欲。孙思邈说："养生之道，重在养神；养神之要，重在养德。"儒家养生主张仁者寿，德高寿自长。道德崇高者，怀有仁爱之心、胸怀宽广的人容易长寿。

形体是生命的基础，形体的动静盛衰，关系着精、气、神的兴衰存亡。中医养生主张动以养形，以劳而不倦为度。形体保养既可以通过劳动、舞蹈、散步、太极、按摩等动形之法，又可以借助调饮食、节劳逸、慎起居、避寒暑等方法。只有形体保养与精神调摄并重，动以养形，静以养神，动静结合，刚柔相济，才能保持健康长寿。

（三）保精护肾、调养脾胃

肾为先天之本，脾为后天之本，利用各种手段和方法来保精护肾、护养脾胃，培补脾肾精气，促进先天后天相互滋生，有助于增强脏腑功能，扶助人体正气，从而达到延年益寿的目的。

肾是元气、阴精的生发之源，为脏腑阴阳之本。肾中精气的盛衰，决定着人的强壮衰弱、寿命的长短，在生长、发育、衰老过程中起着主导作用。正如《医学正传》所说："肾元盛则寿延，肾元衰则寿夭。"

保精护肾首重节欲保精、房事有节，既不过分压抑，又不恣情纵欲，封藏与疏泄互用。此外，尚有吞唾叩齿、气沉丹田、食疗补肾、按摩益肾，以及辨证使用六味地黄丸、左归丸、右归丸等补肾药物进行调治等。

脾胃为气血生化之源，脾胃健旺，则水谷精微化源充足，脏腑功能强健。故脾胃之强弱与人体之盛衰、生命之寿夭关系甚为密切。《景岳全书》说："后天培养者，寿者更寿；后天斫削者，夭者更夭。"

调养脾胃的原则是益脾气、养胃阴。药补不如食补，孙思邈《备急千金要方·食治卷》指出："用之充饥则谓之食，以其疗疾则谓之药。"倡导先食疗后用药。所以，节饮食、调精神、常运动、防劳倦等均为健运脾胃、调养后天的重要方法。

总之，养生是在生命常态状况下的长期行为。《灵枢·本神》说："智者之养生也，必顺四时而适寒暑，和喜怒而安居处，节阴阳而调刚柔，如是则僻邪不至，长生久视。"合理的养生，能够为预防奠定良好的基础，有效地防止疾病的发生。

第二节　治未病

《黄帝内经》提出"治未病"的预防思想，为中医防治学奠定了坚实的理论基础。

治未病，是指采取适当的预防或治疗手段，防止疾病的发生、发展及传变，包括未病先防、既病防变和愈后防复三个方面。

一、未病先防

未病先防，是指在疾病未发生之前，采取各种预防措施，增强机体的正气，消除有害因素的侵袭，以防止疾病的发生。这是中医预防疾病，防重于治思想的突出体现。未病先防，从增强人体正气和防止病邪侵害两方面入手。

（一）扶助机体正气

"正气存内，邪不可干"，通过各种养生保健方法调养正气，是提高抗病能力的关键。

1. 顺应自然　人生活在天地自然之中，必须顺应天地自然之规律，《素问·上古天真论》提出"法于阴阳""和于术数"的顺时养生法则。法于阴阳，意为效法自然界阴阳消长的变化规律，如春生、夏长、秋收、冬藏等。"和于术数"是指选择适宜的修身养性方法，如形体锻炼、精神调养、食疗药膳的合理运用等。

2. 调摄精神　精神情志活动是脏腑功能活动的体现。良好的精神状态，可以增强脏腑功能，提高机体适应环境和抵抗疾病的能力，预防疾病发生，促进病情好转。调摄精神须注意两个方面：①避免来自内外环境的不良刺激；积极治疗躯体疾病，减轻精神负担。②提高自我心理调适能力。保持开朗乐观、心态平和、情绪稳定，做到"恬惔虚无""精神内守"。

3. 锻炼身体　生命在于运动。适度的形体锻炼和体力劳动不仅可以促进气血流通，强健肌肉筋骨，增强脏腑功能，提高生命力和抗御病邪能力，还能舒缓压力，产生愉悦感，进而减少疾病的发生，促进健康长寿。形体锻炼的要点在于选择适合个人体质的运动方式，持之以恒，循序渐进，量力而行，做到"形劳而不倦"。

4.饮食有节、起居有常 "民以食为天"，维持人体生命活动的营养物质来源于饮食物。饮食养生要注意：①饮食种类合理搭配，平衡膳食结构。②饮食有节制，定时定量，不可过饥过饱或暴饮暴食。③克服饮食寒热、五味偏嗜，不可过食肥甘厚味。④注意饮食卫生，防止"病从口入"。

起居有常是指生活起居保持规律性，顺应四时和昼夜的变化，安排适宜的作息时间；还要注意劳逸结合，体力劳动与脑力劳动相结合，以达到增进健康和预防疾病的目的。

（二）防止病邪入侵

邪气是导致疾病发生的重要条件，有时甚至可成为主导因素。《素问·上古天真论》说："虚邪贼风，避之有时。"慎避邪气的方法包括：防止六淫邪气的侵害，如夏日防暑邪，秋天防燥邪等；避疫毒，防止水源和食物的污染，预防疠气之染易；日常生活中避免外伤、虫兽伤和交通伤害等。

药物预防亦是防病于未然的一项重要措施。《素问·刺法论》有"小金丹……服十粒，无疫干也"的记载。我国16世纪就发明了人痘接种术预防天花，开创人工免疫之先河。中草药预防疾病也具有良好的效果。如用板蓝根、大青叶预防流感、腮腺炎，用马齿苋预防菌痢，用茵陈、贯众预防肝炎等。

二、既病防变

既病防变，指在疾病发生之后，力求做到早期诊断，早期治疗，见微知著，防微杜渐，以防止疾病的发展和传变。

（一）早期诊治

在疾病过程中，邪正消长盛衰的变化，多会出现由浅入深，由轻到重，由单纯到复杂的发展变化过程。早期诊治的原因在于，不论是外感病还是内伤杂病，初期阶段邪气尚未深入，脏腑气血未伤，病位较浅，病情多轻，正气未衰，病易治而传变少。《素问·阴阳应象大论》说："故邪风之至，疾如风雨，故善治者治皮毛，其次治肌肤，其次治筋脉，其次治六腑，其次治五脏。治五脏者，半死半生也。"此外，某些疾病处于亚临床阶段，常有一些细微征兆，医者要善于发现疾病苗头，尽早做出准确的诊断，进行及时有效和彻底的治疗。《医学心悟·医中百误歌》谓："见微知著，弥患于未萌，是为上工。"

（二）防止传变

防止传变，指在掌握疾病的发生发展规律及其传变途径的基础上，早期诊断与治疗，以防止疾病的发展。

1.阻截病传途径 根据不同疾病各自的传变规律，及时采取适当的防治措施，截断其传变途径，这是阻断病情发展或恶化的有效方法。如伤寒病初多在肌表的太阳经。因此，太阳病阶段是伤寒病早期诊治的关键；温病多始于卫分证。因此，卫分证阶段就是温病早期诊治的关键。

2. 先安未受邪之地 根据疾病传变规律，对尚未受邪而可能被传及之处，事先予以调养充实，实施预见性治疗，可以控制疾病的传变，防止疾病的深化。清代医家叶天士称之为"务必先安未受邪之地"。在具体应用中，可根据五行的生克乘侮规律及脏腑经络的整体规律，采取相应措施进行防治。如《难经·七十七难》指出："见肝之病，则知肝当传之与脾，故先实其脾气。"

三、愈后防复

愈后防复，指在疾病初愈、缓解或痊愈时，重视善后调理，恢复阴阳平衡，预防疾病复发或病情反复。患者初愈后，正气尚虚，邪气留恋，机体处于不稳定状态，生理功能尚未完全恢复，若此时调护不当，容易导致疾病复发。如《素问·热论》在论述热病的护理与饮食禁忌时指出："病热少愈，食肉则复，多食则遗，此其禁也。"因此，疾病初愈，要注意休息、畅达情志、合理饮食、避邪防劳，以促进康复，防止旧病复发。

第三节 治 则

治则，是治疗疾病的基本原则，辨证是确立治则的前提和基础，对临床立法、处方、遣药具有普遍指导意义。本节讨论的治病求本、扶正祛邪、调整阴阳、调理气血、调和脏腑及三因制宜等，均属于基本治则。

治法是在一定治则指导下制定的治疗疾病的具体治疗大法、治疗方法和治疗措施。治疗大法，是针对一类相同病机的证候而确立的，如汗、吐、下、和、清、温、补、消八法以及寒者热之、热者寒之、虚者补之、实者泻之等治疗大法，其适应范围相对较广，是治法中的较高层次。治疗方法，是针对某一具体证候所确立的具体治疗方法，如辛温解表、镇肝息风、健脾利湿等。治疗措施，是对病证进行直接治疗的具体技术、方式与途径，包括药物内服与外用、针灸、按摩、贴敷、熏洗等。

治则是治疗疾病的总则，治疗方法是治则的具体化，灵活多样。因此，任何治法总是从属于一定的治疗原则的。如扶正祛邪为治则，而在其指导下的益气、养血、滋阴、补阳等治法，就是扶正治则的具体体现；而发汗、涌吐、攻下、清热等治法则是祛邪治则的具体体现。

一、治病求本

治病求本是中医学治疗疾病的指导思想和总原则。在治疗疾病时，必须找出疾病的根本原因，抓住疾病的本质进行治疗。故《素问·阴阳应象大论》说："治病必求于本。"

任何疾病的发生与发展，总是通过若干症状和体征表现出来，这些表现只是疾病的现象，不能反映疾病的本质，因而不能作为治疗的依据。比如头痛，可以由外感、血虚、肝阳上亢、痰湿、瘀血等多种原因引起，不能简单地采取止痛法对症治疗，而应当辨证求因，审因论治，分别采用解表、养血、平肝潜阳、燥湿化痰、活血化瘀等方法进行治疗。

治病求本是中医辨证论治的根本原则，运用这一原则时，必须正确掌握"正治与反治""治标与治本"两个方面。

（一）正治与反治

《素问·至真要大论》说："逆者正治，从者反治。"正治与反治，是从所采用药物的寒热性质、补泻效用与疾病的本质、现象之间的逆从关系而提出的两种治法。

1. 正治 指采用与证候性质相反的方药进行治疗的治则，又称为"逆治"。适用于疾病的现象和本质相一致的病证。正治法主要包括以下四个方面：

（1）寒者热之 即以热治寒，指用温热方药或具有温热功效的措施来治疗寒性病证的治法。如表寒证用辛温解表法，里寒证用辛热温里法等。

（2）热者寒之 即以寒治热，指用寒凉方药或具有寒凉功效的措施来治疗热性病证的治法。如表热证用辛凉解表法，里热证用苦寒清热法等。

（3）虚则补之 指用补益方药或具有补益功效的措施来治疗虚性病证的治法。如阳虚用温阳法，阴虚用滋阴法，气虚用益气法，血虚用补血法等。

（4）实则泻之 指用攻伐方药或具有攻伐功效的措施来治疗实性病证的治法。如食滞用消食导滞法，水饮内停用逐水法，血瘀用活血化瘀法，湿盛用祛湿法等。

2. 反治 指顺从病证的外在假象进行治疗的治则，因采用的方药性质与病证中假象的性质相同，又称为"从治"。适用于疾病现象和本质不完全一致的病证。反治法主要包括以下四个方面：

（1）热因热用 即以热治热，是指用温热方药或具有温热功效的措施来治疗具有假热征象的病证。适用于阴寒内盛，格阳于外，反见热象的真寒假热证。如阴盛格阳证，由于阴寒内盛可见下利清谷、四肢厥逆、脉微欲绝、舌淡苔白等内真寒的表现；随着阳气虚极，阴寒充盛于内，逼迫阳气浮越于外，进而出现身热却喜盖衣被、颧红如妆、口渴但喜热饮等假热之象。根据治病求本的原则，治疗应针对阳虚阴盛的本质，可采用温热方药来温里散寒。

（2）寒因寒用 即以寒治寒，是指用寒凉方药或具有寒凉功效的措施来治疗具有假寒征象的病证。适用于里热盛极，阳盛格阴于外，反见寒象的真热假寒证。如热厥证中，因阳热内盛而见壮热、烦渴饮冷、小便短赤、舌红绛、苔黄等实热征象；当里热炽盛，阳气郁阻于内而不能外达时，可见手足厥冷但胸腹灼热、脉沉伏而有力的假寒之象。此时疾病的本质是里热盛极，治疗应采用寒凉药以清内热。

（3）塞因塞用 即以补开塞，是指用补益、固涩方药或具有补益、固涩功效的措施来治疗具有闭塞不通症状的虚证。适用于因体质虚弱，脏腑精气功能减退而出现闭塞症状的真虚假实证。比如，由于脾气虚弱，运化失常，而出现食欲不振、脘腹胀满之症。

腹部胀满、时轻时重而不拒按，同时伴有脉虚无力、疲乏倦怠等虚弱之象，应当采用健脾益气的治法，恢复脾胃的运化及气机升降，则胀满自消。此外，血虚经闭、肾虚癃闭等病证，治疗皆应采用以补开塞的治法。

（4）通因通用　即以通治通，是指用通利方药或具有通利功效的措施来治疗具有通泻症状的实证。适用于因实邪内阻而出现通泄症状的真实假虚证。比如，由于瘀血内阻，血不循经所致的崩漏，如用止血药，只会加重瘀阻程度以致出血难止，此时应当逐瘀止血，瘀血去则血能归经而出血自止。此外，饮食积滞所致的泄泻、膀胱湿热所致的尿频等病证，治疗均应采用通利泻下之法。

正治与反治，都是针对疾病的本质而治的，同属于治病求本的范畴。但是，正治与反治的概念和适应病证不同。病变本质与临床表现相符者，采用正治法；病变本质与临床表现属性不完全一致者，采用反治法。临床上大多数疾病的本质与其征象的属性是一致的，故正治是最常用的一种治疗法则。

（二）治标与治本

治标和治本，首见于《素问·标本病传论》。标本是一个相对的概念。从医患关系来说，患者为本，医生为标；从邪正关系来说，正气为本，邪气为标；从病因与症状来说，病因为本，症状为标；从疾病先后来说，旧病、原发病为本，新病、继发病为标。

一般情况下，治疗疾病以"治病求本"为要务。但是在复杂多变的病证中，就必须考虑病证的主次先后与轻重缓急，确定治疗上的先后主次。标本先后治则遵循"急则治标，缓则治本，标本兼治"的原则。

1. 缓则治本　指病势缓和，病情缓慢，先治其本，本病愈而标病自除。多用于慢性疾病，病情缓和、病势迁延、暂无急重病状；或病势向愈，正气已虚，余邪未尽的恢复期。如肺痨肺肾阴虚之咳嗽，肺肾阴虚为本，咳嗽、潮热、盗汗为标，标病不危及生命，故治疗采用滋补肺肾之阴以治本，肺肾阴液充足，则咳嗽、低热、盗汗等诸症自然会消除。

2. 急则治标　指标病危急时必须先治其标，标病缓解后再治本病。适用于以下情况：①卒病且病情非常严重，治暴病不宜缓，当急治标病以祛邪，邪去则正气不伤，患者易于恢复。②疾病过程中出现危及生命的某些症状时，如大出血，出血为标，出血之因为本，但标病甚急，不及时解决可危及患者生命，故必以止血治标为首务，待血止后再治出血之因以图本。③疾病过程中出现某些急重症状并影响治疗时，如病因比较明确的剧痛、频繁呕吐、不能服药或大小便不通等，应当权变而先治其标，可分别采用缓急止痛、降逆止呕、通利二便等治法，先缓解标急再治其本。

3. 标本兼治　指标病与本病并重，应治标与治本兼顾。如素体气虚之人，反复外感，治宜益气解表，益气以治本，解表以治标，标本兼治，疾病向愈。又如临床表现有身热、腹满硬痛、大便燥结、口干渴、舌燥苔焦黄等症，此属邪热里结为本，阴液受伤为标，标本俱急，治当标本兼顾，可用增液承气汤治之，泻下实热以存阴液，滋阴润燥以利通下，标本同治，相辅相成。

总之，病有轻重缓急、先后主次之不同，因而标本的治则运用也就有先后与缓急、单用或兼用的区别。值得注意的是，随着病情的发展变化，标本可以互相转化，即所谓"标本相移"，临证时需要灵活处理。治标和治本，是中医治疗的原则性与灵活性有机结合的体现。正如《素问·标本病传论》所说："知标本者，万举万当；不知标本，是谓妄行。"

二、扶正祛邪

正邪双方的盛衰消长决定着疾病的发生、发展与转归，正能胜邪则病退，邪能胜正则病进。因此，治疗的关键就是扶助正气，祛除邪气，改变邪正双方力量的对比，使疾病向好转和痊愈的方向转化。所以，扶正祛邪是指导临床治疗的一个重要治则。

（一）扶正祛邪的概念

扶正，即扶助正气。适用于各种虚证，即所谓"虚则补之"。益气、滋阴、养血、温阳，以及补养各脏的精气阴阳等，均是扶正治则下确立的具体治疗方法。扶正的方法除药物外，还包括针灸、推拿、气功、食养、精神调摄、体育锻炼等方式。

祛邪，即祛除邪气。适用于各种实证，即所谓"实则泻之"。发汗、涌吐、攻下、消导、化痰、活血、清热、祛湿等，均是祛邪治则下确立的具体治疗方法。

（二）扶正祛邪的运用

扶正祛邪在运用上要掌握以下原则：①分清虚实证候，虚证宜扶正，实证宜祛邪。②辨清先后主次：对虚实错杂证，应根据虚实的主次与缓急，决定扶正祛邪运用的先后与主次。③扶正不留邪，祛邪不伤正。

1. 单独运用　适用于单纯的虚证或实证。

（1）扶正　适用于正虚为主的虚证或真虚假实证。一般多用于某些慢性疾病，或疾病的后期、恢复期，或素体虚弱之人。在运用时，应当分清虚证所在的脏腑经络等具体部位，以及精气血津液的何种虚衰，还应适当掌握用药的缓峻和剂量。虚证一般宜缓图，少用峻补，免成药害。

（2）祛邪　适用于邪实为主的实证或真实假虚证。一般多用于外感病初期、极盛期，或疾病过程中出现痰饮、水湿、瘀血等病理产物，而正气尚可耐受攻伐的状况。在运用时，应当辨清病邪的性质、强弱、所在病位，进而采用相应的治法。同时，还应注意中病则止，以免用药太过而伤正。

2. 同时运用　扶正与祛邪并用，即攻补兼施，适用于正虚邪实并存、虚实夹杂，邪正主次地位大体相当的病证。

（1）扶正兼祛邪　即扶正为主，辅以祛邪。适用于以正虚为主的虚实夹杂证。如气虚感冒，治宜补气为主，兼以解表。

（2）祛邪兼扶正　即祛邪为主，辅以扶正。适用于以邪实为主的虚实夹杂证。如夏季暑热邪气伤津耗气，治宜祛暑清热为主，兼以补气养阴。

3. 先后运用 亦适用于虚实夹杂证。需要根据虚实的轻重缓急而变通使用，分清先后。

（1）先祛邪后扶正 即先攻后补。适用于邪盛正虚，但正气尚可耐受攻伐的病证。如瘀血所致的崩漏证，瘀血不去，崩漏难止。若以补血止血之法治疗，则会加重瘀阻，反而闭门留邪。故先逐瘀以祛邪，再补血养血以扶正固本。

（2）先扶正后祛邪 即先补后攻。适用于正虚邪实，邪虽盛尚不甚急，而机体过于虚弱，正气虚衰不耐攻伐的情况。如某些虫积患者，因久病正气大虚，不宜即行驱虫，此时若祛邪非但邪气难除，反而更伤正气；必须先健脾和胃以扶正，使正气得到一定恢复，再给予驱虫消积以攻邪。

三、调整阴阳

调整阴阳，是针对阴阳失调病机而制定的治疗原则，是指根据机体阴阳盛衰的变化而损其有余、补其不足，纠正阴阳偏颇的病理状态，重新恢复阴阳的相对平衡。《素问·至真要大论》说："谨察阴阳所在而调之，以平为期。"

（一）损其有余

损其有余，即"实则泻之"，适用于人体阴阳失调中阴或阳偏盛有余的实证。

根据阴阳对立制约原理，对"阳胜则热"所致的实热证，治疗用寒凉药物以清泻阳热的偏盛，即"热者寒之"。对"阴胜则寒"所致的实寒证，用温热药物以消除其阴寒的偏盛，即"寒者热之"。

如果由于阳偏盛导致阴气亏虚，出现"阳胜则阴病"，此时要注意在清热的同时兼顾补阴；如果由于"阴胜则阳病"，在阴偏盛的同时导致阳气不足，此时要注意在散寒的同时兼顾补阳。二者都是祛邪为主兼以扶正的应用。

（二）补其不足

补其不足，即"虚则补之"，适用于人体阴阳失调中阴阳偏衰的虚证。

1. 阴阳互制之调补阴阳 对"阴虚则热"所出现的虚热证，治宜滋阴以抑阳，即王冰所谓"壮水之主，以制阳光"。对"阳虚则寒"所出现的虚寒证，治宜扶阳以抑阴，即王冰所谓"益火之源，以消阴翳"。

2. 阴阳互济之调补阴阳 根据阴阳互根的原理，治疗阳偏衰时，在扶阳剂中适当佐用滋阴药，使"阳得阴助而生化无穷"，称为"阴中求阳"。治疗阴偏衰时，在滋阴剂中适当佐用扶阳药，使"阴得阳升而泉源不竭"，称为"阳中求阴"。

3. 阴阳双补 对于阴阳互损所表现的阴阳两虚证，须分清主次而双补：阳损及阴者，则应在充分补阳的基础上配合以滋阴之剂；阴损及阳者，则应在充分滋阴的基础上配合以补阳之品。

4. 回阳救阴 此法适用于阴阳亡失。亡阳者，治以回阳固脱；亡阴者，治以救阴固脱。阴阳亡失实际上都是一身之气的大量脱失，故治疗时都要施以峻剂补气固脱，常用人参等药物大补元气、救逆固脱。

四、调理气血

调理气血是针对气血失调病机而确立的治疗原则。

（一）调气

1.补气　适用于气虚证。肺主一身之气，脾为气血生化之源。因此，补气主要是补脾肺之气，以调补脾胃为重点。若气虚之极，伤及元气，还要从补肾入手。

2.调理气机　适用于气机失调的病证。气机失调的病机主要有气滞、气逆、气陷、气闭、气脱等。治疗时气滞者宜行气，气逆者宜降气，气陷者宜补气升气，气闭者宜顺气开窍通闭，气脱者则宜益气固脱。同时，还须注意顺应脏腑气机的升降规律，如肝气升发、肺气肃降、脾气上升、胃气通降等。

（二）理血

1.补血　适用于血虚证。心主血脉、肝主藏血、脾胃为气血生化之源、肾精可生髓化血，故补血的同时须注意调补相关脏腑的功能，以调补脾胃为重点。

2.调理血行　血液运行失常的基本病变主要有血瘀、出血等，而血寒是血瘀的主要病机，血热、气虚、瘀血是出血的主要病机。治疗时，血瘀者宜活血化瘀，因血寒而瘀者宜温经散寒行血；出血者宜止血，根据出血的不同病机而施以清热止血、温经止血、补气摄血、化瘀止血、收涩止血等治法。

（三）调理气血关系

气血之间互根互用，"气为血帅""血为气母"，当其关系失常时，会出现各种气血失调的病证，因而调理气血关系的具体方法也很丰富。

1.气病治血　气虚生血不足，而致血虚者，宜补气为主，辅以补血，或气血双补；气虚行血无力而致血瘀者，宜补气为主，辅以活血化瘀；气滞致血瘀者，行气为主，辅以活血化瘀；气虚不能摄血者，补气为主，佐以收涩止血之剂等。

2.血病治气　治血必调气，气和则血宁。血虚者，补其气而血自生。血瘀者，行其气而血自调。气随血脱者，应先益气固脱以止血，待病势缓和后再进补血之品。

五、调和脏腑

调和脏腑是针对脏腑功能失常制定的治疗原则，以调和脏腑的阴阳气血、顺应脏腑的生理特性、调和脏腑的相互关系为原则。

（一）调和脏腑的阴阳气血

脏腑的阴阳气血失调是脏腑病机变化的基础。总体治疗上应以扶正祛邪原则为指导，对脏腑虚证以补益气血阴阳为法，对脏腑实证以祛除病邪为治。

各脏腑阴阳气血的病机特点各不相同，因而具体的治疗方法亦不同。如肝之阴阳气血失调，主要侧重于肝气、肝阳常有余，肝阴、肝血常不足。肝气郁结者宜疏肝理气；肝火上炎者宜清降肝火；肝血虚者宜补养肝血；肝阴不足者宜滋养肝阴；肝阳上亢化风者宜滋养肝肾、平肝息风潜阳等。

（二）顺应脏腑的生理特性

五脏藏精气而不泻，六腑传化物而不藏。脏腑的阴阳五行属性、气机升降出入规律、四时通应，以及苦欲喜恶等各不相同，故治疗时必须顺应脏腑的生理特性。如脾主运化，其气主升，胃主受纳，其气主降；脾喜燥而恶湿，胃喜润而恶燥。治疗脾病宜用健脾助运、益气升提、苦温燥湿之剂，慎用阴寒之品，以免助湿伤阳；治疗胃病宜用消食和胃、降气止呕、甘寒生津之剂，慎用温燥之品，以免伤胃阴。

（三）调和脏腑的相互关系

1. 根据五行生克规律调和脏腑

（1）根据五行相生规律确立治则治法　运用五行相生规律来治疗疾病，基本治疗原则是补母和泻子。对五脏虚证，采取"虚则补其母"的方法，如滋水涵木法、益火补土法、培土生金法、金水相生法、益木生火法；对五脏实证，采取"实则泻其子"的方法，可用肝实泻心法、心实泻胃法取效。

（2）根据五行相克规律确立治则治法　运用五行相克规律来治疗疾病，基本治疗原则是抑强和扶弱。常用治法包括抑木扶土法、泻火润金法、培土制水法、佐金平木法、泻南补北法。

2. 根据脏腑相合关系调和脏腑

脏病治腑：如心与小肠相表里，心火上炎之证，可通利小肠而直泻心火，方用导赤散使心经之热从小便而出，心火自降。

腑病治脏：如肾合膀胱，膀胱气化无权而致的小便频数，甚则遗尿，用补肾固涩之法治之。

脏腑同治：如脾与胃，纳运相得，燥湿相济，升降相因，脾病常伤及胃，胃病常累及脾。临床治疗常脾胃同治。

脏腑之间除了脏腑相合关系之外，还存在一脏与多腑之间的联系、一腑与多脏之间的联系，故治疗的方法也比较多。

实则泻腑：若肝经有湿热，可借清泄肠道，渗利小便，使湿热从二便而出。

虚则补脏：如小肠泌别清浊功能低下，多从脾肾治之。

六、三因制宜

三因制宜是因时、因地、因人制宜的统称，是指临床治病要根据时令、地域以及人的体质、性别、年龄等不同而制定适宜的治疗方法。

（一）因时制宜

因时制宜，即根据不同的时令气候特点和时间节律变化，制定适宜的治法和方药。

以季节而言，春夏季节，气候由温渐热，阳气升发，人体腠理疏松开泄，即使患外感风寒，也不宜过用辛温发散药物，以免开泄太过，耗伤气阴；秋冬季节，气候由凉变寒，阴盛阳衰，人体腠理致密，阳气潜藏于内，此时若非大热之证，当慎用寒凉药物，以防伤阳。正如《素问·六元正纪大论》所说："用热远热，用温远温，用寒远寒，用凉远凉，食宜同法。"

以昼夜而言，昼夜阴阳之气消长不同，人亦应之。治疗时顺应昼夜阴阳消长的节律，结合人体正气消长和病理变化规律择时选方服药，以求取得更好的疗效。如李杲曾归纳出一日的不同服药时间，有食前服、食后服、食远服、上午服、临卧服和不拘时服等。

（二）因地制宜

因地制宜，即根据不同的地域环境特点，制定适宜的治法和方药。

不同地域存在地势高下、气候特点、水土性质及风俗习惯等差异，并影响人的生理活动与病理变化。因此，治疗疾病时必须考虑地域性差异。即使是同一种疾病，地域不同，亦可采用不同的治法。如江南及两广一带，温暖潮湿，人们腠理疏松，感受风邪而致感冒，以风热为多，常用桑叶、菊花、薄荷之类辛凉解表；而西北地区，天寒地燥，人们腠理致密，感受外邪而致感冒，则以风寒居多，常用麻黄、桂枝、羌活之类辛温发汗以解表。

（三）因人制宜

因人制宜，即根据患者的年龄、性别、体质等不同特点，制定适宜的治法和方药。

1. 年龄 年龄不同，则生理状况和气血盈亏不同，治疗用药也应有区别。

小儿生机旺盛，但脏腑娇嫩，气血未充，患病后易寒易热，易虚易实，病情变化较快。故治疗小儿疾患，忌用峻剂，药量宜轻。此外，小儿常因感受外邪或饮食所伤而发病，当重视宣肺散邪和调理脾胃功能。青壮年则气血旺盛，体质强健，病邪一旦侵袭后，多表现为实证，可侧重于攻邪泻实，药量亦可稍重。老年人生机减退，脏腑气血日衰，病多表现为虚证，或虚实夹杂。故要注意扶正补虚，用药量应比青壮年轻。

2. 性别 男女生理、病理各有特点，治疗用药亦各有不同。例如，妇女有经带胎产诸疾。月经期、妊娠期用药时当慎用或禁用峻下、破血、重坠、开窍、滑利、走窜伤胎或有毒药物；产后诸疾则应考虑气血亏虚、恶露留存的特殊情况。男子有精室疾患及性功能障碍等特有病证，如阳痿、早泄、遗精、滑精等，实证应注意祛邪，虚证当补肾或调补相关脏腑。

3. 体质 由于先天禀赋与后天环境的影响，个体的体质也存在着阴阳、强弱等多方面的差异。一般而言，体质强者，病证多实，其体耐受攻伐，故攻伐之药量可稍重；体质弱者，病证多虚，其体不耐攻伐，故治疗宜补，若虚实夹杂，则攻伐药量宜轻。偏阳盛或阴虚之体，当慎用温热之剂；偏阴盛或阳虚之体，则当慎用寒凉之品；其他如患者的职业、工作条件等也与某些疾病的发生有关，在诊治时也应该注意。

三因制宜治则，充分体现了中医治病的整体观念和辨证论治在实际应用上的原则性和灵活性。只有把疾病与天时气候、地域环境、患者个体诸因素等加以全面的考虑，制定出具有针对性的个体化治疗方法，才能取得显著的治疗效果。

【经文摘录】

《素问·上古天真论》："上古之人，其知道者，法于阴阳，和于术数，食饮有节，起居有常，不妄作劳，故能形与神俱，而尽终其天年，度百岁乃去。今时之人不然也，以酒为浆，以妄为常，醉以入房，以欲竭其精，以耗散其真，不知持满，不时御神，务快其心，逆于生乐，起居无节，故半百而衰也。

夫上古圣人之教下也，皆谓之虚邪贼风，避之有时，恬惔虚无，真气从之，精神内守，病安从来。是以志闲而少欲，心安而不惧，形劳而不倦，气从以顺，各从其欲，皆得所愿。故美其食，任其服，乐其俗，高下不相慕，其民故曰朴。是以嗜欲不能劳其目，淫邪不能惑其心。愚智贤不肖不惧于物，故合于道。所以能年皆度百岁而动作不衰者，以其德全不危也。"

《素问·四气调神大论》："春三月，此谓发陈，天地俱生，万物以荣，夜卧早起，广步于庭，被发缓形，以使志生，生而勿杀，予而勿夺，赏而勿罚，此春气之应，养生之道也。逆之则伤肝，夏为寒变，奉长者少。

夏三月，此谓蕃秀，天地气交，万物华实，夜卧早起，无厌于日，使志无怒，使华英成秀，使气得泄，若所爱在外，此夏气之应，养长之道也。逆之则伤心，秋为痎疟，奉收者少；冬至重病。

秋三月，此谓容平，天气以急，地气以明，早卧早起，与鸡俱兴，使志安宁，以缓秋刑，收敛神气，使秋气平，无外其志，使肺气清，此秋气之应，养收之道也。逆之则伤肺，冬为飧泄，奉藏者少。

冬三月，此谓闭藏，水冰地坼，无扰乎阳，早卧晚起，必待日光，使志若伏若匿，若有私意，若已有得，去寒就温，无泄皮肤，使气亟夺，此冬气之应，养藏之道也。逆之则伤肾，春为痿厥，奉生者少。"

《素问·四气调神大论》："夫四时阴阳者，万物之根本也。所以圣人春夏养阳，秋冬养阴，以从其根，故与万物沉浮于生长之门。逆其根，则伐其本，坏其真矣。故阴阳四时者，万物之终始也，死生之本也，逆之则灾害生，从之则苛疾不起，是谓得道。道者，圣人行之，愚者佩之。"

《素问·四气调神大论》："是故圣人不治已病治未病，不治已乱治未乱，此之谓也。夫病已成而后药之，乱已成而后治之，譬犹渴而穿井，斗而铸锥，不亦晚乎！"

《素问·阴阳应象大论》："故邪风之至，疾如风雨，故善治者治皮毛，其次治肌肤，其次治筋脉，其次治六腑，其次治五脏。治五脏者，半死半生也。故天之邪气，感则害人五脏；水谷之寒热，感则害于六腑；地之湿气，感则害皮肉筋脉。"

《素问·阴阳应象大论》："故曰：病之始起也，可刺而已；其盛，可待衰而已。故因其轻而扬之，因其重而减之，因其衰而彰之。形不足者，温之以气；精不足者，补之以味。其高者，因而越之；其下者，引而竭之；中满者，泻之于内。其有邪者，渍形以为汗。其在皮者，汗而发之。其慓悍者，按而收之。其实者，散而泻之。审其阴阳，以别柔刚，阳病治阴，阴病治阳，定其血气，各守其乡，血实宜决之，气虚宜掣引之。"

《素问·五常政大论》："岐伯曰：病有久新，方有大小，有毒无毒，固宜常制矣。大毒治病十去其六，常毒治病十去其七，小毒治病十去其八，无毒治病十去其九，谷肉果菜食养尽之，无使过之伤其正也。不尽，行复如法。"

《素问·至真要大论》："寒者热之，热者寒之，微者逆之，甚者从之，坚者削之，客者除之，劳者温之，结者散之，留者攻之，燥者濡之，急者缓之，散者收之，损者温之，逸者行之，惊者平之，上之下之，摩之浴之，薄之劫之，开之发之，适事为故。"

【相关现代研究】

中医认为衰老主要责之于肾虚和脾虚。肾气关乎着生命的寿夭，通过机体内的超氧化物歧化酶（SOD）、血浆过氧化脂质（LPO）、T淋巴细胞等因素影响着人体衰老的进程。脾虚易导致机体免疫力下降，内分泌紊乱，自主神经功能紊乱，过氧化产物增加，抗氧化酶活性下降等，均与衰老密切相关。

"治未病"是中医药学中预防医学思想的高度概括与总结。治未病的研究与应用涉及渊源探析、内涵阐释、方法归纳、调研实验、疾病防治、健康管理、实践指南、科室建设、新兴技术、学术会议、前瞻探索、跨界运用等多个层面。如采用针灸手法治疗中风先兆以预防中风病、脾胃病、偏头痛等，可达未病先防之功；治疗中风后遗症，能显著降低其复发率。

中医治则治法理论是中医理论与临床联系的桥梁，相关现代研究涉及理论、临床、实验研究等方面，并深入到行为医学、环境医学、心理医学等领域。如国医大师颜德馨教授长期从事心血管病和各科疑难杂症研究，以"气为百病之长，血为百病之胎"为纲，主张临床辨证当以气血辨证为主，创立了"衡法"理论，善用活血化瘀，行气益气等药，在临床上针对冠心病心绞痛、心律失常、心力衰竭等患者，疗效显著。

恶性肿瘤的治则治法可高度概括为扶正祛邪。实验研究表明，温阳方药能够减轻癌痛，抑制与杀灭肿瘤细胞，并且抑制其肿瘤的转移与侵袭，有效抑制微血管形成；清热解毒法能够阻止肿瘤细胞的核酸代谢，干扰 DNA 和 RNA 的合成，从而抑制肿瘤细胞的增殖，还能诱导肿瘤细胞发生凋亡和分化，并能抑制肿瘤细胞端粒酶的活性，从而发挥抗癌效应。

主要参考文献

［1］苏登高，金香兰. 补肾法的现代研究概览［J］. 中国中医基础医学杂志，2019，25（5）：694-697.

［2］李佳佳，马健. 中医衰老理论与抗衰老的实验研究进展［J］. 中医学报，

2013，28（2）：213-216.

［3］刘晓艳，吕艳明，张永德，等.中医"治未病"理论的研究与应用现状［J］.吉林中医药，2019，30（3）：417-420.

［4］邓伊健，曾丽莹，曲姗姗，等.针灸治未病浅谈［J］.河南中医，2018，38（4）：505-507.

［5］邓定伟，罗瑜，严夏.颜德馨教授用"衡法"从气血论治冠心病经验［J］.中国中医急症，2012，21（3）：374.

［6］张晓迪，李湧健.温阳法治疗恶性肿瘤的研究进展［J］.辽宁中医药大学学报，2009，11（6）：55-57.

主要参考书目

［1］郑洪新.中医基础理论.4版.北京：中国中医药出版社，2016.

［2］高思华，王键.中医基础理论.3版.北京：人民卫生出版社，2016.

［3］王键，张光霁.中医基础理论.上海：上海科学技术出版社，2018.

［4］司富春，崔姗姗.中医理论基础.郑州：河南科学技术出版社，2016.

［5］印会河.中医基础理论.上海：上海科技出版社，1984.

［6］谢宁，张国霞.中医学基础.4版.北京：中国中医药出版社，2016.

［7］李德新.中医基础理论.北京：中国中医药出版社，2000.

［8］孙广仁.中医基础理论.北京：中国中医药出版社，2002.

［9］柯雪帆.中医辨证学.上海：上海中医学院出版社，1987.

［10］何建成.中医学基础.2版.北京：人民卫生出版社，2016.

［11］李灿东.中医诊断学.4版.北京：中国中医药出版社，2016.

［12］陈家旭，邹小娟.中医诊断学.3版.北京：人民卫生出版社，2016.

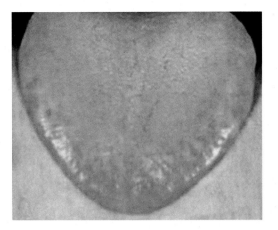

淡红舌

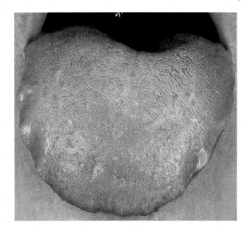

淡白舌

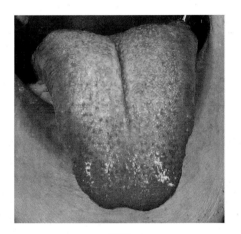

红舌

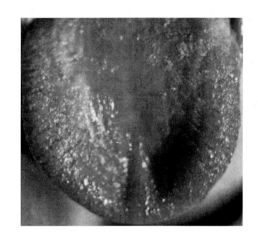

绛舌

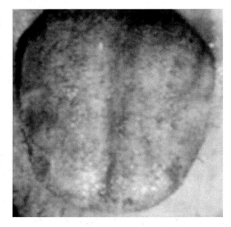

青紫舌

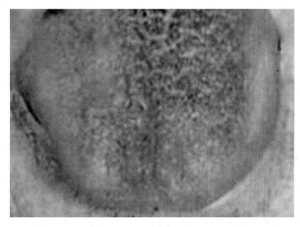

老舌

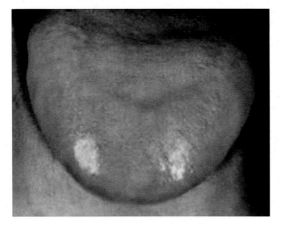

嫩舌

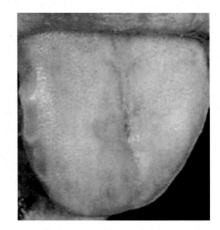

胖大舌

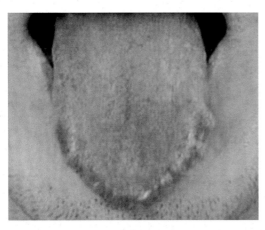

瘦薄舌

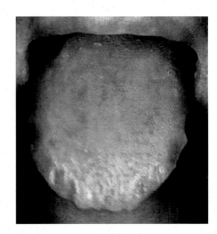

齿痕舌

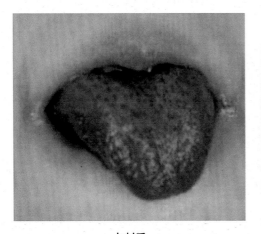

点刺舌

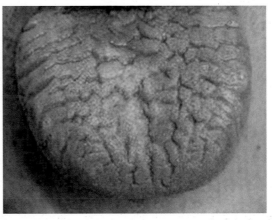

裂纹舌

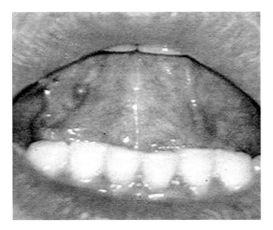

舌下脉络异常

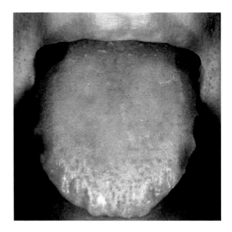

薄苔

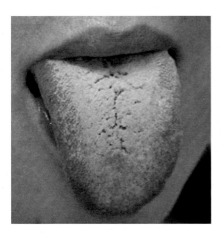

厚苔

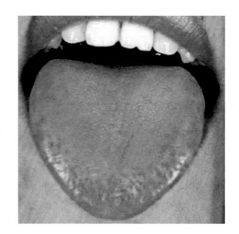

润苔

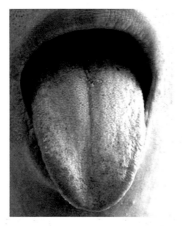

燥苔

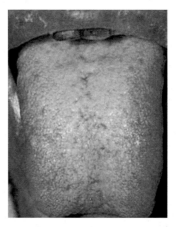

腻苔

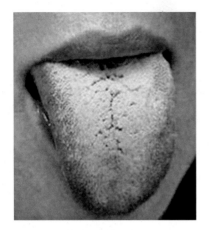

腐苔

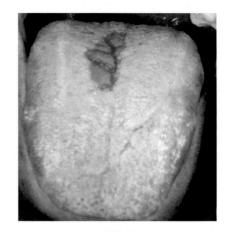

剥落苔

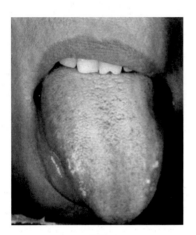

白苔

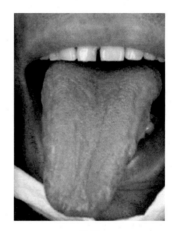

黄苔

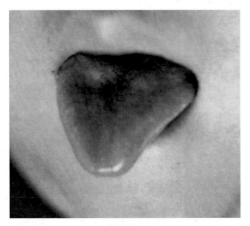

灰苔

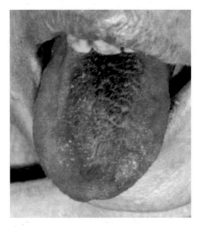

黑苔